全国医学高职高专"十一五"规范教材

（供临床医学类、护理类、药学类、医学技术类及卫生管理类的相关专业使用）

精神科护理学

主　编　王丽君

副主编　李秋芝　苑建兵

上 海 科 学 技 术 出 版 社

图书在版编目(CIP)数据
精神科护理学/王丽君主编.—上海:上海科学技术出版社,2006.8(2016.1重印)
全国医学高职高专"十一五"规范教材
ISBN 978-7-5323-8438-9

Ⅰ.精… Ⅱ.王… Ⅲ.精神病学:护理学-高等学校:技术学校-教材 Ⅳ.R473.74

中国版本图书馆CIP数据核字(2006)第062727号

精神科护理学
主编 王丽君

上海世纪出版股份有限公司
上 海 科 学 技 术 出 版 社 出版
(上海钦州南路71号 邮政编码200235)
上海世纪出版股份有限公司发行中心发行
200001 上海福建中路193号 www.ewen.co
常熟市兴达印刷有限公司印刷
开本 787×1092 1/16 印张10.5
字数250千字
2006年8月第1版 2016年1月第9次印刷
ISBN 978-7-5323-8438-9/R·2218
定价:17.00元

全国医学高职高专“十一五”规范教材

专家指导委员会名单

（以姓氏笔画为序）

车向新　牟兆新　杜翠琼　邹立人

张加一　陈延年　陈联群　周能越

秦敬民　郭靠山　彭丽红　戴瑞君

全国医学高职高专“十一五”规范教材

编审委员会名单

全国医学高职高专“十一五”规范教材

参加编写单位

（排名不分先后）

广西医科大学护理学院
江汉大学卫生职业技术学院
华中科技大学同济医学院
武汉大学医学院职业技术学院
上海交通大学卫生技术学院
河北医科大学护理学院
重庆医科大学卫生学校
九江学院医学院
广州医学院从化学院
井冈山学院医学院
张家口教育学院
赤峰学院医学院
莆田学院医学院
山东医学高等专科学校
云南医学高等专科学校
天津医学高等专科学校
邢台医学高等专科学校
沧州医学高等专科学校
泉州医学高等专科学校
浙江医学高等专科学校
商丘医学高等专科学校
解放军医学高等专科学校
肇庆医学高等专科学校
六盘水职业技术学院
宝鸡职业技术学院
岳阳职业技术学院
陕西能源职业技术学院
信阳职业技术学院
荆门职业技术学院
唐山职业技术学院
淄博科技职业学院
深圳职业技术学院
湘潭职业技术学院
鹤壁职业技术学院
襄樊职业技术学院
聊城职业技术学院
长沙市卫生学校
北京卫生学校
北京护士学校
北海合浦卫生学校
安庆市卫生学校
六安市卫生学校
丽水市卫生学校
芜湖地区卫生学校
连州市卫生学校
郑州市卫生学校
驻马店卫生学校
南宁市卫生学校
娄底地区卫生学校
济宁市卫生学校
济南市卫生学校
重庆市卫生学校
益阳市卫生学校
秦皇岛水运卫生学校
廊坊市卫生学校
湛江市卫生学校
湛江市中医学校
濮阳市卫生学校

全国医学高职高专“十一五”规范教材

精神科护理学

编 委 会

主　编　王丽君

副主编　李秋芝　苑建兵

编　委　（以姓氏笔画为序）

王丽君　王慧玲　王海成　田小娟

刘小玲　李小玲　李秋芝　李爱华

张清格　苑建兵　彭月娥

前 言

为了适应《国务院关于大力发展职业教育的决定》和全国职业教育工作会议精神的要求，为了进一步提高医学高职高专教材质量，更好地把握教学内容和课程体系的改革方向，为让全国医学高职高专院校有足够的、高质量的教材可供选用，以促进医学高职高专教育事业的发展，根据教育部“十一五”高职高专教材规划精神，全国医学高职高专“十一五”规范教材建设专家指导委员会、上海科学技术出版社组织编写了本套教材。本套教材将吸收现有各种同类教材的合理创新之处，以内容精练、质量上乘、定价合理为目标，突出思想性、科学性、先进性、启发性、适用性，教学内容体现新知识、新技术、新工艺、新方法，并加强学生科学思维方法与创新能力的培养，从而促进学生综合素质的提高。

【教材特点】

1. 教材编写原则紧扣教育部对高职高专教育的要求：“基础课教学要以必须、够用为度，以讲清概念、强化应用为教学重点，专业课教学要加强针对性和应用性。”

2. 教材结构由传统单一的理论知识改为由三部分组成，即各章理论知识内容之前，依据教学大纲列出“教学要求”，为教师的“教”和学生的“学”指明了方向；各基础学科还列出了护理专业和临床医学专业的课时安排，以供参考；在各章理论知识之后列出“实验指导”，以方便师生使用。

3. 本套教材的编写人员多是各学科的学科带头人，他们均来自基础教学和临床工作的第一线，使教材内容更加贴近实际，增强了适用性。

4. 注重基础理论知识和专业知识与临床实际的联系，减少了一些演示性、验证性实验，增加了一些临床应用性的实验。

【适用范围】

本套教材主要供以高中为起点的三年制和以初中为起点的五年制医学高职高专的临床医学类、护理类、药学类、医学技术类及卫生管理类的相关专业使用，也可供卫校、成教医专的相关专业使用。

【鸣谢】

在本套教材的建设推广过程中，得到全国20多个省市60多所院校的大力支持和帮助，在此深表谢意！殷切希望各学校师生和广大读者在使用过程中进行检验，提出宝贵意见，以使本套教材更臻完善。

全国医学高职高专“十一五”规范教材

专家指导委员会　编审委员会

2005年5月

编写说明

本教材的编写根据教育部、卫生部关于高职高专人才培养目标，力求做到思想性、科学性、先进性、启发性和适用性相结合；以护理程序为知识构架，强调以“患者为中心”的现代护理观。

本书主要内容是精神科护理学的基础知识和临床常见精神疾病的护理。前者包括精神疾病的病因学及症状学，精神科护理学的基本要求及基本技能，药物治疗、心理治疗在精神科护理中的应用。后者包括精神分裂症的护理、情感性精神障碍的护理、神经症及癔症的护理、应激相关障碍的护理、精神活性物质所致精神障碍的护理、脑器质性精神障碍的护理。

本教材的主要特色是教师易教，学生易学，体现在：①每一章开始前的“教学要求”拉近了学生与学习这一章节内容的距离。②全书条理清楚，语言通俗易懂，图文并茂，便于学生理解和掌握。③使用了最新的名词、术语和中国精神疾病分类与诊断标准（CCDM-3），从而保证了教材的科学性和先进性。④注重了理论联系实际，突出常见病、多发病，并通过引用病例激发学生的学习兴趣，培养学生应用护理程序和分析问题、思考问题的能力，并有利于教师组织教学。

限于编者的学识和能力，书中内容难免有不足及疏漏之处，恳请广大同仁及师生提出宝贵意见，批评指正。

编　者

2005年5月

目 录

第一章

绪　论

教学要求

本章讨论两个主要问题:①精神科护理学的基本概念。应该认识到人是生物、心理、社会整体的人,人的疾病和健康受生理、心理、社会因素的影响;护理人员的角色就由原来的身体照顾进展到生理、心理、社会文化兼顾的整体护理模式;因而精神科护理工作范围包括了保健性、治疗性、康复性以及健康教育的工作。②精神科护理学发展简史及我国精神科护理学现状与发展。精神科护理学随着精神医学的发展,以及政治、经济、宗教、社会文化等因素的转变,而逐步发展成为一门独立的专业。

在学习本章时,请注意以下几个问题。

1. 掌握精神科护理学的概念及内涵是什么。
2. 熟悉精神科护理工作的主要任务有哪些。
3. 了解我国精神科护理学现状与发展。
4. 了解学习精神科护理学的意义。

第一节　概　　述

一、精神科护理学的基本概念

在学习精神科护理学的概念之前,先了解一下“精神疾病”的概念,精神疾病是指在各种内外致病因素影响下,人的大脑功能活动发生紊乱,导致认知、情绪情感、意志和行为等精神活动不同程度的障碍,出现异常表现,严重时影响正常的生活、学习、工作、人际交往等社会功能,甚至伤人毁物,危害家庭和社会。精神病学是研究精神疾病的发生、发展和临床转归规律的科学,而精神病护理学是在精神病学的基础上讨论各类精神疾病的护理。

精神科护理学是应用护理学和精神病学的专业知识与技能,从生物、心理、社会三方面研究和帮助精神病患者恢复健康,以及研究和帮助健康人群保持心理健康和预防疾病的护理学科。这个概念的内涵是强调人是生物、心理、社会整体的人,人的疾病和健康受生理、心理、社会因素的影响;重视环境(包括自然环境和社会环境)与人的健康关系;体现护理人员的职责是研究和帮助患者恢复健康,其含义一是通过评估和了解患者的情况,确定患者的健康问题,制定护理计划和实施护理措施；含义二是护理人员要教育和指导患者矫正病态行为，更重要的是使患者领悟并主动参与护理活动；指出了精神科护理工作要扩展到社区，其工作任务是对健康人群进行教育和指导，以达到预防疾病、保持心理健康的目的。为了达到最佳护理目标，不仅要靠护理人员，而且同时要与医生、心理工作者、社会工作者协作，共同为提高精神病患者和健康人群的生活质量作出贡献。

二、精神科护理工作的主要任务

（1）研究和实施对精神病患者的护理方法和管理制度，确保患者安全，使其在舒适、愉快、安全的环境中生活。

（2）研究和实施接触、观察精神病患者的有效途径，通过各项护理工作及护理人员的语言、行为与患者保持良好关系，开展心理护理。

（3）研究和实施对各种精神病患者的护理。

（4）研究和实施对精神病患者各种治疗的护理，确保医疗任务的顺利实施。

（5）研究和实施怎样维护精神病患者的权利与尊严，使其得到应有的尊重与合适的治疗；培养和训练精神病患者的生活能力和社会交往能力，在疾病好转后能及时回归家庭与社会。

（6）研究和实施怎样在精神科治疗机构中密切观察病情变化，详细记录，协助诊断，防止意外事件的发生；并为医疗、教学、科研、法律和劳动鉴定等积累重要资料。

（7）研究和实施在精神病患者、家庭、社区中开展卫生宣传教育工作，对精神病患者做到防治结合，医院与社区结合，为患者回归社会作出贡献。

三、精神科护理工作范围

精神科护理工作范围包括保健性、治疗性、康复性，以及健康教育的工作。

1. *保健性工作*　心理卫生工作是预防和治疗人们心理的健康问题、促进心理健康的活动。护理人员利用精神医学、心理学、社会学及公共卫生学等知识，为不同的人群提供预防、治疗、康复和健康教育等服务，以协助解决适应问题，增进心理健康，提高生活质量。

2. *治疗性工作*　主要是在医院中进行，提供给精神病患者一个治疗性的环境。根据不同的病种、不同年龄段、不同性别，以及病程的不同阶段将患者安置在不同的病房。原则是缩短病程、减轻痛苦、早日回归社会。

3. *康复性工作*　重点是对精神病患者进行康复性训练，主要包括环境适应、生活行为技能、学习行为技能、劳动职业行为技能、社会交往能力、面对压力等技能训练。

4. *健康教育*　精神科护理的工作范围除上述工作外，还包括对患者及家属等社会人群的健康教育，而且应时时刻刻贯穿于整个护理过程中。如有关的身心健康常识、对疾病的认识、对药物不良反应的了解和认识、舒缓压力的指导、社区资源的认识与利用、社区活动指南、人际关系互动的重要性，以及个案处理与咨询等，这对于患者的康复和社会适应可起到极为重要的作用。

四、学习精神科护理学的意义

（1）精神疾病逐渐成为本世纪的主要疾病之一。据统计，在15～59岁的普通人群中，城乡重性精神病的患病率为1.05%，而各种神经症的患病率将远远高于这一百分比。近年来酒依赖的问题也日渐严重。由于人民生活水平的提高和社会医疗保健制度的完善，我国人民的平均寿命显著延长，老年人口逐渐增加。上海对65岁以上的老年人调查发现，65岁以上老年人痴呆的患病率是4.6%，在80岁以上的老年人中，每5位老年人就有一位是痴呆患者。

（2）一般综合性医院需要医护人员了解精神疾病的知识。许多患有精神疾病的患者首次是到综合性医院就诊而不是到精神病院就医。经研究表明，在综合性医院反复就诊的患者6%～17%所患的是精神科疾病。由于一般医护人员对于精神病学的知识了解甚少，造成漏诊或误诊，使得患有精神疾病的患者得不到及时、有效的治疗和护理。

(3) 精神病护理在精神疾病的治疗中起着重要的作用。精神科护理人员是精神病院中与患者接触时间最长、接触机会最多的工作人员，他们对患者的生活情况、病情变化、治疗反应最为了解，所以承担着与医生交流患者的病情变化，为治疗提供参考意见的角色。

(4) 精神病患者出院后的治疗和康复离不开精神科护理人员的帮助。在西方发达国家，社区精神病护理人员负责社区内精神病患者的定期随访、维持治疗、服药监测和家庭支持治疗，同时联络着患者和医生，在患者和医生之间架起一座桥梁。

因此，护理人员必须学习和掌握精神科护理学的知识和技能，加强精神疾病的防治，预防心理及行为问题的发生，这是医护工作者的一项重要而十分紧迫的任务，也是我国医学护理事业发展的客观要求。

第二节 精神科护理学发展简史

自从有人类文化历史以来，人类的社会就已经有照顾患者的功能存在。在过去，照顾患者的工作均由家属、仆人、亲人、邻居或各种慈善宗教团体承担，但他们未曾受过任何训练。专业性护理开始于18世纪中叶，南丁格尔(Nightingale)在英国伦敦开办护理学校，但是直到19世纪末精神科护理的角色才开始较受重视。1873年美国的琳达·理查兹女士(Linda Richards)从波士顿新英格兰妇婴医院附设的护理学校毕业后从事精神病患者的照顾，然后在伊利诺伊州市立精神病医院制订出一整套精神科护理计划。琳达·理查兹女士主张照顾精神科患者的质量至少要相等于躯体疾病患者的照顾质量。她的贡献和影响在于奠定了精神科护理的基础模式。1882年马萨诸塞州的马克林医院成立，该院开办了培养精神科护理人员的学校，护理教学内容主要为保护及管理的技巧，心理护理在当时的课程中只是提到要耐心及亲切地照顾精神上有障碍的患者。那时的临床护理仅限于将内外科护理知识和技能沿用于精神科护理中，例如给药、营养供应、提供个人卫生及参与病房活动等。

精神科护理的角色在20世纪30年代和40年代起渐渐有了一些改变。由于精神科治疗方法的快速发展，例如深度睡眠治疗、胰岛素休克治疗、精神外科疗法、电休克治疗，特别是20世纪50年代以后的药物治疗，从根本上改变了精神科治疗手段的困境，住院患者增加，治疗效果明显提高，这时对精神科的护理人员提出了新的要求，强调基础护理、专科护理、心理护理技能的学习和提高。而患者通过躯体或药物治疗改善病症后，变得更加能够接受心理治疗，显示出心理治疗对精神疾病的效果。

随着精神医学的发展，以及政治、经济、宗教、社会文化等因素的转变，精神科护理学逐步发展成为一门独立的专业。护理由原先的身体照顾进展到生理、心理、社会文化兼顾的整体性护理模式，护理的范围也由精神疾病的防治扩展到社区心理卫生保健，同时更加重视健康教育的开展。

第三节 我国精神科护理学现状与发展

我国的现代精神科护理学一般以1897年在广州建立第一所精神病院作为起点。我国精神科护理事业在新中国成立后逐渐受到重视，至 1994 年末，有 4 所全国著名的精神卫生医疗研究机构，即北京医科大学精神卫生研究所、上海市精神卫生中心、湖南医科大学精神卫生研究所、华西医科大学精神卫生研究所。为了解决精神疾病医疗机构的短缺，除了精神病医院之外，许多省市建立了社区精神障碍三级防治网。1991 年中残联和卫生部、民政部等部委协作，提出要在每个省有一个市和一个县，开展城市和农村的社区精神疾病防治和康复，现已在全国推行。

1985 年 10 月在山东济南召开了第一次全国精神科护理学术交流会，1990 年成立了全国精神科护理专业委员会，并召开了第二次全国精神科护理学术交流会，1993 年 9 月在江苏南京召开第三次全国精神科护理学术交流会。世界卫生组织(WHO)与我国协作在国内先后举办了 20 次精神卫生方面的学术会和讲习班。在我国与精神科相关的杂志有《中华精神科杂志》、《中国神经精神疾病杂志》、《中国心理卫生杂志》、《中华护理学杂志》、《中国临床心理杂志》。

各护理院校开设了精神科护理学的课程，在职护理人员通过继续教育和临床实践，学习和研究精神科护理学，他们掌握了精神科护理学的知识和技能，使得精神病患者得到有效的治疗和护理，在疾病得到控制后能及时回归社会。

第二章

精神疾病的基本知识

教学要求

本章主要说明两个问题：①精神疾病的病因：精神疾病的病因一直是历年来专家学者们深入探索的课题，其病因从早期认为是魔鬼附体或灵魂出窍，到目前认为是与生物、心理、社会因素有关，已经历了一段漫长的历程。到目前为止，虽说精神医学已蓬勃发展，但仍有许多精神疾病的生物学发病机制还不十分确切。本章将概括介绍精神疾病的可能病因。②精神疾病的症状：对精神症状的了解及正确判断，有助于精神疾病的诊断、治疗及评估，所以每一位参与精神医疗的工作人员均应对精神疾病症状学有基本的认知。

学完本章后，应掌握以下内容。

1. 解释下列名词术语

感觉过敏	听幻觉	持续言语	木僵
感觉倒错	视幻觉	重复言语	蜡样屈曲
内感性不适	嗅幻觉	模仿言语	神游症
错觉	味幻觉	刻板言语	意志减弱
内脏幻觉	触幻觉	夸大妄想	模仿动作
思维奔逸	病理性赘述	罪恶妄想	冲动行为
思维插入	钟情妄想	疑病妄想	梦游症
思维云集	思维被夺	被害妄想	交替人格
强迫性思维	思维散漫	关系妄想	人格转换
逻辑倒错性思维	破裂性思维	嫉妒妄想	人格解体
心因性遗忘	语词新作	矛盾思维	意志增强
全面性痴呆	顺行性遗忘	注意增强	情感倒错
易激惹	错构	注意涣散	逆行性遗忘
病理性激情	部分性痴呆	虚构	欣快症
情感矛盾	情感高涨	作态	刻板动作
意志缺乏	焦虑	恐惧	情感淡漠
违拗症	情绪麻痹	强迫动作	强制性哭笑
紧张综合征	幻觉症	遗忘综合征	情感综合征

心因性假性痴呆　　幻觉妄想综合征　　精神自动综合征

空间感知综合障碍　　自身体形感知综合障碍

2. 了解精神疾病患者发病的生物学因素及社会心理因素。
3. 了解精神疾病症状学在诊断及治疗上的重要性。

第一节 精神疾病的病因学

精神疾病是指由于机体内、外各种致病因素作用于个体，导致大脑功能活动紊乱，产生认知、情感、意志与行动等精神活动不同程度障碍的疾病。精神疾病的病因相当复杂，或涉及遗传因素，或受躯体因素、社会文化等因素影响。因研究上有许多困难，故到目前为止，对大多数精神疾病的发病机制尚不甚明了，即使是某些病因已十分明确的疾病，如肝性脑病，过高的血氨为何会产生精神疾病，其确切的机制仍有待深入研究。而对于诸多病因尚不明确的精神疾病，如精神分裂症，其发病机制更是吸引着科学家们多年来不懈地探究。

本节主要从生物、心理、社会方面对精神疾病病因作出简要介绍。

一、生物学因素

（一）遗传因素

在某些精神疾病的发病中起重要的作用，如精神分裂症、情感性精神障碍、精神发育迟滞的某些类型，常有显著的遗传倾向。遗传因素的致病作用常通过以下几种方法进行研究。

1. *家系研究* 即调查精神病患者的亲属中精神病的患病率，如果高于一般居民就说明这种病具有遗传性。如对于父母一方是精神分裂症的家庭调查发现，其子女患精神障碍的患者占35%～68%，是一般居民的80～100倍，而且与患者血缘关系越近，患病率也越高。

2. *双生子研究* 即调查双生子患同样精神疾病的发病率，亦即同病率，两者在环境条件相似的情况下，如果单卵双生子的同病率高于双卵双生子的同病率时，则可以认为其差异是由遗传导致的。经研究发现，精神分裂症患者单卵双生子的同病率为45.5%～57%，而双卵双生子的同病率为10%～37.5%。

3. *寄养子研究* 即调查父（母）亲患精神疾病的寄养子的患病率，如果高于与之条件相似的父（母）亲非患病的寄养子的患病率，则说明这种病具有遗传性。Heston（1968年）调查患精神分裂症的母亲分娩后3日送给别人抚养的婴儿47名，并找出条件相似的50名寄养子作对照组。平均35年后检查，发现在精神分裂症母亲生的47名孩子中，有5人发生了精神分裂症，而对照组无一人发病。

4. *医学遗传学研究* 细胞遗传学研究发现，当染色体畸变即数量上增减或染色体部分缺失、重复、倒位、易位等结构上异常时，便可以导致精神障碍。如第21对常染色体为三体型时，这样的个体就成为先天愚型，这类儿童颜貌特殊，两眼外角上斜，鼻梁平坦，舌常有裂纹，皮肤纹理特殊，精神发育迟滞。分子遗传学研究表明，基因突变影响到蛋白质的合成，造成体内某些酶缺乏或者功能异常，致使代谢出现异常而导致精神障碍。如有纯合隐性基因pp的个体，不能生成苯丙氨酸羟化酶，因而苯丙氨酸不能按正常途径转变为酪氨酸，而变成苯丙酮酸，这样，苯丙氨酸和苯丙酮酸就积存在血液和脑脊液中，影响脑的发育而成为痴呆。

值得注意的是，即使某些精神疾病有较高的遗传倾向，而心理社会因素在疾病的发生、发展、严重程度、表现特点、病程及预后等方面仍起着非常重要的作用。

（二）躯体、理化因素

急、慢性躯体感染和颅内感染，内分泌异常、代谢障碍、营养缺乏、中毒、中暑等各种疾病，精神活性物质如镇静催眠药、阿片类药物、乙醇（酒精）等的滥用，颅脑肿瘤、外伤等器质性病变，都可以直接或间接损害大脑的功能和结构，影响中枢神经系统功能，从而引起精神障碍。

(三) 其他生物学因素

1. 年龄 年龄对精神障碍的发生也有影响。如儿童期由于大脑发育尚不完善，易出现行为和情绪障碍。青少年期由于内分泌系统发生急剧变化，心理稳定性差，易产生精神分裂症、情感性精神障碍、各种神经症。中年期精力充沛、工作能力强，但社会负担及心理压力大，易罹患各种偏执性精神病、抑郁症、心身疾病。老年期不但各器官的生理功能开始衰退，而且心理功能及状态也发生改变，易患脑血管病所致精神障碍、阿尔茨海默病、抑郁症。

2. 性别 有些精神疾病在男女发病比例上有明显差异。如酒依赖、动脉硬化性精神障碍、反社会性人格障碍等以男性多见；抑郁症、癔症等多见于女性。此外，由于内分泌及某些生理功能的特殊性，在女性可以出现特有的精神障碍，如月经、妊娠及分娩前后的精神异常。

二、心理社会因素

心理社会因素既可以作为直接因素在精神障碍的发病中起重要的作用，如急性应激障碍、创伤后应激障碍、适应障碍等，也可以作为相关因素影响精神障碍的发生、发展，如神经症、精神分裂症等，还可以在躯体疾病的发生、发展中起重要作用，如心身疾病。

(一) 性格因素

性格是先天的禀赋素质和后天环境因素共同作用下形成的，是一个人对客观现实的态度和独特的个人生活风格，以及对待自己和他人的持久的行为模式。现代研究认为，具有某些性格特征的人易患某些精神疾病。如精神分裂症患者病前的性格多表现为内向、孤僻、过分敏感、情感冷漠、缺少进取心等。

(二) 精神应激因素

精神应激通常是指生活中某些事件或条件引起个体精神紧张、感到难以应付而造成的心理压力。当造成精神应激的事件或条件强烈、突然或慢性、持久而个体又不能适应时，就会引起精神障碍或诱发已有的精神病态。精神应激因素的内容较多，大致可以分为两类。

1. 生活事件 即指那些引起情感波动和紧张焦虑的事件，如失业、穷困、搬迁、火灾、地震、事业挫折、考试失败、恋爱失败、恐怖经历、家庭矛盾、亲属死亡、人际关系紧张等。

2. 环境因素 包括自然环境如污染、噪声、生存空间过小等，社会环境如社会动荡、社会大的变革等。

(三) 文化因素

不同的文化背景，风俗、信仰、习惯等也都可能影响人的精神活动而诱发精神疾病或使发生的精神疾病具有特定的文化色彩。如来自农村的精神分裂症患者，妄想与幻觉的内容常与迷信等内容有关；而来自城市的，其内容常以电波、电子、卫星等现代生活的内容有关。

综上所述，生物学因素和心理社会因素在精神疾病发病过程中共同起着决定性作用。值得注意的是，在不同的精神疾病中，不同的致病因素起的作用大小不同，而且许多精神疾病的发生是由多种因素共同作用的结果。

第二节 精神疾病的症状学

一、概述

人的精神活动是一个复杂的、相互联系又相互制约的过程。至今，许多精神疾病的病因与发病机制还不甚明了，所以精神疾病主要是根据其症状特点进行诊断与分类。另外，在治疗过程中，患者病情好转与否及各项治疗有效与否，也常以症状有无改善为依据。因此，学习正确辨认精神疾病的症状，是做好精神科护理工作的重要基础。

（一）精神症状的特点

每一精神症状均有其明确的定义，并具有以下特点。

（1）症状的出现不受患者意识的控制。

（2）症状的内容与表现形式和周围客观环境不相称。

（3）症状会给患者带来不同程度的社会功能损害。

为了判定某一种精神活动是正常或是病态，一般应从以下三个方面进行对比分析。①与患者过去一贯表现相比较，精神状态的改变是否明显。②与有着相同文化背景的同一群体中的大多数正常人的精神状态相比较，差别是否明显，持续时间是否超出了一般限度。③应注意结合患者的心理背景和当时的处境进行具体分析和判断。

（二）精神症状评估的注意点

精神症状并不是随时随地都表现出来，因此必须进行仔细观察和反复检查。精神症状的检查方法主要是交谈和观察，能否发现患者的精神症状，特别是某些隐蔽的症状，常取决于良好的护患关系及检查技巧。根据短暂、片面观察所做出的结论，很容易造成漏诊和误诊。在检查中应注意以下几点。

（1）应确定是否存在精神症状，以及存在哪些精神症状。

（2）应了解症状的强度、持续时间的长短，并评定其严重程度。

（3）应善于分析各症状之间的关系。

（4）应重视各症状之间的鉴别，如患者不语，面部无表情，是情感淡漠、抑郁，还是锥体外系反应中出现的“面具脸”，有时难以作出正确的判断。

（5）应学会分析和探讨各种症状发生的诱因或原因及影响因素，以利于帮助患者消除症状。

（三）精神症状在诊断中的地位

精神症状在精神疾病中的诊断地位远远高于其他临床学科。由于大多数精神疾病是由多种原因在不同的条件下共同作用产生的，不易找到特定的病因，况且，目前对于精神疾病的病因、发病机制尚不甚了解，所以精神疾病的诊断不像其他临床学科的疾病那样可以找到确定的器质性病理变化，并可以借助多种辅助检查手段，因此结合病程，观察和识别患者的精神症状是诊断精神疾病的重要依据，同时也是做好精神科护理工作的重要基础。

二、常见的精神症状

由于精神症状比较复杂，为了帮助大家系统地了解和掌握，以下从认知、情感、意志行为及意识等四个大方面分别予以叙述。

（一）认知及认知障碍

认知过程是精神活动中最复杂的过程。认知活动包括感知觉、思维、注意、记忆和智能活动等。

1. *感觉及感觉障碍*　感觉是大脑通过人体的各种感觉器官，对客观刺激物的个别属性，如颜色、声音、软硬、温冷、香臭、大小等的直接反映。感觉障碍较多见于神经系统器质性病变和癔症。

（1）感觉过敏　又称感觉增强。患者对于外界一般强度的刺激感受性增强，感觉阈值降低。如感觉阳光特别刺眼、普通的关门声特别刺耳、轻触皮肤感到疼痛难忍等。临床多见于神经症、更年期综合征、躯体疾病恢复期的脑衰弱状态。

(2) 感觉减退　患者对外界一般强度的刺激感受性降低,感觉阈值升高。如对刀割皮肤、开水烫皮肤时的强烈疼痛感觉轻微或完全不能感知(后者称为感觉缺失)。临床多见于抑郁状态、木僵状态、意识障碍、癔症等。

(3) 感觉倒错　患者对外界刺激产生与正常人不同性质的或相反的感觉。如对冰冷刺激产生灼热感,触及棉絮时产生针刺感或麻木感等。临床多见于癔症。

(4) 内感性不适　又称体感异常。患者感觉身体内部有各种不舒适的或难以忍受的异样感觉,如牵扯、挤压、虫爬、游走感等,但患者不能明确说明不适的部位。这种不适感常引起患者不安,可继发疑病观念。临床多见于抑郁状态、神经症、精神分裂症、颅脑外伤精神障碍等。

2. 知觉及知觉障碍　知觉,在感觉的基础上产生,是大脑对外界客观事物的各种属性进行综合,并借助以往的经验,形成一个完整的映象。知觉障碍是精神科临床上最常见的,而且是许多精神疾病的主要症状。常见的知觉障碍有错觉、幻觉和感知综合障碍等三种。

(1) 错觉　错觉是对客观事物歪曲的知觉体验。如患者把挂在衣架上的大衣看成为躲在门后的人,把输液管看成是一条蛇,听到叩门声认为是开炮声等。正常人在光线不足、疲乏、期待、紧张、恐惧等情况下,也可以产生错觉(生理性错觉),如常说的杯弓蛇影、风声鹤唳、草木皆兵等。但正常人的错觉是偶然出现的,一般经验证后,能很快地被纠正和消除。精神病患者的错觉,临床上以错视和错听多见。多见于感染、中毒等因素导致的意识障碍如谵妄、精神分裂症等。

(2) 幻觉　幻觉是指没有客观事物或缺乏现实刺激作用于感觉器官而产生的"知觉"体验。幻觉是临床上最常见而且重要的精神病性症状,常与妄想并存,反复出现的幻觉也易引发各种妄想,如被害妄想、物理影响妄想等。

幻觉按所涉及的感官部位,可分为听幻觉(幻听)、视幻觉(幻视)、嗅幻觉(幻嗅)、味幻觉(幻味)、触幻觉(幻触)、内脏幻觉。

1) 听幻觉(幻听)　为临床最常见且具有诊断意义的幻觉,患者可听到各种声音,包括简单的音响(如轰鸣声、虫叫声等)和复杂的声音(如乐器合奏、对话或诗歌朗诵等)。若幻听的内容全部是言语交谈,则称之为言语性幻听。临床上以言语性幻听最多见,说话的方式有个别人、几个人或很多人在谈论;说话的内容以命令、辱骂、斥责多见,有时也有赞扬的内容。若说话的内容是命令患者做某事,称为命令性幻听;若为评论患者行为的,称为评论性幻听;若为几个人在争议与患者本人无关的内容的,称为争论性幻听。患者的行为常受幻听的影响,如可做出倾听状或堵住双耳或与幻听对话、破口大骂等,也可能出现拒食、拒药、自伤、自杀、伤人、毁物等行为。言语性幻听可见于多种精神病,最常见于精神分裂症。其中命令性幻听、评论性幻听和争论性幻听是诊断精神分裂症的重要症状。

案例　男性,35岁,偏执型精神分裂症

患者入院后某日在厕所内用头撞墙,头皮被撞出"V"型伤口,给予对症处理。经了解,患者述说总听到一个人对他说:"这里的人都想害死你,你活着太痛苦了,你自己撞墙死了算了。"(命令性幻听)

2) 视幻觉(幻视)　较听幻觉少见,多与其他幻觉同时出现。视幻觉的内容可以是简单的,如闪电、线条之类;也可以是较完整的图像,如人像、动物等;偶尔可为相当复杂的连续活动,如同放电影一般。在意识清晰状态下,视幻觉多见于精神分裂症。在意识障碍如谵妄状态下,幻视内容丰富、生动,并常带有恐怖色彩,易引起患者紧张、恐惧,而产生与周围环境不相协调的言语运动性兴奋。例如一位精神病患者说:"我看到观音菩萨来了,就在窗外站着呢,她还对我笑……"

3）嗅幻觉（幻嗅） 比较少见，往往与其他幻觉同时出现。患者多闻到一些令人不快的难闻气味，如腐烂的食物味、尸体腐臭味、烧焦物品味等，故常常见到患者堵住鼻子称"闻到了毒气"（图 2-1）。临床多见于精神分裂症和癫痫性精神障碍。在颞叶损害的病例中，嗅幻觉常为首发的症状。

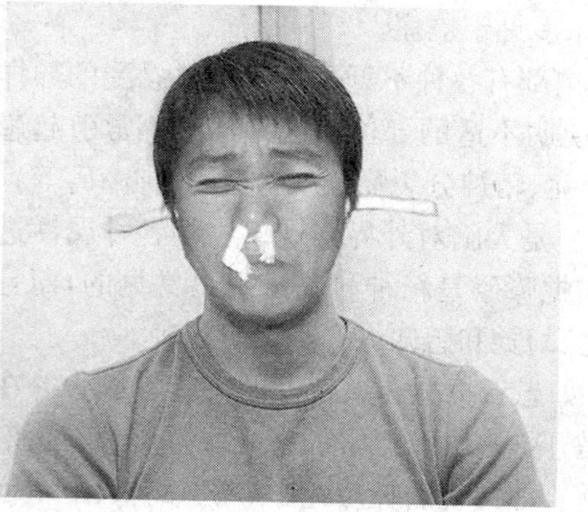

图 2-1 幻觉妄想状态患者与幻听、幻嗅作斗争

4）味幻觉（幻味） 较少见，常与被害妄想同时存在。患者常可尝到讨厌的味道，如金属味、药味、焦糊味等，因而拒食、拒药，甚至拒绝饮水。临床可见于精神分裂症及脑器质性精神障碍等。

5）触幻觉（幻触） 患者感到皮肤上有异常感觉，如麻木感、刀刺感、通电感、虫爬感等。临床可见于精神分裂症和脑器质性精神障碍患者谵妄状态时。

6）内脏幻觉 患者感到体内某一固定器官或部位有明显异常的感觉，如胃肠在扭转、断裂、穿孔，或有昆虫在胃内游走等。患者可清楚地描述其性质和部位。内脏幻觉常可与疑病妄想、虚无妄想结合在一起。临床较多见于精神分裂症、疑病症和抑郁症。

案例 女性，38 岁，精神分裂症

患者近 2 年总感到肠子里有条蛇爬上爬下，感到很不舒服，要求医生做手术把蛇取出来。经药物治疗 3 个月后此感觉消失。

幻觉按性质，可分为真性幻觉和假性幻觉。两者的区别见表 2-1。

表 2-1 真性幻觉与假性幻觉的区别

	真性幻觉	假性幻觉
所感知的幻觉形象	清晰、鲜明、生动，与真实的事物完全相同	不够清晰、不够鲜明和生动，幻觉形象往往不完整
幻觉来源	外界空间，例如室内、窗外、邻室等	主观空间，即脑内或体内
幻觉的感知途径	直接通过感官而获得	不通过感官而获得

案例 男性，23 岁，精神分裂症

患者叙述说："在我的头脑里有讲话的声音，其实是一种没有声音的说话，虽然没有声音，却也能听到，虽然不是用耳朵听到的，可是和耳朵听到的一样。这是没有声音的言语，但它表达了一定意思的，它表达的意思就是让我向前、向前、勇往直前。"（假性幻听）

（3）感知综合障碍 临床多见，但无诊断的特征性意义。是指患者对事物的本质能够正确认知，但对其个别属性产生了歪曲的知觉。它与错觉不同，在错觉中被歪曲的常为事物的整体及其基本性质。感知综合障碍多见于脑器质性精神障碍、癫痫、精神分裂症。临床常见的类型有以下几种。

1）空间感知综合障碍 是指对事物大小、比例和空间结构的知觉综合障碍。如感到外界事物变大称视物显大症；外界事物变小称视物显小症；看到人的脸面变形，鼻嘴歪斜或者桌凳橱柜形状改变等，称为视物变形症；如把远物看得很近或把近物看得很远，称为视物错位症。

2）自身体形感知综合障碍 又称体像感知综合障碍，患者感到自己的躯体或个别部位发生了改变，如头部变大、鼻子变长、四肢变得短粗或细长等。

3. 思维及思维障碍　思维是人脑对客观事物的间接、概括的反映，是人类特有的认识活动的最高形式。由感知所获得的材料，经过大脑的分析、比较、综合、抽象和概括而形成概念，在概念的基础上进行判断和推理，这整个过程称为思维。思维是通过言语或文字来表达的。所以，思维障碍也常常从语言中去识别。思维障碍的临床表现复杂，分类不一，一般可分为思维联想障碍、思维逻辑结构障碍、言语障碍及思维内容障碍四个方面。其分类见图 2-2。

- 思维障碍
  - 思维联想障碍
    - 思维奔逸
    - 思维迟缓
    - 思维贫乏
    - 病理性赘述
    - 思维中断和思维被夺
    - 思维插入
    - 思维云集
    - 强迫性思维
  - 思维逻辑结构障碍
    - 思维散漫
    - 破裂性思维
    - 病理性象征思维
    - 逻辑倒错性思维
    - 语词新作
    - 矛盾思维
  - 言语障碍
    - 持续言语
    - 重复言语
    - 模仿言语
    - 刻板言语
  - 思维内容障碍——妄想

图 2-2　思维障碍分类

(1) 思维联想障碍　在思维与记忆中，联想是一种常见的方式，即由一种概念引起其他概念的心理活动。思维联想障碍可表现在联想的速度、数量、结构、自主性等方面。

1) 思维奔逸　其特点是联想的速度加快，数量增多，内容丰富生动，与周围现实相关而不荒谬，但内容往往不深刻，给人以缺乏深思熟虑或信口开河之感。患者的思维常受周围环境的影响而转变话题（随境转移），或按某些词汇的同音、押韵（音联）或某些词汇、句子在意义上的相近（意联）而转换主题。患者表现健谈，说话滔滔不绝，口若悬河。患者自觉脑子特别灵，反应特别快，好像机器加了“润滑油”那样，不假思索即可出口成章。多见于躁狂症。

案例　男性，53 岁，双相情感性精神障碍躁狂发作

医生问患者的名字，患者答：“我叫××仁，人民民主，老百姓翻身当主人，共产党领导，建设社会主义，到共产主义就按劳取酬，各取所需……”说到这里，进来一位护士，患者立即站起来，说：“向白衣天使学习，向白衣天使致敬……”（音联、意联、随境转移）

2) 思维迟缓　与思维奔逸相反，以联想速度减慢，思考问题困难，反应迟钝为主要特点。患者表现为语量少、语速慢、语声低。患者自觉“脑袋像生了锈”、“脑子变得迟钝了”。但患者智力与判断理解能力正常。多见于抑郁症。

3) 思维贫乏　其主要特点是联想缺乏，思维内容空虚，概念和词汇贫乏。患者常表现为少言寡语，常自述“脑子空空，既没什么可想的，也没什么可说的”，对问话多回答“是”，“不知道”，类似电报式语言，缺少形容词。患者对此往往漠然处之，常伴情感淡漠，意志缺乏。多见于慢性精神分裂症、脑器质性精神障碍。

4) 病理性赘述　其联想过程迂回曲折，对不必要的细节描述得过分详尽和累赘，思维进程缓慢，最终虽能达到所要述说的主题，但重点不突出。临床多见于癫痫、脑器质性及老年性精神障碍。

案例　男性，46 岁，麻痹性痴呆

医生问患者：“你几点上班？”患者答：“我每天 7 点起床，洗脸，漱口，用我自己花 8 块钱在早市上买的热水器烧壶开水，十来分钟就好。然后到厂子对面的早餐点吃早餐，早餐点每天人都很多。卖早餐的是两口子，有两个孩子，山西人。他们做的拉面我很爱吃，也比较便宜，一块五就吃

饱了，我给他2块钱，他找我五毛钱。他们那两个孩子我每天都看见，大的是女孩，大概十岁左右，小的是男孩，大概七八岁，在早点店帮忙。吃完饭我就上班了，不到8点就开始工作……”

5）思维中断和思维被夺　思维中断又称思维阻滞，是指联想中断，表现为谈话时患者突然停止讲话，片刻后才又说下去，但往往不能接续原来的话题。患者此时意识清晰，并非癫痫失神发作，亦不是其他的联想干扰，而是思维活动短暂停顿。若患者感到当时他的思维是被外力从自己的脑海中夺走，则称为思维被夺。两种症状均为诊断精神分裂症的重要症状。

6）思维插入　思维插入又称思维被强加，患者认为头脑中有某种思想不是自己的，是在思考过程中别人通过种种方法强加于他的，即脑子里插入了别人的思想。多见于精神分裂症。

7）思维云集　又称强制性思维，是指思想不受患者意愿的支配，强制性地大量涌现在脑内。内容往往杂乱多变，且出乎患者意料以外，有时甚至是他所厌恶的。它往往突然出现，迅速消失。临床多见于精神分裂症。

案例　女性，30岁，偏执型精神分裂症

患者说：“我脑子里很乱，自己怎么也控制不了自己，思想太乱了，想的事毫无意义，由东到西，由西到东，一件事刚想一点，又出现另外的事。”

8）强迫性思维　又称强迫观念，是一种不能摆脱的反复呈现的思维。患者明知某种想法毫无必要或是荒谬的，并力图加以摆脱，但自己不能控制，因而感到非常痛苦。临床多见于强迫症，也见于精神分裂症。

案例　女性，33岁，强迫症

患者总是回想刚过去的事，如出门回家后，就总要想：从家里是怎么出门的，出去都做了些什么，是怎么上车的，在车站上等车时都看见了些什么，听见了些什么……如果正在想的时候，被人打断了，就必须从头再想一遍。这种情况使患者很痛苦。（强迫性回忆）

（2）思维逻辑结构障碍　正常人的概念形成及判断、推理，都遵循一定的逻辑结构，而精神病患者的思维逻辑结构障碍主要表现在三个方面，即失去每种概念的界限，或混淆了概念的具体含义与抽象含义，或在语言表达中出现语法结构的紊乱。

1）思维散漫　患者思维活动表现为联想松弛，内容散漫，对问题的叙述很不切题，缺乏一定的逻辑关系。患者说话或写作时，每一句每一段，语法结构尚属完整，但整个谈话或全篇结构不紧密，内容很松散，以致使人感到交谈困难，对其言语的主题和用意也不易理解。多见于精神分裂症。

2）破裂性思维　又称思维破裂，是精神分裂症患者常见症状，其突出表现是思维联想过程破裂，建立联想的各种概念内容之间缺乏内在联系。表现为患者的言语或书写内容有结构完整的句子，但各句含意互不相关，变成语句堆积，整段内容让人不能理解。严重时言语支离破碎，个别词句之间也缺乏联系，成了词的杂乱堆积，称为语词杂拌。多见于精神分裂症。若在意识障碍的背景下出现语词杂拌，则称为思维不连贯。

案例　女性，18岁，青春型精神分裂症

医生问患者：“你叫什么名字？”答：“你上课，水流哗哗响，人们兴高采烈，像在两面看，马马虎虎，宝莲灯，有2个问题不懂，2只蝴蝶……”

3）病理性象征性思维　患者以一些普通的概念、词句或动作来表示某些特殊的、只有患者自己能理解的抽象概念。正常人可有象征性思维，如以鸽子象征和平，能为人们共同理解。而病理性象征性思维，是以无关的具体概念来代表某一抽象的概念，不经患者解释，别人无法理解。如某个患者经常反穿衣服，以表示自己是“表里合一，心地坦荡”。

4）逻辑倒错性思维　主要特点为推理缺乏逻辑性，或推理离奇古怪，不可理解，甚至因果倒置。例如一个患者解释为什么不吃肉时说："因为人是动物进化来的，因为肉类是动物的尸体，所以我不能吃自己的尸体。"多见于精神分裂症，也可见于偏执性精神障碍及某些病态人格。

5）语词新作　患者自创符号、图形、文字来表示只有患者自己才懂的某种特殊意义。常表现为几个不同概念的融合、浓缩或无关概念的拼凑。如"犻"代表狼心狗肺；"%"代表离婚。多见于青春型精神分裂症（见图 2-3）。

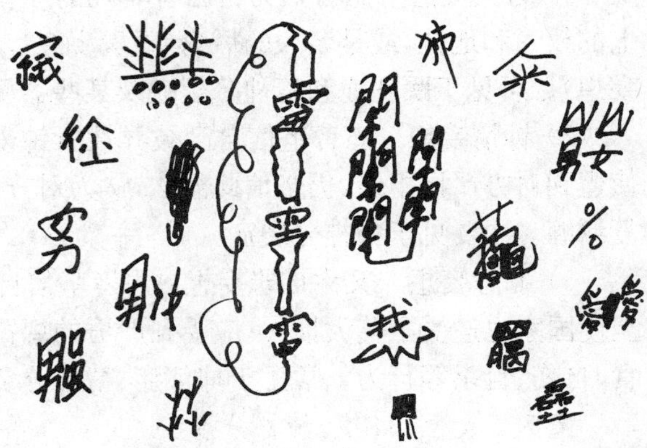

图 2-3　青春型精神分裂症患者的自创符号

6）矛盾思维　两种相互对立、相互矛盾的思想同时存在于患者脑中，而患者并不感到矛盾和痛苦。如某患者在吃饭的时间，坐在饭桌前看着饭菜不动，问其原因，患者说："想吃，又不想吃。"见于精神分裂症，也见于强迫症。

（3）言语障碍

1）持续言语　思维联想在某一概念上停滞不前。表现为患者单调地重复某一概念，或对于某些不同的问题，总是用第一次回答的话来回答。如问患者年龄，答："36 岁"；问其地址，答："36 岁"；问其为何来院，答："36 岁"。多见于脑器质性精神障碍。

2）重复言语　患者常重复他所说的一句话的最末几个字或词，此时患者虽能意识到这是不必要的，但自己不能克服，也不会因当时环境影响而产生变化。如某患者说："这是一个什么问题、问题、问题、问题……"多见于脑器质性精神障碍。

3）模仿言语　指患者模仿其周围人的话，周围人说什么，患者就重复说什么。此症状常与模仿动作同时存在。常见于紧张型精神分裂症。

4）刻板言语　患者机械而刻板地反复重复一些毫无意义的词或句子。常与刻板动作同时存在。常见于紧张型精神分裂症。

（4）思维内容障碍——妄想　是重要的精神病性症状。它是一种病理性的歪曲信念，是病态的推理和判断的结果。一个人的某种思想是否为妄想，可以从两个方面来评估：①妄想是一种坚信不移的、不接受事实与理性纠正的病态思想。可区别于正常人的错误认知，后者往往可以接受客观事实的纠正。②妄想的内容与切身利益、个人需要和安全密切相关，是患者个人所特有的，不同于亚文化群体所共有的信念，如宗教信仰、迷信思想等。

妄想的诊断意义不在其内容，而在于结合其发生方式、结构，与性格的关系，以及合并存在的其他症状的特点来综合分析。如精神分裂症的妄想结构多松散，系统性差，内容荒谬，多变，泛化；偏执性精神障碍的妄想发展慢，系统性好，结构严谨，逻辑性强，内容固定，较少伴有其他精神症状；器质性精神障碍的妄想多为内容片断，多变，持续时间短；情感性精神障碍的妄想则多与情感变化有关，如抑郁症多为被害、自罪等妄想，躁狂症多为夸大妄想，但很少固定不移、持久存在等。

妄想按其起源，可分为原发性妄想与继发性妄想。原发性妄想的特点是突然发生，内容不可理解，妄想与其他心理活动和症状之间缺乏任何发生上的联系。多见于急性起病的精神分裂症，也见于一些脑器质性精神病，如癫痫。继发性妄想是指继发于其他病理心理基础上的安想,如继发于错觉、幻觉、情绪低落或高涨等症状的基础上。可见于多种精神疾病。其诊断意义远低于原发性妄想。临床上,最常用的分类方法是按妄想的内容分,一般分为夸大类(包括发明、财富、显贵、改革、非血统、钟情妄想等)、自责类(包括贫穷、罪恶、疑病、虚无妄想等)、被害类(包括被害、关系、嫉妒、影响妄想等)等。下面就临床常见类型分述如下。

1) 夸大妄想　患者认为自己有非凡的才智,能改革世界的一切(改革妄想),或有至高无上的权力和地位,或是名人的后裔(显贵妄想),或有大量的财富(财富妄想)和发明创造(发明妄想)。可见于躁狂症和精神分裂症及某些器质性精神障碍。

2) 钟情妄想　患者坚信自己被异性所钟爱。因此,患者采取相应的行为去接近对方,即使遭到对方严词拒绝,仍坚信此想法,认为对方是羞于示爱,或在考验自己对爱情的忠诚,而反复纠缠。主要见于精神分裂症。

3) 罪恶妄想　又称自罪妄想。患者坚信自己犯了严重错误,罪恶深重,以至连累亲友,甚至使国家也遭受了莫大损失,应受到严厉的惩罚,甚至认为自己罪大恶极、死有余辜,而产生拒食、自伤、自杀等行为。常见于抑郁症、精神分裂症。

案例　女性,34 岁,精神分裂症

患者坚信由于自己贪污、受贿,给单位造成了不可挽回的经济损失,犯下了不可饶恕的罪行,对不起国家、同事及家人,因而 1 个多月来数次到公安局报案自首,要求劳动改造,以赎罪行。

4) 疑病妄想　患者坚信自己患了严重的躯体疾病或不治之症,多主动要求检查,但对检查的阴性结果又多不接受。如某患者坚信自己患"胃癌",曾先后多次到省、市级医院求医,检查均为阴性,但患者对任何解释都不接受,悲痛焦虑不已。此妄想常继发于触幻觉或内感性不适。多见于精神分裂症、抑郁症及老年期精神障碍。

5) 被害妄想　是最常见的一种妄想。患者坚信自己被某个人或某些人或某一集团跟踪、监视、诽谤或迫害。患者受妄想的支配可出现拒食、控告、逃跑或伤人、自伤等行为。多见于精神分裂症和偏执性精神障碍。

案例　男性,48 岁,偏执型精神分裂症

患者于 5 年前开始觉得脑子不好,不能集中注意力,并常失眠。患者认为这是别人"暗害"自己的结果。吃饭发现筷子上有黑点就认为有人下过毒药,并认为有人在饭菜和汤里都放了毒,而不吃不喝,并买来银筷子验毒。患者住院后,认为单位的领导、自己的妻子和医院的医生护士联合起来谋害自己。

6) 关系妄想　患者将周围环境中实际与他无关的事物或现象,都认为与他有关。常与被害妄想交织在一起。如某患者坚信别人咳嗽、吐痰、关门、谈笑,以及收音机的广播、报纸上的文章,都是别有用心地针对他做的,或在"暗示"、"影射"他。多见于精神分裂症。

7) 嫉妒妄想　患者坚信自己的配偶对自己不忠,为此对配偶进行跟踪、监视,暗中检查配偶的衣服、提包、床单、信件等,以寻找私通情人的证据。可见于精神分裂症、慢性酒精中毒性精神障碍。

8) 影响妄想　又称被控制感。患者坚信自己的精神活动都受到外界某种力量如电波、超声波、雷达、卫星等的操纵和控制,或认为有外力刺激自己的躯体,产生种种不适,而自己不能控制。多见于精神分裂症。

案例　男性,48 岁,偏执型精神分裂症

患者 2 年来始终感到外部有一种特殊的电波在控制自己的思想、言行。当受到控制时,头脑非常难受，有紧束感、反应迟钝、不听自己指挥，四肢不适，为此将自己所住的房子用铁丝网罩住，说利用铁丝网的屏蔽作用来对抗这些电波的干扰。

9）被洞悉感　又称内心被揭露，是一种特殊类型的妄想，对诊断精神分裂症具有重要意义。患者认为其内心所想的事，未经语言文字表达就被别人知道了，但是通过什么方式被人知道的，则不一定能描述清楚。被洞悉感可与假性幻觉、被控制感相结合而出现。

案例　女性，32岁，偏执型精神分裂症

3年来患者认为“有一伙人通过电脑、电波、人造卫星，培养我做接班人”。患者坚信她想的事别人都知道，她说：“这是因为这伙人在我身上安装了一种特殊的发射装置，我脑子一想事，发射装置就把我脑子里想的事变成声音告诉了别人，所以我想什么，别人都知道。我想什么，别人马上就有反应。我想吃饭，别人就用筷子敲碗。我心里想××是坏人，他就用不满的眼光看我，好像说：‘我不坏’。”

4. *注意及注意障碍*　注意是指精神活动对一定事物的指向和集中。注意当时，“目标”事物在人脑中感知的最为清晰，而其他事物则相对不清晰或完全不被察觉。注意有主动注意和被动注意两种。主动注意又称随意注意，是指主观上有意地去注意某一事物；而被动注意又称不随意注意，是指没有自觉目的地、不由自主的、无意的注意。如当人们聚精会神地看书（主动注意）时，旁边有人走过，虽然不曾有意地加以注意，但却知道走过去的是谁（被动注意）。临床常见的注意障碍有以下几个方面。

（1）注意增强　为主动注意的增强。如有妄想观念的患者，注意增强指向外部的某些事物，过分注意他所怀疑的人的一举一动，甚至对某些微小细节都保持高度注意和警惕。有疑病观念的患者，注意增强指向患者本身的某些生理活动，过分注意自身的健康状况。因此，注意增强可以加强和促进精神症状的发展。

（2）注意涣散　为主动注意的减弱。患者难以集中注意于某一事物并保持相当长的时间。多见于神经衰弱、多动症和精神分裂症。

（3）注意减弱　主动注意和被动注意均减弱。患者的注意范围显著缩小，稳定性也明显下降。多见于神经衰弱、痴呆、意识障碍。

（4）注意转移　为被动注意明显增强。注意极易被外界事物的变化所吸引而不断转移。多见于躁狂状态。

5. *记忆及记忆障碍*　记忆是以往事物经验在头脑中的重现。以往事物经验包括感知过的映象、思考过的问题、体验过的情绪与练习过的动作等。心理学上一般将记忆分为识记、保持、再认、回忆（再现）四个部分。识记是当时感知着的事物在人脑中留下痕迹的过程。反复感知、或对个体有意义的事较易识记；不同感官的识记效果也不一致，如“百闻不如一见”正说明了这一点。正常人的记忆根据保持的时间可分为瞬间记忆（30 s以内），短时记忆（30 s至数周），长时记忆。一般认为，意识障碍造成的遗忘多与损害了瞬间记忆有关，痴呆的记忆障碍首先损害的是短时记忆。

下面介绍几种临床常见的记忆障碍。

（1）记忆减退　指记忆的四个过程普遍减退，临床上较多见。早期往往是回忆减弱，可表现为近记忆（短时记忆）减退，特别是对日期、年代、专有名词、术语等的回忆困难。后期近记忆和远记忆（长时记忆）均减退。多见于脑器质性精神障碍，也可见于正常老年人。

（2）记忆增强　这是一种病理的记忆增强，患者对病前不能回忆的一些不重要的小事都能回忆起来，甚至细节也不遗漏。多见于轻躁狂症。

(3) 遗忘　指回忆的丧失。遗忘症是指对一定时间阶段内的生活经历全部或部分不能回忆,只残留一些记忆的"岛"。造成遗忘症最常见的原因是意识障碍,遗忘的程度与意识障碍的深浅程度有一定的关系;其次是痴呆与其他脑器质性疾病。

临床上常见有以下3种具体表现。

1) 顺行性遗忘　指对于疾病发生以后一段时间的经历的遗忘,不仅遗忘了有意识障碍时的那段情况,而且意识恢复后,如果大脑已造成严重损害,则继续表现识记的严重困难,任何外界事物的映象都不能在大脑中保留记忆痕迹,一过即忘,但对疾病前的远事则保持着较好的记忆。

2) 逆行性遗忘　指对于疾病发生以前一段时间内的经历的遗忘。例如交通事故中发生脑震荡与短暂昏迷的患者,醒后忘记了自己是怎样走出家门的,忘记了从自己家门到出事地点的一段经历。这表明逆行性遗忘影响了事故发生前大脑记忆痕迹的保持。理论上,顺行性遗忘和逆行性遗忘是绝对不同的。在临床实例中,则往往同时存在,普遍倾向是以近事的识记障碍最为严重,而远事的回忆多少也受到影响。

3) 心因性遗忘　表现为对生活中某一特定阶段的经历完全遗忘,这一阶段的经历往往与某种痛苦的生活事件和生活处境密切相关,而与此无关的记忆则保持相对完好,患者也无近记忆力减弱,故又称为选择性或阶段性遗忘。多见于癔症与反应性精神病。

(4) 错构　是一种记忆的错误。患者对以往曾经历过的事件,在发生的地点、情节,特别是在时间上出现错误回忆,张冠李戴,并坚信是事实,并予以相应的情感反应。多见于老年性与动脉硬化性精神病。

(5) 虚构　是在严重记忆损害的基础上,患者在被要求回忆往事时,为摆脱窘境,以随意想出的内容来填补记忆的空白。此类患者常对生活中的经历,片刻即忘,连虚构的情节也不能记住,所以其叙述的内容常常变化,且易受暗示的影响。多见于各种原因引起的痴呆。

6. 智能及智能障碍　智能是一个复杂的综合的精神活动功能。是一个人运用既往获得的知识和经验,解决新问题、形成新概念的能力。智能活动与感知、记忆、思维等有密切的关系,而且往往通过这些心理过程表现出来。智能受先天因素与后天环境影响,一般与年龄、文化程度、职业等有关。智商(IQ)是测定智能高低的最常用的项目,一般认为智商低于70分为智力障碍,70～85分为边缘智力,85分以上为正常。智能障碍可分为精神发育迟滞及痴呆两大类。

(1) 精神发育迟滞　指先天、围生期或在生长发育成熟(18岁)以前,大脑由于受到遗传、感染、中毒、头部外伤、内分泌异常或缺氧等各种致病因素的影响,使大脑发育不良或受阻,智能发育停留在一定的阶段。随着年龄的增长,智能虽然在一定限度之内可有所改善,但其智能仍明显低于正常的同龄人。根据智能发育情况,可以划分为轻度、中度、重度与极重度精神发育迟滞。

(2) 痴呆　是在大脑发育基本成熟和智能发育正常后,由于各种有害因素的作用,引起大脑器质性损害而出现的一种综合征,包括记忆、智能和人格的全面受损,其中智能的损害是基本的。患者表现意识清楚,思维活动变得不完善,记忆力、计算力、理解力、分析综合及推理判断能力减弱或下降,后天获得知识能力减弱或下降,不能从事工作学习,甚至生活不能自理;精神活动方面,由于痴呆的影响而出现不同程度的失调,逐渐丧失高级的社会性情感,而使原始的情感和本能意向占优势。一般来讲,痴呆的发生发展多为慢性、进行性的过程,常不易恢复或不能完全恢复,但如治疗得当,可在某种程度上阻止病情恶化发展。根据大脑病理改变的性质及严重程度不同，痴呆可分为全面性痴呆及部分性痴呆。

1）全面性痴呆 大脑呈弥漫性器质性损害，智能、人格等全部精神活动均受影响，患者对疾病无自知力。可见于老年性痴呆、麻痹性痴呆。

2）部分性痴呆 大脑病变只局限于某些部位，因而使智能产生部分障碍如记忆力减退、理解力下降、分析综合困难等。而其人格一般仍保持良好，并有一定的自知力，定向力完整。常见于外伤性痴呆、脑动脉硬化性精神病等。

在临床上，还可见到另外一些与痴呆类似的表现，称为假性痴呆，它与上述器质性痴呆有本质的区别：主要由强烈的精神创伤所致，大脑无任何器质性损害；常起病较急，缓解迅速，病程短，属可逆性，智能可恢复到病前水平。临床主要有两类：①心因性假性痴呆：又称 Ganser 综合征。其表现特点为：对一些非常简单的问题，给予近似的错误回答。如一位 19 岁的患者，当问他年龄时，答"30 岁"，问他父亲的年龄时，答"18 岁"。对简单的计算，如"1＋1＝?"答"3"，"2＋1＝?"答"2"，均为与答案相近的数字。行为方面也可错误，如将钥匙倒过来开门，倒拿筷子吃饭，但对其他复杂事项却能处理，如能下棋、打纸牌等，一般生活也能自理。常见于癔症、反应性精神障碍。②童样痴呆：患者的言行举止类似孩童。如某成年患者学着孩童的声调说话、唱儿歌，称"今年 3 岁了"，见人就叫"叔叔"、"阿姨"。多见于癔症。

7. *定向力及定向障碍* 定向力是指一个人对时间、地点、人物，以及自身状况的认识判断能力。临床主要通过询问以下情况，了解和观察被检查人的反应和行为来判断有无定向障碍。

(1) 时间定向 了解当时的钟点、上午或下午、白天或夜晚、星期、日期、月份、年份、季节等。

(2) 地点定向 了解当时所处的地点和环境，如学校、医院、门窗等。

(3) 人物定向 了解其周围人的身份，以及与自己的关系。

(4) 自我定向 知道自己的姓名、性别、年龄、职业等。

定向障碍多常见于有意识障碍的各种疾病，以及痴呆，也可见于精神分裂症和癔症。

8. *自知力* 在精神科临床上，自知力是指患者对自己所患精神疾病的正确认识和判断能力，可分为自知力完整、自知力丧失和部分自知力三种。①自知力完整通常是指患者能认识到自己患了病、知道哪些是病态的表现，并要求治疗。②自知力丧失的患者往往不能认识自己的异常表现，拒绝治疗。③部分自知力是指介于前两者之间。一般来说，非精神病性精神障碍的患者，如神经症患者，通常均有完整或较好的自知力，而重性精神病患者只在疾病早期和缓解期有自知力或部分自知力。因此，临床上将有无自知力及自知力恢复的程度作为判定病情轻重和疾病好转程度的重要指标之一。同时，自知力的完整程度对巩固疗效，防止复发也有极其重要的意义。精神病出现之初，病理症状违反以往生活经历的常识，患者往往知道是异常的，或半信半疑，因而保持部分自知力。随着病情的波动，中间也可有短暂的一段时间表现良好的自知力，但不久又丧失了。到疾病出现缓解时，多数的精神病患者中，自知力的恢复是完全的。但在精神分裂症患者中，往往症状先开始消失，而自知力并未恢复，徘徊于近于痊愈水平。患者若不愿和盘托出全部异常表现，而回忆症状时有情感激动而不是嘲笑的态度，拒绝回忆、讳言以往，或理论上对症状批判了，行动中仍有所表现都是自知力恢复不充分的表现。

（二）情感及情感障碍

情感是个体对客观事物产生的内心体验以及所采取的态度。在心理学中，情绪和情感有一定的区别，情绪是与机体生理活动相联系的较低级的内心体验，如喜、怒、哀、乐、悲、恐、惊，为人类与动物所共有；情感是与社会心理活动相联系的较高级的内心感受，如荣誉感、道德感、责任感、伦理感等为人类所特有。在精神医学中，情感和情绪常作为同义词互相兼用。心境是指在一段时间内一直持续的情感状态;而激情是短暂的、暴风骤雨式的、非常强烈的情绪体验,如暴怒、狂喜、绝望等。

一般来说,观察患者的情感活动,可注意患者的面部表情,言语的声调、语速、语气与内容,身体的姿势和动作等方面,同时应注意体会患者在谈到不同的话题时其情感活动与思维内容是否配合,表情和内心体验有无相应的变化。下面介绍几种精神科最常见的情感障碍。

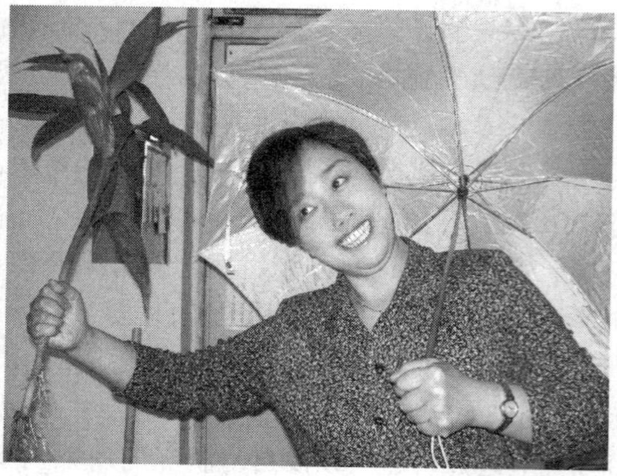

图 2-4 躁狂症患者的情感高涨,眉飞色舞表现

1. 情感高涨 情绪长时间内处于不同程度的病态喜悦状态。患者讲话时表情丰富、眉飞色舞,常有良好的自我感觉,这种欢乐情绪有一定的感染力,易引起周围人的共鸣,往往同时伴有思维奔逸,活动增多(图 2-4)。多见于躁狂症。

2. 欣快症 一般是指在器质性精神障碍如脑动脉硬化性精神病、老年性痴呆及麻痹性痴呆等疾病时出现的快乐心情。这类症状表面上与情绪高涨相类似,但欣快症患者即使很高兴,其面部表情却给人以呆傻、愚蠢的感觉,同时患者自己也说不清高兴的原因,而且表现的内容与形式也比较单调刻板,因而难以引起正常人的共鸣。

3. 情感低落 为负性情感的增强。表现为情绪低落、无愉快感、自我感觉不良、对一切悲观失望,对生活毫无兴趣,严重者出现自杀念头或行为。常伴有思维迟缓、言语动作减少(图 2-5)。多见于各种抑郁症。

4. 焦虑 焦虑是人体一种正常的情绪反应,适当的焦虑有利于提高机体的警觉水平,应对应激。但过于持久且过于严重的焦虑,会影响个体工作、生活,或患者主观感到痛苦,则为病理性焦虑症状。焦虑患者常表现为在缺乏明显客观因素或充分根据的情况下,对其自身健康或安全等问题感到忧虑不安,紧张恐惧,顾虑重重,以致惶惶不可终日,如有大难临头之感,故有人称焦虑是"莫名的恐惧"。此症状常伴有自主神经功能失调表现(如心悸、气促、出汗、四肢发冷、震颤等)及运动性不安表现(如坐立不安、无目的动作增加等)。最常见于焦虑症,也可见于其他多种精神疾病。

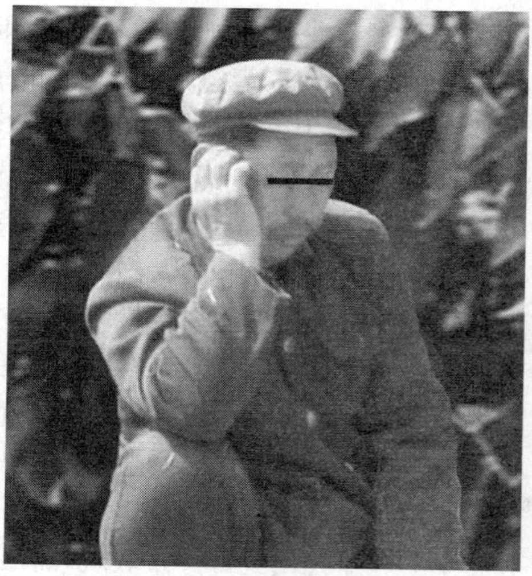

图 2-5 抑郁症患者忧郁表现

5. 恐惧 恐惧是指个体在面临并企图摆脱某种危险情景而又无能为力时产生的情绪体验。它由明确的刺激物引起,并随着刺激物的消失而结束。恐怖症,专指患者对某一特定事物产生一种不以其意愿为转移的紧张、害怕情绪而言,患者自觉痛苦,并出现对恐怖情境的回避,以致影响社会功能。见于恐怖症、神经衰弱、精神分裂症早期及严重幻觉妄想状态或伴有意识障碍的精神障碍等。

6. 易激惹 是指极易因小事而引起较强烈的情感反应，通常表现为发怒、争吵不休、以致与他人发生冲突。一般持续短暂，但骤然发生和激烈程度却给人以深刻的印象。常见于躁狂症、躯体疾病伴发精神障碍、脑器质性精神障碍及神经衰弱。

7. 情绪不稳 表现为情感反应(喜、怒、哀、愁等)容易变动起伏，与周围环境不协调，时而兴奋欣快，时而感伤不已，喜怒不定，变幻无常。多见于脑器质性精神障碍。

8. 情绪麻痹 患者由于受到极度强烈的精神刺激，引起暂时的情感抑制，在短期内既无内心体验也无面部表情。如某女性患者，突然听到其夫因车祸身亡的消息后，能机械地去探望其夫遗体，但无悲恸的情绪和表情，两眼呆滞，一片茫然。常见于反应性精神病或癔症。

9. 强制性哭笑 患者在没有任何外界因素的影响下，突然出现不能控制的强哭或强笑。同时伴有奇特的、愚蠢的面部表情。特点是此时患者心中并无相应的体验，也说不出为什么这样哭和笑。常见于脑器质性精神障碍，如癫痫。

10. 病理性激情 是一种非常强烈、为时短暂、突然出现的情感爆发状态。通常表现为特殊的紧张、兴奋和不满情绪而出现冲动、伤人及破坏行为，甚至出现残酷暴行，严重危害社会及他人。发作时常伴有意识障碍，患者不能自控，且不能意识到自己行为的后果，发作后可出现遗忘。多见于癫痫、颅脑损伤性精神病、中毒性精神病等。

11. 情感淡漠 是情感活动减退的表现。患者对任何外界刺激均缺乏相应的情感体验，即使对能引起正常人极大悲伤或愉快的事也无动于衷。患者面部表情呆板冷漠，对周围一切漠不关心，内心体验极为贫乏或缺如。最常见于精神分裂症衰退期患者，也可见于严重的器质性痴呆患者。如某精神分裂症患者，常独处一隅，不与任何人交往，每日医生询问病情，患者从无任何表情反应。患者父母每周末来看他，患者从不称呼父母，也无一句问候的话，只顾吃东西。吃完东西，患者不向家人告别就走回病房，视父母如路人。

12. 情感倒错 是指患者的情感反应和环境刺激不相符合，或者面部表情与其内心体验不相一致。如遇到高兴的事情表现痛哭流涕，遇到悲痛的事情反而喜悦快乐。多见于精神分裂症。

13. 情感矛盾 是指在同一时间内体验到两种完全相反的情感，而患者并不感到两种情感的对立和矛盾，也不为此苦恼和不安，并常将此相互矛盾的情感体验同时流露于外表或付诸于言行，使人不可理解。最常见于精神分裂症。

(三) 意志行为及意志行为障碍

人们在生活和社会实践中，为了达到预定的目的而采取的一系列克服困难、完成任务的行动，称为意志活动。意志活动与认知和情感活动密切相关又相互影响。直接推动意志行动的力量叫做动机，而这些行动所指向的目标叫做目的。行为是有动机、有目的的行动，因此从正常人的行为表现中，一般可看出其动机和目的。下面介绍几种临床常见的意志行为障碍。

1. 常见的意志活动障碍

(1) 意志增强 指病理性意志活动增多。患者表现为病态的自信和固执的行动，常常继发于其他的精神病性症状，如幻觉、妄想等。如精神分裂症患者因受妄想的支配而不断地到处控告，或抓住他所怀疑的问题紧紧不放，追查不休。

(2) 意志减弱 指意志活动减少。表现为动机不足，缺乏克服困难的决心和力量。患者不愿活动，对周围事物丧失兴趣，工作学习非常吃力，感到力不从心，可整日呆坐或卧床不起。患者一般能意识到自身的这些变化，但总感到自己做不了，或因为情绪低沉觉得什么都没有意义而不想做。常见于抑郁症及精神活性物质所致精神障碍。

(3) 意志缺乏 指意志活动缺乏。患者对任何活动都缺乏明显的动机，没有确切的企图或要求。表现为患者不关心事业，不要求学习和工作，行为被动；不注意卫生、不洗澡、不理发，个人生活方面变得极端懒散，处处需要别人督促和监督；严重时本能的要求（如食欲、性欲）也没有，行为孤僻、退缩，不与周围人来往。患者完全不能意识到这些是不正常的，因而，对此毫不在意。多见于单纯型精神分裂症或晚期精神衰退时及痴呆。

2. 常见的动作行为障碍

(1) 精神运动性兴奋　所谓精神性运动，是指有意识的行为，以与单纯的躯体性运动相区别。精神运动性兴奋指整个精神活动的增强，又包括以下两个方面。

1) 协调性精神运动性兴奋　所谓协调性包含两个方面的含义：①患者动作和行为的增多与其思维、情感是协调的，有联系的。②患者的精神活动与环境是协调的，是密切联系配合的。患者的行为是有目的的，是可以理解的。这种精神运动性兴奋多见于躁狂状态。

2) 不协调性精神运动性兴奋　所谓不协调性也包含两个方面的含义：①患者的动作和行为的增多与其思维、情感不相协调。②患者的精神活动与环境之间毫无关联，是不协调的。患者动作单调杂乱，无动机及目的性，使人难以理解。如紧张型精神分裂症的紧张性兴奋，青春型精神分裂症的愚蠢、幼稚、做作等行为。谵妄时也可出现明显的不协调性行为。

(2) 精神运动性抑制　指整个精神活动降低，不同程度的动作行为减少。常见的有以下几种。

1) 木僵　患者意识清晰，言语、动作行为抑制，肌张力增高。轻时患者动作和行为显著减少，而且缓慢迟钝（亚木僵）；严重时运动完全抑制，患者不言、不动、不食，保持一个固定的姿势不动，对身体内外任何刺激无反应，口涎外溢，大小便潴留，此时患者意识清楚，病愈后能回忆。如不予治疗，可维持很长时间。有些木僵患者在夜深人静、无人观察的情况下，可自行起床活动，稍有响动马上又回到床上不动。严重的木僵见于紧张型精神分裂症，较轻的木僵可见于严重抑郁症、反应性精神障碍及脑器质性精神障碍。

2) 蜡样屈曲　在木僵严重的患者中，患者的肢体可任人随意摆布，即使是不舒适的姿势，也能较长时间似蜡塑一样维持不动（图 2-6）。如将患者头部抬高摆成似枕着枕头状，放手后患者头部不动可维持很长时间，又称为“空气枕头”（图 2-7）。

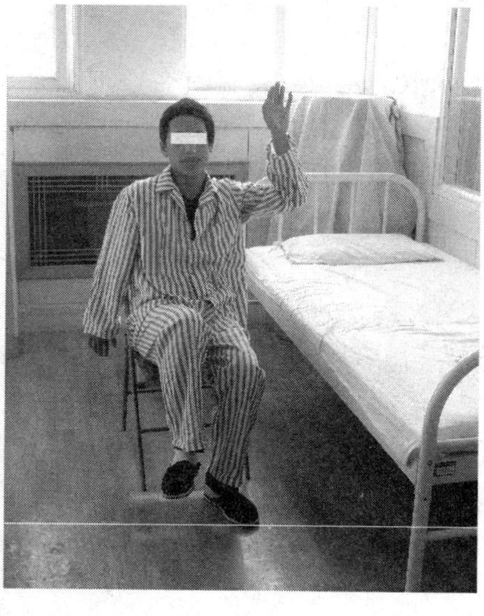

图 2-6　紧张型精神分裂症患者蜡样屈曲

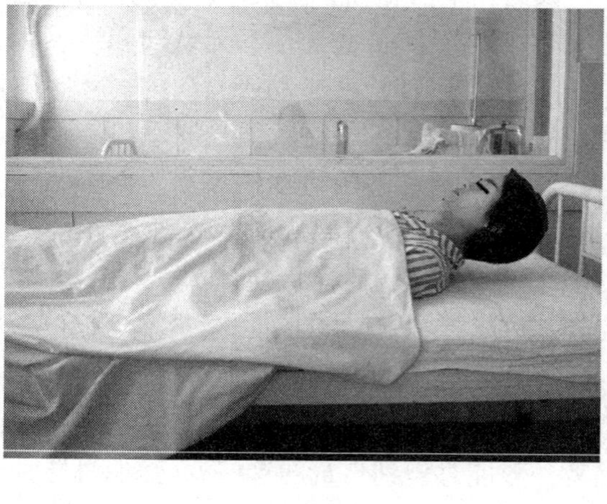

图 2-7　紧张型精神分裂症患者“空气枕头”

3）违拗症　患者对于要求他做的动作，不仅没有相应的行为反应，反而加以抗拒。患者并非有意地不合作，而是对所有的外来吩咐的一种无意的、不由自主的对抗。被动性违拗患者拒绝执行任何吩咐；主动性违拗患者则做出与对方要求相反的动作，如叫他张开嘴时，反而咬紧牙关，要他睁眼，反而紧闭，要他伸出手来，反而放到身后去。患者常保持缄默或做出近似回答，挪动其肢体时遇到较大的阻力，但独处则有时行动敏捷。多见于紧张型精神分裂症。

（3）模仿动作　患者无目的、无动机地机械模仿其周围人的动作，常与模仿言语同时存在。多见于紧张型精神分裂症。

（4）刻板动作　患者机械刻板地反复重复某一单调动作，常与刻板言语同时出现。多见于紧张型精神分裂症。

（5）强迫动作　表现为不由自主的、非患者意志所能控制的某种固定的行为或仪式性动作。患者明知其动作行为是不必要的，甚至理解其是病态的，却难以控制，欲罢不能。如反复检查门窗是否已关好，反复洗手等。患者为此感到非常痛苦，甚至产生轻生念头和自杀行为。常见于强迫症，也可见于精神分裂症早期。

（6）作态　患者的动作、姿势和表情显得幼稚、愚蠢，与处境不相称，使人感到像是故意装出来的。如患者尖声怪气地和别人交谈、用脚尖或脚跟走路、梳特殊发型等（图 2-8）。多见于青春型精神分裂症。

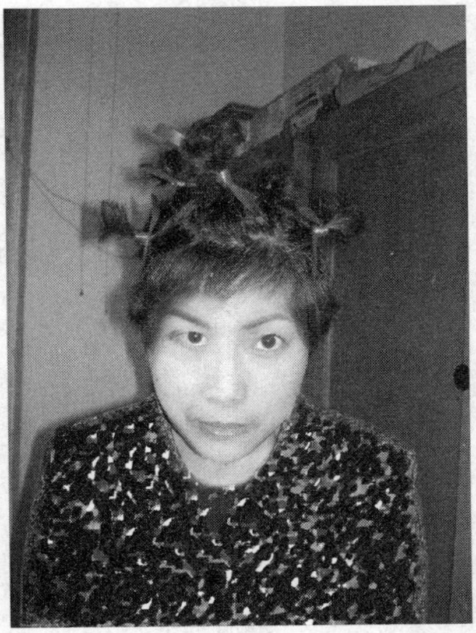

图 2-8　青春型精神分裂症患者作态行为

（7）冲动行为　指突然产生、通常多引起不良后果的行为。正常人在某种情绪激动状态下也可以产生冲动行为。酒精及阿片类药物依赖出现戒断反应时，激惹性增高易产生冲动行为。青春型或偏执型精神分裂症的冲动行为常由幻觉妄想引起，紧张型精神分裂症的冲动行为常带有攻击性和破坏性。

（四）意识及意识障碍

意识在不同领域如哲学、心理学和精神病学中，它的概念有其不同的含义。在精神病学中，意识是指人们对其周围环境及自身状态的认识和反应能力。意识不是单独的精神活动和反应，它涉及觉醒水平、感知、注意、思维、记忆、定向、行为等许多心理活动或精神功能。当意识发生障碍时，这些活动普遍受到抑制。常因全身性疾病如感染、中毒、颅脑损伤、肿瘤、癫痫发作等引起。在急性起病的精神疾病中，如反应性精神障碍、癔症、某些精神分裂症、情感性精神障碍等也可伴有意识障碍。

根据意识的概念，意识障碍可分为对周围环境的意识障碍和自我意识障碍两种。其分类见图 2-9。

1. 对周围环境的意识障碍

（1）以意识清晰度降低为主的意识障碍

1）嗜睡　患者意识清晰度有轻微下降，在安静环境下，经常处于嗜睡状态，呼叫或推动其肢体，可立即清醒，并能进行简短而正确的交谈或做一些简单的动作，但刺激一消失就又进入睡眠状态。此时，吞咽、瞳孔、角膜等反射均存在。

- 意识障碍
  - 对周围环境的意识障碍
    - 以意识清晰度降低为主的意识障碍
      - 嗜睡
      - 意识混浊
      - 昏睡
      - 昏迷
    - 以意识范围缩小为主的意识障碍——朦胧状态
    - 以意识内容改变为主的意识障碍
      - 谵妄状态
      - 梦样状态
  - 自我意识障碍
    - 人格解体
    - 交替人格
    - 双重人格和多重人格
    - 人格转换

图 2-9 意识障碍分类

2）意识混浊 又称反应迟钝状态。患者的意识清晰度水平进一步下降，除强烈的刺激外，很难引起反应。患者思维缓慢、反应迟钝、注意、记忆、理解都有困难，对周围环境定向障碍。此时，吞咽、角膜、对光反射尚存在，还可出现一些原始动作如舔唇、伸舌、吸吮、强握等。

3）昏睡 患者的意识清晰度水平较前者更低，在强烈的疼痛刺激如指压眶上缘内侧时，可引起防御性反射。此时，角膜反射减弱，吞咽、对光反射仍存在，可出现深反射亢进、震颤及不自主运动。

4）昏迷 患者意识完全丧失，对任何刺激均不能引起反应，无自主运动。此时，吞咽、防御，甚至对光反射均消失，可引出病理反射。

(2) 以意识范围缩小为主的意识障碍 主要为朦胧状态，其特点为意识范围的缩小或狭窄，同时又伴有意识清晰度水平的降低。患者在意识狭窄的范围内，可有相对正常的感知觉，以及协调连贯的复杂动作，但此范围以外的事物不能正确感知判断；同时可有定向障碍，片断的幻觉、错觉、妄想以及相应的行为。常突然产生、突然中止，持续时间不长，数分钟至数小时，可反复发作。事后遗忘或部分遗忘。常见于癫痫性精神障碍及癔症等。梦游症与神游症为朦胧状态的两种特殊形式。

1）梦游症 又称睡行症。患者睡后 1～2 h 突然起床，但仍未清醒，然后进行某些简单的、无目的性动作，如到室外徘徊或做某种简单的劳动等，持续数分钟至十多分钟，发作后又上床入睡。次晨醒来，对前晚发生的事完全遗忘。此症状多见于儿童及癫痫，也可见于癔症。

2）神游症 多出现于白天，或晨起后突然发作，患者从住所或工作场所出走，在外无目的地漫游。此时患者意识范围缩小，但日常的基本生活能力和简单的社交接触依然保持，如患者可以买东西、付钱、购票乘车、问路等。陌生人几乎看不出患者的言行与外表的明显异常，但如仔细观察，可以发现有些心不在焉。神游症一般持续数小时、一天或较长时间，常突然清醒，对发作中经历事件可有部分回忆或完全遗忘。如一位神游症患者发作时，曾经从北京买车票坐火车到邯郸，然后又从邯郸坐公共汽车到一个县城，2 日以后才醒来，自己也不知道是怎样到这个县城来的。多见于癫痫，也可见于癔症、反应性精神障碍、颅脑损伤所致精神障碍。

(3) 以意识内容改变为主的意识障碍

1）谵妄状态 在意识清晰度降低的同时，产生大量的错觉和幻觉，以幻视为多，内容形象、生动、鲜明，并常具有恐怖性，如猛兽、神鬼、战争场面等。患者常产生紧张、恐惧的情感反应和不协调性精神运动性兴奋，如躁动不安、行为冲动、杂乱无章；思维不连贯、理解困难，有时出现片断妄想，并有定向力障碍。谵妄状态多昼轻夜重，持续时间可数小时至数日不等，意识恢复后可有遗忘或部分遗忘。多见于器质性精神障碍急性脑病综合征。

2）梦样状态 在意识清晰度降低的同时，有梦境及幻想性体验。常出现假性幻视和幻听。患者完全沉湎于其中，与周围环境丧失联系，但外表好似清醒。患者常为梦幻事件的直接参加者，有时以旁观者身份出现。可持续数日或数月。常见于感染中毒性精神障碍和癫痫性精神障碍。

2. 自我意识障碍 自我意识包括五个方面的含义：①存在意识：人们能现实地、确切地体验到自己的存在。②能动性意识：能认识到自己的一切精神活动受自己本人支配和控制。③同一性意识：在不同的时间内，能意识到自己是同一个人，同一个"我"。④统一性意识：在同一时间内，能意识到自己是单一的人，是"独立"的个体。⑤界限意识：能认识到自己和其他人或物都是相互独立存在的不同个体，个体间存在着一定的界限。自我意识障碍临床表现有以下几种。

(1) 人格解体 主要为自我存在意识的丧失，患者觉得自己是空虚的、不真实的或不存在了；往往同时也有现实解体的症状，即感到整个世界也变得不真实、不复存在。人格解体以偶发为多见，可持续数分钟或数小时，有的可持续时间较长，甚至达数月或数年。人格解体多见于神经症、抑郁症、精神分裂症与颞叶癫痫等。

案例 男性，25岁，精神分裂症

晨起医生查房时，问患者"昨晚睡得好吗?""身体有什么不舒服?"患者只是看着医生而不予回答。数分钟后患者起身对医生说："刚才躺在床上的我只是一个躯壳，灵魂不存在了，所以不能回答问题。"

(2) 交替人格 为同一性意识障碍表现。同一患者在不同时间内可以表现为两种完全不同的个性特征和内心体验，即两种不同的人格，并可交替出现。多见于癔症，也可见于精神分裂症。

案例 女性，38岁，精神分裂症

某日患者声称自己是张老太太(患者的母亲)，并说："你说我是谁? 我老了，78了，牙也没了，头发也全白了!"护士说她不是张老太太，而是王某。患者说："你们弄错了，王某是我死了的女儿，我来代她受罪住院。"2日后，患者又转回来声称自己是王某而否认是张老太太。

(3) 双重人格和多重人格 为统一性意识障碍的一种表现。同一患者在同一时间内表现为完全不同的两种或两种以上的人格。多见于精神分裂症、癔症。

(4) 人格转换 患者否认原来的自身，而自称是另一个人或某种动物，但未有相应的行为和言语的转变。也属于统一性意识障碍的一种表现。如某癔症患者说话时用第三人称，称自己为"她"，称自己的弟弟为"她"弟弟。问患者"她"是谁时，患者答："张××(自己的名字)"；问患者自己是谁时，患者答："赵××"。常见于癔症、精神分裂症。

三、常见的精神症状综合征

每一种精神疾病的症状表现都不会是单一的，而是由多个症状所组成，而且有不少症状之间存在一定的内部联系，这些症状总和起来称为精神症状综合征。有些综合征是某一精神疾病所特有的，它对精神疾病的诊断具有重要意义。临床中常见的精神症状综合征有以下几种。

1. 幻觉症 指在意识清晰状态下，出现大量、持久的幻觉。多见于慢性酒精中毒性精神障碍、躯体疾病所致精神障碍、精神分裂症等。

2. 幻觉妄想综合征 是以幻觉(多为各种听幻觉)为主，并在其基础上继而产生妄想，如被害妄想、关系妄想等。幻觉和妄想之间相互依存、相互影响。多见于偏执型精神分裂症、某些脑器质性精神障碍。

3. 精神自动综合征　又称康金斯基综合征。指在意识清晰状态下，出现假性幻觉、思维云集、影响妄想、被洞悉感及系统性被害妄想。该综合征的特征是患者感到自己的精神活动不属于自己，而受外力影响和控制。多见于偏执型精神分裂症。

4. 遗忘综合征　又称科萨科夫综合征。其特征表现为近事遗忘、虚构、定向障碍三个症状同时出现。多见于慢性酒精中毒精神障碍、颅脑外伤后所致精神障碍及其他脑器质性精神障碍。

5. 情感综合征　是以情感活动的兴奋性过低或过高为主要临床相的一种综合征，可表现为抑郁状态和躁狂状态。抑郁状态主要表现为情感低落、思维迟缓、意志减退三主症；躁狂状态主要表现为情感高涨、思维奔逸、活动增多三主症。多见于情感性精神障碍。

6. 紧张综合征　其突出特点为全身肌张力增高，因而得名。包括紧张性木僵和紧张性兴奋，两者可在无任何诱因的情况下相互转化。紧张性木僵可表现为木僵、缄默、违拗症、蜡样屈曲、刻板言语和刻板动作、模仿言语和模仿动作；紧张性兴奋常突然产生，患者兴奋激动，并常有伤人、毁物等冲动行为。多见于紧张型精神分裂症。

第三章

精神疾病治疗过程的护理

教学要求

通过本章的学习,学生应能够解答下列问题。

1. 概念:精神药物、电休克治疗、心理治疗、工娱治疗、康复治疗。
2. 常用抗精神病药物的药理作用有哪些?
3. 抗精神病药锥体外系副反应的表现有哪些? 怎样处理?
4. 叙述抗抑郁药的药理作用、副反应及副反应的处理。
5. 叙述抗躁狂药的临床应用、药物的副反应及副反应的处理。
6. 叙述抗焦虑药的药理作用、药物的副反应及副反应的处理。
7. 电休克治疗的适应证、禁忌证有哪些?
8. 叙述电休克治疗的护理(治疗前、治疗中、治疗后的护理)。
9. 简述心理治疗的常见方法?
10. 如何在精神科护理中贯彻应用支持性心理治疗?
11. 如何根据患者具体情况选择工娱治疗?
12. 康复治疗的主要内容有哪些?

精神疾病的治疗在20世纪才真正开始出现。自1917年开始,到此后的睡眠疗法、胰岛素休克疗法、精神外科治疗、电休克治疗。直到20世纪50年代后相继发现的各种精神药物,由于这些药物服用方便、疗效确实,成为当前治疗精神疾病的主要手段。目前临床上以药物治疗为主,加之改良电休克治疗、心理治疗和康复治疗,使患者从不同的角度得到康复,重新回归家庭和社会。其他治疗如胰岛素休克疗法、精神外科治疗现已少用。

精神疾病治疗过程中的护理十分重要,表现在正确执行治疗方案,全面观察并评价治疗的反应和效果,为患者提供及时有效的帮助等,这不仅要求护理人员全面了解相关的治疗知识,而且更重要的是要掌握治疗过程中的护理技术。

第一节 精神药物治疗与护理

精神药物是指作用于中枢神经系统,影响人的认知、情感和行为等精神活动的药物。主要分为两大类:一类是拟精神病药物(也称致幻药),即使正常精神活动出现异常的精神药物;另一类是抗精神异常药物,即使异常精神活动变为正常的精神药物。抗精神异常药物依据临床应用和化学结构进行分类，主要包括如下。

1. 抗精神病药物　主要用于治疗精神分裂症和其他具有精神病性症状的精神障碍。

2. 抗抑郁药物　主要用于治疗情绪低落、消极悲观等各种抑郁状态。

3. 抗躁狂药物　主要用于治疗躁狂症。

4. 抗焦虑药物　主要用于治疗各种焦虑状态和失眠。

本节主要介绍抗精神异常药物治疗过程的护理。

一、抗精神异常药物

（一）抗精神病药

抗精神病药物既往又称强安定剂，或神经阻滞剂。1952 年，第一个抗精神病药物——氯丙嗪的问世，是精神分裂症治疗史上的一大进步。由于抗精神病药物的应用，使许多精神障碍的症状得以控制，尤其对精神分裂症的阳性症状（兴奋、激惹、幻觉、妄想等）的疗效更好。多年的不断发展，抗精神病药物现已有化学结构不同的上百种类药物。常用的有氯丙嗪、奋乃静、三氟拉嗪、氟哌啶醇、舒必利、氯氮平、泰尔登、利培酮、奥氮平等。

1. 药理作用和药物代谢特点

（1）药理作用

1）中枢神经系统作用　镇静和安定作用；镇吐作用；降低体温作用；致痉作用；对锥体外系统的作用。

2）心血管系统作用　血管扩张、血压降低；抑制血压调节中枢，易发生体位性低血压；心电图改变，如 Q-T 间期和 P-R 间期延长、T 波倒置等。

3）内分泌和代谢作用　刺激催乳素的分泌，引起乳汁分泌；影响垂体前叶内分泌功能，减少促性腺激素、雌激素和孕酮的含量，促肾上腺皮质激素、生长激素分泌减少。

4）自主神经系统作用　抗精神病药物具有外周胆碱能阻滞作用，α 肾上腺素能阻滞作用，可引起口干、便秘、扩瞳、视物模糊、多汗、减少胃液分泌和蠕动、尿潴留等。

（2）药物代谢特点　抗精神病药物主要从肠道吸收，大部分经过肝脏代谢。口服后一般 2～4 h 血药浓度可达峰值，如肌内注射和静脉注射立即达峰值。药物及其水溶性或亲水性代谢物主要从尿排出，少数从胆汁排出。儿童和老人代谢和排泄药物的能力降低，对药物更为敏感。

2. 临床应用

（1）适应证　主要用于治疗精神分裂症及其他疾病伴发的精神病性症状。

（2）禁忌证　严重的心血管、肝、肾疾病，各种原因引起的中枢神经系统抑制或昏迷，急性感染、高热、血液病、青光眼、药物过敏和哺乳者。老人、儿童和孕妇慎用。

3. 副反应与处理

（1）锥体外系副反应　这是抗精神病药物在治疗中最常见的副反应。其中以含氟化合物的药物发生的较多，发生时间多在用药后 3～4 周，最早可在 0.5～48 h 内发生。主要表现为以下几种。

1）急性肌张力障碍　多数病例是在药物治疗后的数日内发生。青年男性多见。表现为局部肌群的持续强直性收缩，继而出现各种奇怪动作和姿势，如突然斜颈、吐舌、面肌痉挛、角弓反张，易误诊为癫痫、癔症等。咽部肌肉痉挛可引起呼吸困难、窒息。治疗用东莨菪碱 0.3 mg立即肌内注射或用苯海拉明 25 mg 或地西泮 10 mg 肌内注射，可迅速缓解。含氟类药物较易发生，如反复发作，要考虑换药的问题。

2）类帕金森综合征　常在药物治疗早期发生，女性多于男性。其临床表现具有运动缓慢或运动不能、静止性震颤及肌张力增高三大特征，表现为唇、舌和双手震颤，面部表情呆板，屈曲体位，有时表现出慌张步态。该症状出现后应减药或停药，同时给予抗胆碱能药物，如苯海索 2 mg，每日 2～3 次。

3）静坐不能　多数病例发生于药物治疗早期，女性多于男性。患者主观感到必须来回走动，无法控制自己的躯体活动。表现为不能静坐，反复走动或原地踏步，伴有焦虑情绪。患者往往能认识到与服药有关。口服地西泮或普萘洛尔对静坐不能有效者，同时要减少抗精神病药物的用量。

4）迟发性运动障碍　长期大量应用抗精神病药物可引起此种不良反应，用药时间越长，发生率越高，且逐年增加。此不良反应较为严重，处理也较困难。临床症状以咀嚼肌、吸吮肌、面肌的不自主、有节律的刻板式运动和舞蹈性运动为特征。表现为反复吸吮、鼓腮、舐舌、咀嚼、歪颈、躯干、肢体舞蹈样动作，严重时构音不清，影响进食。综合治疗措施包括首先减少或停用药物，同时停用抗胆碱能药物。应用异丙嗪 25～50 mg，每日肌内注射 1 次，连续用 2 周后，改为口服 25～50 mg，每日 3 次。对本症的发生重点在于预防，尽可能避免长期大量应用抗精神病药物，对用药 1 年以上者，宜应用药物的间断疗法。

（2）心血管系统副反应　以体位性低血压和心动过速最常见。①体位性低血压：大多发生在治疗初期迅速改变体位时，尤其是注射给药时容易发生，故注射给药后至少应卧床半小时，而且不要突然站起。一旦发生体位性低血压，轻者只需去枕平卧，重者可选用 α 肾上腺素受体激动剂间羟胺（阿拉明）对抗，禁用肾上腺素，因肾上腺素兼有 β 受体激动作用，使外周血管扩张，加剧低血压。②心动过速：轻者可不必处理，当心率每分钟超过 120 次，或有胸闷等症状时，应酌情减药，或给予普萘洛尔口服。此外，还可有心电图改变。心血管系统副反应一般与剂量有关，可对症处理，多为可逆性的，经减药或停药后大多可恢复正常。

（3）抗胆碱能副反应　包括中枢和外周两方面的症状。前者可表现为兴奋、焦躁不安，甚至出现不同程度的意识障碍。后者有口干、心悸、瞳孔扩大、便秘、尿潴留等自主神经症状。处理方法为减少药量和停药，必要时用毒扁豆碱 1～2 mg 肌内注射或静脉注射。

（4）血液系统副反应　可发生再生障碍性贫血、粒细胞减少或缺乏症、血小板减少性紫癜、溶血性贫血等，其中最常见的为粒细胞缺乏症。以氯氮平多见，常在服药后 3～8 周内发生。在治疗期间患者如出现发热、咽喉肿痛、全身不适都应考虑这种可能，应及时查血象。由于病死率较高，发现后应立即停药。预防感染是关键，应严格隔离消毒。给予抗生素、皮质醇、输血、升高白细胞药物等治疗。为了预防其发生，应用氯氮平的患者应每 2 周复查血常规一次，其他药物治疗者应每月查一次血常规。

（5）肝功能障碍　以氯丙嗪治疗初期较为多见。如仅表现为转氨酶的升高，多为一过性的，一般无明显自觉症状，可自行恢复；如反应程度轻时，可以不停药，但要加强保肝治疗，同时观察病情，一旦程度加重或出现黄疸，应立即停药，并积极护肝治疗。

（6）内分泌及代谢改变　包括月经周期紊乱、闭经、性欲减退、泌乳、男子乳房发育、体重增加等。一般可不予处理，停药后即可恢复。

（7）皮肤副反应　可出现药疹、接触性皮炎、日光性皮炎，严重时可发生剥脱性皮炎。轻者给抗过敏治疗，重者立即停药，并予对症治疗。长期用药后可于皮肤暴露部产生色素沉着。

（8）恶性综合征　较少见但较为严重，死亡率较高。较好发于年轻男性且原本有身体不适现象者，如脱水、营养不良、器质性脑疾患等。可由任何一种抗精神病药物引起，发生在治疗的任何阶段。表现为持续高热、表情淡漠、震颤、肌强直、心悸、出汗等，多伴有意识障碍，可迅速并发感染、心力衰竭、休克而死亡。故发现后需立即停用抗精神病药物，降温，预防感染，各种对症和支持治疗。

(9) 过量中毒　多因误服或自杀而一次过量吞服药物所致。表现为嗜睡、肌肉僵直、震颤、心律失常、瞳孔散大、血压下降、休克、意识障碍等。处理方法是采取增加排泄的措施，如洗胃、导泻、吸附、利尿、透析等，并依病情进行相应的对症治疗和支持治疗。

(二) 抗抑郁药

抗抑郁药主要用于治疗和预防情绪低落、抑郁消极等抑郁状态。此外，对强迫症、焦虑症和恐怖症也有治疗效果。

1. 分类　抗抑郁药目前主要分为四大类。

(1) 三环类抗抑郁药　最早被证明有抗抑郁作用，衍生物较多，现已被广泛有效地应用于临床，并作为主要的抗抑郁药使用。常用的药物有丙咪嗪、阿米替林、氯丙咪嗪、多塞平等。

(2) 单胺氧化酶抑制剂　最早用于治疗结核，20 世纪 60 年代被广泛用于治疗抑郁症。不可逆性单胺氧化酶抑制剂可与某些药物及食物相互作用产生一定的危险，所以不作为首选药，临床应用较少。可逆性单胺氧化酶抑制剂属新一代单胺氧化酶抑制剂，对饮食没有严格限制，目前已被广泛应用，临床常用吗氯贝胺。

(3) 选择性 5-羟色胺再摄取抑制剂　作用专一，不良反应较少。常用的有氟西汀、帕罗西汀、舍曲林、西酞普兰等。

(4) 其他递质机制的抗抑郁药　5-羟色胺和去甲肾上腺素双重再摄取抑制剂，临床常用的是万拉法新。

2. 药理作用　研究显示抑郁症主要是与去甲肾上腺素和 5-羟色胺两种单胺类递质不足有关。三环类抗抑郁药主要的治疗作用是抑制脑内神经元突触前膜，干扰和阻断去甲肾上腺素和 5-羟色胺的吸收，而使其突触部位的含量增加。选择性 5-羟色胺再摄取抑制剂是在神经元内对 5-羟色胺再摄取起选择性的阻滞作用，从而使中枢神经系统中的去甲肾上腺素及 5-羟色胺浓度提高，达到改善抑郁情绪的治疗效果。

3. 临床应用

(1) 适应证　各种抑郁症，尤其对内源性抑郁效果最好，外因性次之，对更年期抑郁也有效果；也可用于焦虑症、强迫症、注意缺陷障碍(儿童多动症)的治疗。

(2) 禁忌证　严重心血管疾病、癫痫、青光眼、老年肠麻痹、尿潴留、前列腺增生等。

4. 副反应及处理　三环类药物大多数副反应较轻，但有时也足以影响治疗。常见的有以下几种。

(1) 抗胆碱能副反应　为三环类抗抑郁药治疗中最常见的副反应，是由于该药物的抗胆碱能作用所致。常见的表现有口干、便秘、瞳孔扩大、视力模糊、排尿困难和体位性低血压。常在治疗的第 1 周出现，在用药过程中能逐渐适应，部分患者因此而中断治疗。在老年人中，有可能出现尿潴留、肠麻痹及使青光眼症状加重等并发症，应停药并积极对症处理。

(2) 心血管系统副反应　常见的为窦性心动过速和体位性低血压。三环类药物对心脏有一定毒性作用，心电图常可见 P-R 间期延长、Q-T 和 QRS 时间延长、ST-T 段变化。一般无躯体疾患的患者可耐受，而年老、体弱或原先有心血管疾病患者，有可能产生严重的传导阻滞和心律紊乱，故应加以注意，密切观察，一旦发生应立即停药并对症处理。

(3) 精神方面副反应 镇静作用较强的药物，如阿米替林和多塞平等，在用药初期常产生嗜睡、乏力等反应。可促使双相情感障碍患者，转为躁狂发作，称为"转躁"作用。

(4) 神经系统副反应 双手的细小震颤甚为常见。因可降低抽搐阈，可能诱发癫痫，剂量过大时，可见共济失调、肌阵挛或痉挛发作。

(5) 血液系统副反应 偶有白细胞缺乏发生，一旦出现应立即停药，且以后禁用。

(6) 过量中毒 超量服用或误服可发生严重的毒性反应，危及生命。部分抑郁症患者存在强烈的厌世、自杀念头，因此要严防抑郁症患者的超量服用或误服。临床表现为昏迷、痉挛发作、心律失常、高热、低血压、肠麻痹、瞳孔扩大、呼吸抑制、心搏骤停。处理方法洗胃很关键，由于该药物胃内排空迟缓，故即使患者服药时间超过 12 h，亦应首先予以洗胃；给予补液、利尿、保持呼吸道通畅、吸氧等支持治疗；积极处理心律失常，可选用利多卡因、普萘洛尔等。当患者经抢救中毒症状消失，危险期过后，仍应密切观察 3～4 日，因少数病例在恢复几天后仍可因心脏停搏而死亡。

可逆性单胺氧化酶抑制剂及选择性 5-羟色胺再摄取抑制剂等其他抗抑郁药的副反应明显少于三环类抗抑郁剂，主要有恶心、呕吐、腹部不适、失眠、焦虑等表现。

(三) 抗躁狂药

碳酸锂是最主要的抗躁狂药，但某些抗精神病药如氯丙嗪、氟哌啶醇，抗癫痫药卡马西平、丙戊酸钠等对躁狂症也有一定疗效。碳酸锂作用于躁狂症的机制尚不十分明了，一般认为躁狂症是脑内儿茶酚胺过度活化所引起，锂可以降低神经突触接受器对儿茶酚胺的敏感性，使其活化程度降低而发挥作用。

1. 临床应用

(1) 适应证 主要用于躁狂症的治疗，是目前治疗躁狂症的首选药，对双相情感性精神障碍患者的躁狂或抑郁发作也有治疗和预防作用。也可用于治疗情感性精神障碍及精神分裂症的兴奋冲动和攻击性行为。

(2) 禁忌证 急慢性肾炎、肾功能不全、严重心血管病、中枢神经系统器质性疾病、急性感染、腹水和低钠患者不宜使用，对体弱、哺乳期妇女、12 岁以下儿童也不宜使用。

(3) 用法和用量 锂在体内无代谢变化，95%由尿液排出。锂在近曲小管与钠有竞争性重吸收作用，故排出速度与钠盐摄入量有关。摄入钠盐多，锂盐排出增加；摄入钠盐少，血锂浓度上升，故服锂的患者应及时补钠以防锂蓄积中毒。锂盐治疗增量宜缓，由于锂盐治疗量与中毒量接近，所以临床用药量应以血锂浓度为标准，一般认为血锂治疗的浓度应保持在 0.8～1.2 mmol/L，＞1.4 mmol/L，易产生中毒反应。临床中应注意血锂浓度的监测，抽血监测应在末次用锂 12 h 后，开始每周 1 次，第 4 周后每 2 周 1 次，第 8 周后每月 1 次，出现中毒反应或怀疑血药浓度过低时，应严密观察，并随时监测血锂浓度。

2. 副反应及处理

(1) 早期的副反应 多尿(由于服用锂盐后钠的排泄加快)、手指细震颤、口干、肌无力、疲乏、恶心、腹部不适。

(2) 后期的副反应 由于锂盐的持续摄入，患者持续多尿、烦渴、体重增加，甲状腺肿大、黏液性水肿、手指细震颤。粗大的震颤提示血药浓度接近中毒水平。口服普萘洛尔，可减轻细微震颤。

(3) 中毒反应 引起锂盐中毒的因素有很多，肾脏疾病、钠摄入减少、患者自服过量、年老体弱及血锂浓度控制不当等。中毒表现为恶心、呕吐、腹泻、厌食等消化道症状，继而出现肌肉抽动、言语不清、四肢震颤、共济失调、嗜睡、意识模糊或昏迷。一旦发现中毒征象，应立即停药，测定血锂浓度，给予输液、高渗钠盐进行渗透性利尿或进行人工透析以加速锂盐的排泄，密切观察神志、体温、脉搏、呼吸、血压。

(四) 抗焦虑药物

抗焦虑药是指主要用于减轻焦虑、紧张、恐惧，稳定情绪，并有催眠镇静作用的药物。抗焦虑药种类繁多，巴比妥类、抗过敏药和丙二醇等由于成瘾性或其他原因，已较少用于神经症的治疗。目前抗焦虑药被滥用的现象较为严重，合理应用是一个值得注意的问题。目前应用最广的是苯二氮䓬类(BDZ)，世界上用于临床的苯二氮䓬类药物有 30 种以上，常用的有阿普唑仑、氯硝西泮、地西泮等；其次是丁螺环酮。

1. *苯二氮䓬类抗焦虑药*

(1) 药理作用及作用机制

1) 作用机制　苯二氮䓬类药主要作用为促进 γ 氨基丁酸(GABA)的传导，GABA 是一种抑制神经传导的物质。焦虑状态下，迷走神经及交感神经会释放出去甲肾上腺素及 5-羟色胺，GABA 可以阻断这些传导物质的接受器，而呈现抗焦虑、抗痉挛、松弛肌肉的作用。

2) 药理作用　①抗焦虑作用：可以减轻或消除患者的焦虑不安、精神紧张、恐惧情绪等。②镇静催眠作用：小剂量可致镇静，大剂量可致催眠。③抗惊厥作用：具有强抗惊厥作用，抑制脑部不同部位癫痫病灶的放电不向外周扩散。④中枢性骨骼肌松弛作用：在不影响正常活动的情况下，使肌张力下降。⑤其他：可以加强麻醉药、巴比妥类和乙醇(酒精)的抑制作用。大剂量时，尤其静脉注射时，可使心肌收缩力减弱，心排血量减少，反射性心率加快。

(2) 临床应用

1) 适应证　用于治疗各种焦虑状态、失眠、癫痫等。

2) 禁忌证　严重心血管病、药物过敏或药瘾者被列为禁忌。

(3) 副反应及处理

1) 神经系统副反应　服用 BDZ 后都有不同程度的镇静作用，可表现为困倦、乏力、头晕、嗜睡、运动的协调性减低等，在服药后 2 h 内最显著。通常剂量不影响一般活动，不需处理，或可将药物集中于晚上睡觉前服用。但对从事需快速反应职业的患者，如汽车司机，服药期间不宜开车。

2) 攻击行为　BDZ 在一定剂量下可以降低人对行为的抑制作用，故可出现攻击行为或敌对行为的发作，但少见。

3) 记忆障碍　对新知识的识记障碍常与剂量有关，而且常出现于用药早期。长期用药是否会对识记产生持久损害还不清楚。

4) 其他副反应　妊娠初 3 个月内使用，有新生儿唇裂、腭裂的报道。

5) 耐药和依赖　长期应用 BDZ，可产生耐受性和依赖性，包括躯体依赖和精神依赖，与乙醇和巴比妥类可发生交叉依赖。躯体依赖症状多发生在持续服药 6 个月以上者，一般在停药后 3 日出现戒断症状，7～10 日减轻。戒断症状表现为焦虑、激动、易激惹、失眠、头痛、眩晕、多汗、烦躁不安及胃肠道症状，常与原有的症状(焦虑、激惹、失眠等)相似，常被误认为是病情复发，因而继续服用或服用其他镇静剂来试图减轻症状，故应加以注意。所以，临床应用 BDZ 时应采用短期间断服药，避免长期连续用药(3～6 个月)，而且停药时要逐渐停药，避免骤然停药。

6）过量中毒 BDZ相对安全。过量致死病例常因合用其他药物所致。服入大剂量者常进入睡眠，可被唤醒，血压略下降，在24～48 h后醒转。处理主要是洗胃、输液等综合措施。

2. 丁螺环酮 是20世纪80年代推出的一种新药，为5-羟色胺受体激动剂。其特点是无明显镇静作用，一般不影响日常生活功能，但起效慢，长期使用不产生药物依赖。主要用于广泛性焦虑症。副反应有头晕、头痛、恶心、兴奋、出汗等，减量或停药后症状可减轻或消失。严重肺、肾疾病及药物过敏者应列为禁忌。

二、药物治疗的护理

（一）护理评估

抗精神异常药物的主要作用是控制患者的精神症状，因此在患者接受药物治疗前，护理人员应收集患者的基本资料，以便进行用药前后症状变化的对比，评判药物疗效；也有助于及时识别药物副反应；或作为今后能否坚持服药的参考。评估的基本内容有如下。

1. 现病史 包括致病原因、患病时间、精神症状表现、发病次数、发病经过、治疗状况（有无合并应用其他药物）。

2. 躯体状况 营养和皮肤黏膜状况；排汗、排尿、排便情况；睡眠情况；血压、脉搏、步态、姿势、关节活动范围、手的活动能力、日间活动类型、感觉反射与运动协调能力；性欲、性能力、生理状况（怀孕、月经周期、停经）。

3. 心理社会状况 目前的情绪情感状态、有无自杀的意念和企图、应激的应对方式、家庭支持系统等。

4. 实验室及辅助检查 血、尿、便常规，心、肝、肾功能，心电图、血电解质等。

5. 既往史 既往患病史（尤其注意患者是否存在前述各类药物的禁忌证）、用药及过敏史。

（二）护理诊断

护理诊断常见的有以下几个方面。

1. 营养失调，低于机体需要量 与药物副反应引起吞咽困难、受精神症状影响拒绝进食有关。

2. 睡眠型态紊乱 与药物副反应影响睡眠有关。

3. 便秘 与药物抑制肠蠕动、因药物的镇静作用使活动减少有关。

4. 尿潴留 与药物副反应有关。

5. 有中毒的危险 与服用过量药物、血锂浓度偏高有关。

6. 有受伤的危险 与药物副反应引起头晕、乏力、体位性低血压等有关。

7. 有感染的危险 与药物副反应引起粒细胞减少、机体抵抗力下降，药物对血管的不良刺激有关。

8. 不合作 与自知力缺乏、难以忍受药物副反应等有关。

9. 知识缺乏 缺乏使用精神药物的知识。

（三）护理目标

精神科药物治疗的护理目标是：①确保患者安全、正确地服用药物，保证药物治疗的顺利进行。②减少或及时发现药物副反应的发生并进行处理，达到药物治疗的最好效果。③对患者及家属进行健康教育，使患者出院后能根据医嘱继续巩固治疗，最终完全回归社会。基于以上三点，护理人员应根据患者的具体病情制定药物治疗的护理计划，按疾病的发展、患者的用药反应及效果，不断进行评价与修改。同时护理计划中要优先考虑如何建立良好的护患关系，这是保证各项护理措施顺利进行的关键。

（四）护理措施

（1）大多数精神病患者的自知力部分或完全丧失，患者不认为自己有病，不愿接受治疗，甚至对医护人员采取敌视的态度，不配合治疗。因此，精神科护理人员与患者建立良好的治疗性关系比其他科更为重要和困难。护理人员可从患者的生活入手，进行关怀，再加以适当的解释、劝说，逐渐取得患者的信任。

（2）严格执行药疗制度，确保药物治疗顺利进行。为患者进行治疗前，应向患者及家属讲解治疗的目的、方法和注意事项，以取得他们的信任和配合；进行药物治疗时严格执行三查八对（三查：摆药时查、发药时查、放回药时查；八对：对床号、姓名、药名、剂量、浓度、用法、时间、患者面貌）；发药时合作者先、不合作者后；做到"发药到手、服药到口、看服下肚"，在不伤害患者自尊的前提下，检查患者的手、口、杯和衣袋，防止患者藏药，而影响治疗或积累顿服自杀；发药时药车不能随便放置，防止某些患者抢药或打翻药车；治疗完毕，检查用物是否齐全，防止将棉签、药瓶等遗留病室而形成安全隐患。

（3）在用药期间不但要重视患者的精神症状变化情况，而且也不能忽略躯体症状情况。因此，用药后需持续地评估患者的生理状况，如生命体征、血液生化检查、血药浓度等，以确保生命安全。

（4）用药后应仔细观察、及时发现与处理药物副反应，及时通知医生，调整用药与剂量。耐心听取患者对主观感受的叙述，认真观察患者的神情、步态等。具体药物副反应的表现和处理方法，请参照本节"抗精神异常药物"部分。有些严重的副反应如心血管系统反应、恶性综合征等，如果不及时发现和处理，可危及生命，应高度警惕。

（5）精神病患者病情反复或复发最常见的原因之一是不能坚持服药。可表现为口头拒绝服药、吐药、藏药或提出恐吓，有些患者忘记服药，服药时磨蹭或将药物含于口中而不咽下。另外，有些患者过度用药，经常要求给予药物，不经询问就服下药物，不诉说药物的副反应等。因此，护理人员要以温婉的方式表达真诚的关怀，帮助患者认识进行治疗的必要性，多与患者接触，及时发现和限制患者过度用药。同时加强对家属的健康教育，让家属理解用药的重要性和必要性，从而配合护理人员的工作。

（6）抗精神异常药物的副反应经常影响到患者的日常生活，因此在药物治疗期间应注意加强对患者的饮食、睡眠、大小便、皮肤等基础护理，以满足患者的基本需求。

（7）健康教育　对患者及其家属进行用药知识教育，包括服用方法、用量、副反应的识别和减轻方法，并使患者及其家属明确按医嘱服药，以及定期复查的重要性。嘱咐患者家属监督患者服药，不可随意减药、加药、停药，如有问题应及时向医生反馈。

（五）护理评价

根据护理目标，护理评价应从下面几个方面进行。

（1）生命体征是否保持正常，有无躯体疾病。

（2）精神症状是否有改善，自知力是否有所恢复。

（3）精神药物的副反应有无发生，患者能否主动诉说身体的不适并忍受。

（4）患者的日常生活及生活自理能力是否受到影响。

（5）患者及家属是否能叙述服药方法、用量、副反应表现和减轻方法。

（6）患者是否能主动配合治疗，正确服药。

第二节　电休克治疗与护理

电休克治疗(ECT)又称电抽搐治疗，是用短暂适量的电流刺激大脑，引起患者短暂的意识丧失和全身性抽搐，以达到控制精神病症状的一种治疗方法。目前临床上应用较多的是无抽搐性电休克治疗，即在电休克治疗时使用静脉麻醉剂和肌肉松弛剂，使患者抽搐明显减轻，并可防止骨折等并发症。因此，它的安全性高，并发症少，适用范围广，易被患者接受。

一、适应证

有抽搐电休克治疗与无抽搐性电休克治疗的适应证相同。

(1) 严重的抑郁状态，有严重自伤、自杀或明显自责、自罪行为者。

(2) 极度兴奋躁动，冲动伤人者。

(3) 精神分裂症患者发生违拗、拒食，以及紧张性木僵者。

(4) 精神药物治疗无效或对药物治疗不能耐受者。

二、禁忌证

1. *脑器质性疾病*　颅内占位性病变、脑血管疾病、中枢神经系统炎症和外伤，尤其脑肿瘤和脑动脉瘤，更应注意，因为通电刺激时，颅内压会突然增加，易引起脑组织损伤或脑疝。

2. *心血管疾病*　冠心病、心肌梗死、高血压、心律失常、主动脉瘤及心功能不全者。

3. *增加麻醉危险的疾病*　严重的呼吸系统疾病、肝肾疾病、急性全身感染、发热，以及服用利血平和锂盐后。

4. *其他疾病*　严重骨关节病(尤其新近的骨折)、青光眼、视网膜脱落。

5. *儿童、老人、孕妇*　12 岁以下儿童、老人及孕妇。

无抽搐电休克治疗无明显禁忌证，仅因肌肉松弛剂可引起心血管和肺部并发症，故有心血管和肺部疾患的患者不宜应用。

三、治疗过程

(一) 有抽搐电休克治疗

1. *治疗前准备*

(1) 患者应进行全面体格检查，包括神经系统查体以及必要的化验和其他的实验室检查，如心电图、脑电图、胸部 X 线片等，以了解患者是否存在禁忌证。

(2) 向患者及其家属解释治疗目的、过程、效果、疗程。治疗一般隔日 1 次，每周 3 次，急性期患者开始可每日 1 次，然后再改为隔日 1 次，每个疗程一般为 6～12 次。

(3) 治疗前应至少禁食 4 h，停服抗精神病药 1 次，排空大小便，取下活动假牙、眼镜、发卡，解开领扣、裤带。

(4) 治疗前常规测血压、脉搏、呼吸和体温。如血压 > 22/15 kPa(165/112 mm Hg)，体温在 37.5 ℃以上，心率每分钟在 120 次以上禁用。

(5) 治疗前 30 min 常规肌内注射阿托品 0.5～1.0 mg，防止迷走神经过度兴奋，减少分泌。

(6) 准备好急救药品和器械。

2. *检查治疗机，调节电量*　一般以能引起患者痉挛发作的最小电量为宜。根据不同的电休克治疗机类型进行调节，如交流电疗机用 80～110 V，通电 0.2～0.4 s；直流电疗机用 80～100 mA，通电 1～2 s。如通电后 1～2 min 内无抽搐，患者意识清楚，生命体征良好，可重复治疗 1 次，并可增加电量或酌情增加通电时间。

3. 做好保护　患者仰卧于治疗床上，摆放好体位并做好保护，将生理盐水或导电凝胶涂于患者两侧颞部，即可开始通电治疗。治疗中的典型表现可分为四个时期。

(1) 潜伏期　从通电开始到肌肉强直之前，历时 0.1～3 s，意识先行丧失。

(2) 强直期　从全身肌肉强直到眼睑开始抽动，历时约 10 s，期间呼吸停顿。

(3) 痉挛期　从眼睑抽动到全身抽搐停止，历时 30～40 s。

(4) 恢复期　从抽搐停止到意识恢复，历时 5～30 min。

4. 抽搐后处理　抽搐停止后，使患者头偏向一侧。密切观察呼吸恢复情况，如有呼吸暂停给予及时处理。呼吸恢复后，将患者置于安静环境休息，专人护理，至少观察 30 min，注意防护，待患者意识完全清醒后方可离开。

(二) 无抽搐性电休克治疗

其治疗过程与有抽搐电休克治疗大致相同，其不同之处有：

(1) 治疗前禁食、禁水时间长，一般为 8 h。因患者行基础麻醉，如禁水时间短，患者可能将呕吐物吸入气管而导致不良后果。

(2) 通电前需建立静脉通道并给予静脉麻醉剂及肌肉松弛剂，方法如下。

1) 静脉缓慢注射 1%硫喷妥钠，当患者睫毛反射迟钝或消失，呼之不应，推之不动时，停止推注硫喷妥钠。

2) 接着静注 5～10 ml 5%葡萄糖注射液以冲洗针头，然后静脉注射 0.2 %氯化琥珀酰胆碱以松弛肌肉。当全身肌肉松弛，腱反射消失，自主呼吸停止，此时为通电的最佳时刻。

(3) 通电后患者仅有额肌与面肌细微收缩，四肢末端轻微抽动，眼球偏向一侧等表现，持续 5～20 s，为一次有效治疗。

(4) 通电治疗后，立即将患者颈下垫起使头后仰，畅通患者气道，并行活瓣气囊加压人工呼吸，同时给氧直至自主呼吸恢复。

四、并发症及处理

1. 常见症状　以头痛较多见，此外还可发生眩晕、恶心、呕吐、腰痛或身体其他部位疼痛等，一般经休息并作对症处理后即可消失。

2. 可逆性的记忆丧失　与治疗频率和电量成正比。近期记忆最常受损，一般不予处理，约在停止治疗后数周内恢复。

3. 骨折与脱位　有抽搐电休克治疗时，由于肌肉的突然剧烈收缩，可引起骨折或脱位。易发生骨折的部位是第 4～8 胸椎，其次是腰椎、四肢和肩胛骨。脱位以下颌关节脱位为多。在治疗过程中应注意加强保护，如有骨折或脱位发生时应给予及时正确处理。

4. 呼吸暂停　治疗后，由于中枢抑制、呼吸道堵塞或镇静剂剂量过大等原因可导致呼吸不能及时恢复。所以，在患者抽搐停止后应密切观察呼吸情况，如未能及时恢复，应立即畅通呼吸道，给予人工呼吸、吸氧等对症处理。

五、电休克治疗的护理

(一) 治疗前的护理

(1) 向患者及家属详细说明治疗的目的、过程、疗效和可能出现的并发症，并填写知情同意书。

(2) 治疗当日晨禁食水，停服抗精神病药物 1 次。

(3) 测量体温、脉搏、呼吸、血压，如为女患者要询问是否来月经，将结果逐项填写在护理记录单上，有异常时及时报告医生。

(4) 嘱患者排空大小便，取下活动假牙、发卡、眼镜等一切金属类物品，松解领扣和裤带。

(5) 治疗前 30 min 肌内注射阿托品。

(6) 用物准备

1) 治疗用物　治疗床、ECT 治疗机一台，大小沙垫各一个、牙垫数个、弯盘一个、盐水或导电凝胶、橡皮手套、毛巾数条、静脉注射药物(硫喷妥钠、氯化琥珀酰胆碱等)。

2) 急救器械　压舌板、开口器、舌钳、血压计、给氧设备、吸痰器、心电监护仪、简易人工呼吸机、注射器。

3) 急救药品　可拉明、洛贝林、肾上腺素、毛花苷丙 C(西地兰)、25%及 50%葡萄糖等。

(二) 治疗中的护理

(1) 协助患者仰卧于治疗床上，四肢自然伸直，于患者颈下垫一小沙垫，使颈部微向后仰，于两肩后胸椎相当于第 4～8 胸椎处垫沙垫，防止痉挛发作时发生压缩性骨折。

(2) 置牙垫于患者臼齿与前臼齿间，保护者用大拇指、示指固定牙垫，其余手指及手掌紧托下颌，以防痉挛时下颌脱臼、牙齿损伤及唇舌咬伤。

(3) 由 3～4 人保护患者四肢，分别固定好患者的左右肩、肘、髋、膝关节，不可用力过度、强行按压，以防抽搐发作时骨折、脱臼及肌肉损伤。

(4) 抽搐停止后，撤去肩下沙垫，使患者侧卧或头偏向一侧，以便使口中分泌物自然流出，观察自主呼吸恢复情况，如有异常及时处理。

(三) 治疗后的护理

(1) 专人监护患者，若出现兴奋、躁动，要给予保护性措施，严防摔伤。

(2) 密切观察患者意识、脉搏、呼吸、血压情况，治疗后 15 min、30 min、1 h、2 h 测生命体征。如发现异常时，应及时报告医生并协助急救处理。

(3) 注意检查患者牙齿有无松动，唇、舌有无损伤，肢体、关节有无脱臼、骨折等情况发生。在患者未完全清醒之前，勿使其下床活动以防跌倒摔伤。患者清醒下床后注意观察肢体活动情况。以上如有问题应及时报告医生并作处理。

(4) 患者完全清醒后，可给予饮食与服药。开始最好给流质或软食，并由专人监护进食，以免发生噎食。若患者出现恶心、呕吐，应取侧卧位，可暂不进食，严重者应给予对症处理。

(5) 个别患者清醒后可有记忆力减退，定向力障碍，有时会出现找不到自己的床位等情况，此时要帮助患者料理个人生活，防止发生意外。

(6) 详细记录患者治疗前、中、后的反应。

第三节　心理治疗与护理

一、心理治疗

心理治疗又称精神治疗，是用心理学的原则和技巧，通过治疗者的言语和非言语的沟通方式以及人际关系的交往，对患者施加影响，提高患者的认识，解除其顾虑，增强其战胜疾病的信心和能力，改善患者心理状态和行为方式，从而达到减轻病痛和提高治疗效果的目的。

心理治疗作为一种治疗方法，是一项专门的科学技术，经过长期的发展，有着深厚的理论和科学基础，需要进行专业的训练，不能简单地将其与随意聊天或单纯的好心相劝相提并论。心理治疗有一定的适应证和禁忌证，也可以通过客观的方法来测量它的效果和不良作用，切不可片面夸大心理治疗的作用，并用它来代替一切。

心理因素对疾病的发生、发展、治疗和预后都有很大的影响，这一点越来越受到人们的重视，所以护理人员应掌握心理治疗的理论与技术，并且应用于护理过程，以减轻患者的痛苦，提高治疗效果。心理治疗的重要性具体体现在：①心理因素是许多疾病尤其是精神疾病的重要发病因素，通过前面章节的介绍，我们知道心理因素是应激障碍的直接致病因素，就是在器质性疾病的发病过程中也可以成为重要的诱发因素。②在疾病的发展过程中，患者会由于环境或症状的影响而产生各种心理反应，这些心理反应对疾病的治疗和预后有着重要的影响。③经典意义的药物治疗，只能作用于人体的某个器官或部位，从而来控制症状，心理治疗则影响到患者的整个机体，从根本上治疗患者存在的不良心理或行为因素，有时还包括患者的家庭和社会环境因素，所以治疗效果更广泛和彻底。

心理治疗发展至今，有 300 多个流派，归纳起来，其主要心理学派有精神分析疗法、行为疗法、认知疗法、人际关系心理治疗、支持性心理治疗和生物反馈疗法。下面逐一进行介绍。

1. *精神分析疗法* 是迄今为止在欧美各国最为盛行的一个学派。它起源于弗洛伊德的精神分析理论，该理论认为压抑和心理冲突是心理疾病的主要原因，经过分析(如自由联想、释梦、修通等)，可以使患者潜意识里被压抑的冲突上升到意识中，帮助患者解释这些矛盾冲突的性质，使患者改用新的方法和态度去适应生活，战胜矛盾和解决移情。主要适应证有抑郁症、强迫症、性变态和癔症等。

2. *行为疗法* 是根据学习心理学的理论和心理学实验确立的原则，对个体反复训练，达到矫正适应不良性行为的一类心理治疗方法。所谓适应不良性行为是指不健康的、异常的行为。该理论认为人的行为包括适应不良性行为是通过学习或条件反射形成的习惯，因此可按相反的过程，建立新的行为条件反射，来取代和矫正原有的适应不良性行为，所以行为治疗家不探讨人的潜意识。基于这一理论建立的治疗方法有系统脱敏疗法、冲击疗法、厌恶疗法、强化法、松弛疗法等。主要适应证有神经症、厌食症、性变态、药物依赖、儿童品行障碍等。

3. *认知疗法* 近年来应用较多的治疗方法。认知疗法是根据个体的认知过程影响情绪和行为的理论，通过一定的技术和手段来改变患者的不良认知，以达到消除其不良情绪和行为的目的。该理论认为患者的各种不切实际，过于理想化、绝对化和主观片面的观念和态度，造成了自我破坏的情绪和行为。治疗方法是根据患者的理解程度，提供客观、科学和合理的解释，使其清楚不良认知和症状之间的关系。与行为疗法的不同在于，它不仅仅重视适应不良性行为的矫正，更重视患者认知和情感的重要性。与精神分析疗法不同的是，它重视意识过程中的事件而不是潜意识。常用的有理性情绪疗法、自我指导训练、问题解决疗法、Beck 认知治疗等。主要适应证有神经症、反应性精神障碍、行为障碍、人格障碍、性变态、各类重性精神疾病恢复期等。

4. *人际关系心理治疗* 是将患者所在的家庭或团体作为一个整体而进行心理治疗的方法，治疗者通过与所有成员有规律地接触与交谈，使家庭或团体内部结构发生某些变化，并使患者的临床症状逐渐减轻或消失。在一个家庭或团体中，任何成员表现出的行为，会影响整个系统，也会受到系统中其他成员的影响，这种互为因果的连锁反应，可导致许多病态的家庭或团体现象，而个体的病态行为，也常因配合其他成员的心理需要而被维持。基于此理论的治疗方法有家庭疗法、婚姻疗法、集体心理治疗等。

5. *生物反馈疗法* 就是利用专门的仪器把人体生理心理反应中不能觉察的信息，转换并放大成人们可以直接感受的视觉或听觉等信号，使患者能有意识地控制和矫正不正常的内脏器官活动，以达到治疗疾病的目的。该疗法使患者认识到各种心理因素与躯体变化的关系，认识到人具有自我调节、自我控制的能力，把责任交给患者自己。临床上常用的形式有肌电图反馈、皮温反馈、皮电反馈、心率和血压反馈及脑电图反馈。主要适应证有心身疾病、神经症、疼痛综合征等。

6. *支持性心理治疗*　又称支持疗法、一般性心理治疗，是心理治疗的基本技术，适用于各类患者。该方法主要是运用治疗者与患者之间良好的人际关系，发挥治疗者的权威和知识来支持患者，目的在于加强患者对精神应激的防御能力，帮助患者克服情感障碍或心理挫折，重建心理平衡，面对现实。支持性心理治疗采用的基本方法有：①倾诉与倾听：当患者的欲望、压力、情绪未能适当发泄时，会引起紧张、焦虑。治疗者应热情接待患者，用同情、关怀和接纳的态度，使患者消除疑虑，产生信赖，将内心的问题倾诉表达出来。认真倾听患者的叙述，详细了解病史，可以使患者感到被接受，被尊重，也利于患者情感的宣泄。只有这样才能了解患者的问题，也才能保持良好的治疗性关系。②解释：在良好信任关系的基础上，充分了解患者存在的心理、行为问题及其解决问题的实际能力后，根据患者的具体情况，运用通俗易懂的语言，提出切合实际的解释，端正患者看待问题和挫折的方法。在解释时，避免与患者发生争辩，不要强迫患者接受自己的意见。③保证：患者对疾病的治疗或预后经常出现多疑、焦虑和紧张的情绪，所以给患者以心理上的支持和适当的保证是非常必要的。此时要以充足的事实为依据，利用医护人员的权威性，向患者提出保证，甚至承担责任，使其深信不移，以消除疑虑和错误观念。但不可轻易下结论、随便作保证或夸大病情、吓唬患者。④指导与建议：和患者一起分析问题并找出处理问题的恰当方法，并指导其正确应用。其目的不单纯是帮助患者解决某个具体问题，还要指导他们学会处理问题的技能。问题所涉及的内容多样，如日常生活、工作方面、学习方面、家庭方面和社会交往方面等。⑤鼓励：精神病患者容易产生消极、悲观情绪，尤其在病情缓解、自知力开始恢复阶段，患者常常对今后的生活悲观失望、自卑、缺乏自信心。根据患者的具体情况，并与其治疗情况结合起来，进行适当的鼓励和安慰，可以帮助患者振作精神，建立信心。

在临床工作中，护理人员如何运用心理治疗的基础知识，给患者以心理上的支持、安慰非常重要。因为护理人员与医生相比，是患者病情的直接观察者，是治疗的执行者，与患者接触最多。如果护理人员掌握了相应的心理治疗方法和技巧，尤其是支持性心理治疗，就能大大减轻患者的痛苦，提高医疗质量和减少安全事故。例如新住院的患者往往不能适应医院陌生的环境和患者角色，常表现出焦虑、恐惧和冲动行为，护理人员若能及时给予患者相应的支持，主动关心患者，倾听其内心痛苦，并给予适时解释和劝导，就可以使患者的情绪得到缓和。若患者受到各种精神症状的困扰，护理人员可向患者作出合理解释，提供适当保证，同时设法转移其注意力。当患者症状控制，自知力开始恢复时，护理人员可帮助他们正确把握现实，改变对挫折的看法，对生活重新树立信心。

二、心理治疗的护理

(一) 治疗前的护理

1. *环境准备*　舒适、整洁、无第三人干扰的环境是心理治疗室的基本要求，若创造一种家庭化的温馨氛围，更易于解除患者顾虑，接受治疗。比如，摆放舒适的沙发、茶几、鲜花或盆景，播放舒缓的音乐等。

2. *治疗材料的准备*　必要的医学检查工具，如手电筒、听诊器、血压计、叩诊锤等；配备常用的抗焦虑药、抗抑郁药、精神兴奋药和抗精神病药；各种心理检测和症状量表；必要的记录用具。

3. *患者的准备* 患者在心理治疗前的 30 min 到达治疗室准备，让患者休息放松。护理人员要适时给患者讲解心理治疗的基本概念、一般步骤、方法和患者应做的工作等，以消除患者的顾虑，鼓励患者积极配合医生。

（二）治疗中的护理

护理人员在治疗过程中主要是做好治疗师的助手，如保持环境的安静，收集资料，为患者提供必要的帮助，以及某些特殊治疗场合（如催眠治疗）的见证人。

（三）治疗后的护理

治疗结束后，护理人员要询问患者有哪些需求；对下一次的治疗时间进行预约；听取对治疗效果不满意的患者的意见，并将信息反馈给医生；与患者保持联系。

第四节　工娱和康复治疗与护理

一、工娱治疗与护理

工娱治疗是工作治疗和娱乐治疗的简称，是通过患者参加劳动和文娱活动，缓解精神症状，促进疾病康复，防止精神衰退，提高患者外界环境适应能力的一种治疗方法。以工作或劳动作为治疗手段的称为工作疗法；以文化、娱乐及体育活动作为治疗手段的称为娱乐疗法。该方法作为临床上一种较为有效的辅助治疗方式，主要用于恢复期或慢性期精神病患者的治疗。

（一）工娱治疗的主要作用

1. *有利于减轻或缓解患者的病态体验* 患者通过参加各种健康的活动，可转移其对病态体验的注意力，减少各种精神症状的不良影响，克服焦虑、抑郁等不良情绪，有利于疾病的康复。

2. *提高自理能力，有利于患者重返社会* 通过参加各种活动，增加患者与周围环境的接触，提高患者的劳动生活技能和人际交往能力，为回归社会作好准备。

3. *增强体质、巩固疗效* 通过劳动锻炼或娱乐活动，可促进患者新陈代谢，提高机体对外界环境的适应能力，增强防病能力。

（二）工娱治疗的分类

1. *工作疗法* 简称工疗，根据工疗的作用可分为下列 3 种。

（1）镇静性工疗 适用于兴奋躁动的患者。通过从事有规律、节奏快、强度大的重复性工作或劳动，消耗患者体力和精力，使兴奋躁动的患者得以恢复平静。如搬运物品、平整土地、刨坑等。

（2）振奋性工疗 适用于情绪抑郁、情感淡漠的患者。通过做一些色调鲜明、操作简单、易于完成的工作，唤起患者的注意力，提高情绪，激发患者对生活的乐趣。如做手工、编织、绣花、包装、贴商标等。

（3）一般性工疗 适用于病情处于恢复期或慢性衰退期的患者。可安排此类患者进行一些简单易行、机械的体力劳动，如打扫、浇水、种花等，通过这些劳动保持、恢复患者的劳动技能和自理能力。

2. *娱乐疗法* 简称娱疗，娱疗的种类较多，可分为两大类型。

（1）文娱活动 可教唱歌曲，召开周末音乐会、舞会，逢节日组织大型工休、家属联谊会、茶话会等。每日定时音乐治疗，可根据病情选择乐曲。组织患者每日读报、看新闻、了解国内外大事；举办医学科普知识讲座，康复经验交流，以使患者不脱离社会。

(2) 体育活动　每日晨跑、早操、工间操、健美操、韵律操、健身迪斯科。球类如乒乓球等，棋牌类、跳绳等，均可开展各类比赛。

(三) 工娱治疗的组织和程序

1. 工娱治疗的组织　工娱治疗的规模，应根据医院大小来决定。对规模小、床位较少的医院，可设全院性工娱治疗室，集中进行。对规模大、床位多的医院，可按病区分设工娱治疗室。从事工娱治疗的医护人员除应具备心理学、精神疾病专业知识外，还应具备一定的组织能力、技术能力和音乐舞蹈等文体活动的指导才能，最好是受过专门训练的护理人员。专职护理人员负责组织患者开展活动，计划安排每日的活动，包括活动时间、地点、内容；对患者工娱治疗进行观察，做好治疗记录，与医生保持联系。

2. 工娱治疗的程序

(1) 医嘱　主管医师根据需要工娱治疗患者的病情，开出申请单。申请单上必须填写患者的姓名、性别、年龄、职业、兴趣爱好、特长等，重点介绍病情(诊断、主要精神症状、目前缓解情况、有无危险行为等)。

(2) 治疗前谈话　负责工娱治疗的护理人员要认真阅读患者的病历，了解患者基本情况，然后与患者进行细致的交谈，一方面可以进一步掌握病情，另一方面可以向患者介绍工娱治疗的有关问题，并观察其反应。

(3) 治疗中　在患者进行工娱治疗的过程中，治疗护士应作好观察、记录。重点为患者在活动中的多方面表现，如参与的态度、主动性、持久性、准确性、创造性、速度、质量、与护理人员及其他患者的相处情况及合作程度等。

(4) 结束后的处理　疗程结束或病情变化需要结束治疗时，治疗护士应在观察记录的基础上，书写治疗总结。内容主要有患者参加治疗后的精神状态变化，以及营养、饮食、睡眠状况等；掌握了哪些劳动和生活技能；疗效的判定。

(四) 工娱治疗的护理

(1) 工娱治疗室应建立工作人员职责和各项医疗护理常规、保管、安全制度。

(2) 护理人员在掌握患者一般情况的基础上，根据患者病情及特长选择不同的项目，充分调动患者的主观能动性。极度兴奋躁动的患者，不宜安排参加集体工娱治疗；某些协调性兴奋的患者，可单独安排需要精神集中才能完成的活动，如摆积木等，以缓解兴奋状态；抑郁状态、情绪低沉的患者，可安排色彩鲜艳，有吸引力的活动，如听欢乐的音乐、看节目、跳舞、纺织活动等，以提高兴趣，活跃情绪；自责自罪的患者，可安排简单、劳动强度小、安全的活动；有自杀企图的患者参加活动，要防止与刀、剪等工具接触，以防发生意外。

(3) 护理人员应督促、指导患者完成各项治疗的内容。对兴趣不高的患者，要鼓励他们积极参加；对技艺生疏的患者，要耐心指导具体的操作方法；对接受能力较差或效率低的患者，要有耐心，不可指责、讽刺，以防伤害患者的自尊心和积极性；对懒散、卧床、不愿参加工娱治疗的患者，可布置任务，限期完成，从而培养患者的责任感、纪律性和劳动观念。定期召开讲评会、成品展览会，对于表现突出的患者，可给予精神及物质奖励，以达到行为矫正的目的。

(4) 在工娱治疗时，护理人员应密切注意患者精神状态的变化，管理好各种物品、器材，尤其是危险物品如针、剪、刀、锤等，防止损坏或丢失，也防止患者发生危险性行为。患者中途要离开时，应加以陪伴；做好交接班工作，清点人数，防止患者走失。

(5) 组织郊外活动时，禁止有自杀、出走等倾向的患者参加，并组织好患者，防止患者走失。

二、康复治疗

精神疾病的康复治疗是综合地和协调地应用医学、社会、教育、职业和其他方面的措施，对精神病患者进行生活、职业、学习等技能的反复训练，减轻或纠正精神残疾，以尽量提高其生活技能，改善生活自理能力，使其最大限度地恢复适应社会生活的功能的一种治疗方法。

精神康复治疗必须有医护人员、患者家庭、朋友和社会有关人士的密切配合，才能得以顺利进行。康复治疗可使精神病患者通过进行生活、职业、学习行为的技能训练，而使得精神残疾程度降低到最低限度，患病后遗留的功能能力得到最大的发挥，最终使精神病患者因患病而丧失的社会功能得以最大程度的恢复。

康复治疗不应单纯局限在医院内进行，必须考虑到患者将要面临的外界现实，把治疗拓展到社会中去。康复机构由于个体条件的不同，形式多样，除了医院内的外，还有家庭康复、日间医院、寄宿康复、医疗性工厂等形式。

下面介绍康复治疗的主要内容。

1. 生活行为的康复训练

（1）生活自理训练　对于病程较长、精神衰退的患者，可督促和引导患者，并可利用示范、奖惩等方法，着重训练其卫生、饮食、仪容仪表等，使患者能逐步恢复自理生活，并养成良好习惯。

（2）日常生活技能训练　主要包括社会交往技能、家庭生活及业余活动的某些技能的训练。

1）社会交往技能训练　精神病患者在社会交往中常有的不良表现为接触被动、语言单调、缺乏面部表情、手势及与他人的眼神接触等，对他人的问答及表现反应迟缓或无法作出有效的回答及反应。对精神病患者的社会交往技能训练可通过指导、示范、角色扮演等方法，着重训练患者语言及非语言性的表达、正确理解和接受他人的语言及非语言性信息并作出应答的能力。

2）家庭生活及业余活动的某些技能的训练　可通过讨论、指导、示范、扮演、作业等方法，内容主要包括家庭清洁、家庭布置、物品采购、食物烹饪、财物管理、家庭礼节、交通工具使用、休闲娱乐活动等。

2. 学习行为的技能训练

（1）一般文化知识的学习　可采用讲解、讨论、视听等方式，为精神病患者进行多方面的教育活动，如时事形势教育、卫生常识教育、科学技术知识教育等，以提高患者常识水平及学习新知识和新事物的能力。

（2）药物的自我管理技能训练　通过对患者的讲解、指导、培训，使其能够达到自我管理药物：①能够了解药物治疗对预防病情复发、防止恶化的重要性，自觉坚持按医嘱服药。②学会识别常见的药物副反应，并能做简单处理。③学会安全用药的技巧，如每次用药前查对标签、核实剂量，每日按时服药，若忘记服药不在下次服药时补服，治疗中如发生特殊问题立即报告医生，并服从医生的处理意见，不自己随便减药、加药、停药等。

（3）学习求助的技能训练　指导、训练患者在需要帮助时能及时向医务人员、家庭、朋友和社会求助，正确地提出问题和要求，促使问题解决。

3. 就业行为的技能训练　对精神病患者的最终治疗和护理目标是使其恢复社会功能，能正常地生活、学习和工作，最大限度地回归社会。通过就业行为的技能训练，可以培养患者劳动习惯，提高工作能力，使其能找到工作，融入社会，提高自我价值感。此项训练主要包括简单的劳动作业、工艺制作活动及职业性劳动训练。简单的劳动作业是目前绝大多数精神病院内普遍实行的较简单的劳动作业训练，形式比较单一，如叠信封、糊纸盒、锄草等，内容适用于大多数患者集体活动。工艺制作活动的训练，如编织、刺绣、缝纫、绘画、雕刻、布艺、木工等，主要针对精神疾病程度较轻、又有兴趣学习的患者，而且需要有相当水平的专业人员对患者进行耐心的指导与训练。职业性劳动训练是患者回归社会就业前的过渡，通常在社区或某些过渡性康复机构中进行，并由专职人员对有一技之长的患者进行训练。

第四章 精神科一般护理

教学要求

本章的教学目的是使学生掌握精神疾病的临床观察、护理的基本技能及精神科的组织与管理；明白怎样接触精神病患者，并与其建立良好的护患关系，创造良好的治疗环境。

学完本章后，应理解下列术语的含义。

接纳、容忍患者	护患关系
尊重患者	直接观察
间接观察	表情自然
姿态稳重	谈吐有修养
皮肤触摸沟通	沉默沟通技巧
“A. B. C”记录法	诱导排尿
“P. I. O”记录法	普通餐桌
特别饮食餐桌	重点监护餐桌
封闭式管理	开放式管理
丰富住院生活	精神科患者的分级护理

学完本章后，学生能够回答以下问题。

1. 如何实施精神科患者的日常卫生及大小便的护理。
2. 为满足患者睡眠和休息，应采用哪些措施？
3. 如何加强精神科病房的安全管理？
4. 叙述精神科不同种类患者进餐时的不同护理。
5. 你能说出初始接触精神病患者的技巧吗？
6. 你能说出在接触有不同精神症状患者时的注意要点吗(如无自知力、恐惧、激越躁动、情绪抑郁、有攻击行为的患者)？
7. 你在与精神病患者交谈过程中，使用哪些沟通技巧达到有效沟通？
8. 在临床着重哪几方面的观察，判断患者存有精神症状？
9. 叙述精神科患者的一级、二级、三级护理的适用范围及护理要求。

精神科一般护理主要包括精神病患者的日常生活护理，安全的护理，与患者接触和建立护患关系，精神科疾病的观察与记录和精神科的组织与管理。

第一节　精神病患者的日常生活护理

精神科患者由于精神障碍致使精神残疾，部分或全部地丧失日常生活功能。因此，精神科患者的日常卫生、大小便、饮食、睡眠等方面的料理，需要护理人员的协助或完全地护理给予，是精神科临床护理的重要工作内容。

一、日常卫生护理

(1) 患者入院时，根据病情对其进行卫生处理。如沐浴、更衣、修剪指甲等。对拒绝更衣者要耐心说服，必要时可反穿衣。遇有头虱和体虱者，先行灭虱处理，然后进行卫生处理。

(2) 根据患者生活自理能力的程度，协助或完全给予晨晚间护理。如根据患者自理能力丧失的程度，协助或完全给予患者大小便、洗漱、清洁口腔、梳头等护理。梳头时不可使用发夹，以防成为患者伤人或自伤的工具而发生意外。女患者要清洗会阴，经期阶段要注意经期卫生，如病床应用橡胶单并保持床单清洁、干燥；保持患者的衣裤清洁，污染时及时更换，以防止泌尿系感染。

(3) 根据患者生活自理能力的程度，每周定期协助或完全给予患者洗头、沐浴、理发、剃须、修剪指(趾)甲等。沐浴时，重点患者要重点看护，如精神障碍严重者、年老体弱行动不便者，沐浴完毕协助更衣并护送到病房；对于长期卧床的重症患者，给予床上擦浴，并注意受压部位的皮肤变化，按摩局部，防止压(褥)疮的发生。

(4) 保持床单元整洁和患者衣着卫生。每天清扫、整理病床，擦拭床头桌、清洗喝水杯等用具，定期更换床单和被褥；衣服随脏随换，帮助患者整理服饰，鼓励适当打扮，以满足患者爱美的需要。如果病情许可，尽可能地让患者自己来完成，有利于促进其社会功能的恢复。

二、大小便的护理

(1) 在精神科，有的患者随地便溺或大小便失禁，如痴呆或意识障碍者等。护理人员要注意其排便规律，定时给予便器或陪护入厕，同时加强教育和训练，使其大小便规律，尽可能避免便于床上或裤内。当患者便尿衣裤或污染床褥时，要给予及时更换。

(2) 精神病患者因服用抗精神病药物易引起便秘，长期卧床、活动少者可出现排便困难。护理人员应鼓励、督促其多饮水，给富含纤维素的饮食，多活动，卧床者给予被动活动和腹部按摩，以促进排便。必要时根据医嘱应用缓泻剂，3 日无大便者给予灌肠排便，以解除痛苦，预防并发肠麻痹和肠梗阻。

(3) 对尿潴留患者，先利用条件反射诱导排尿，解除痛苦。如让患者听流水声，或用温开水冲洗会阴部，或采用热敷、按摩下腹部以促进排尿；也可根据医嘱肌内注射卡巴可，或针灸治疗。无效可根据医嘱行导尿术。

三、饮食的护理

使病情各异的精神病患者按时就餐，保证其进食量、水分、营养，是护理人员的一项重要工作。

(一) 进餐前的准备

(1) 提供良好的进餐环境，备好清洁、消毒的餐具，每人一套。餐具要用塑料制品，忌用玻璃、陶瓷、金属餐具，避免餐具成为患者冲动伤人毁物的工具。

(2) 餐前督促或协助患者解大小便和洗手；逐一巡视病房，将患者集中到餐厅，以防患者漏食或躲避进食。需要在床边进餐的患者固定专人护理。

(3) 根据患者情况安排好餐桌。分别设普通餐桌、特别饮食餐桌、重点监护餐桌和床边喂食。

1) 普通餐桌　适用于合作、一般情况良好的住院患者。

2) 特别饮食餐桌　适用于因躯体疾患或宗教信仰等对饮食有特殊要求的患者就餐，由专人照顾。依据医嘱供给不同的饮食，如低盐、低脂肪、高蛋白质饮食，糖尿病饮食，半流质及流质饮食等；回民者忌猪肉等。

3) 重点监护餐桌　适用于老年、吞咽困难、拒食、抢食、藏食等患者，由专人照顾。

4) 床边喂食　适用于重症长期卧床、丧失自理能力需要喂食的患者，由专人喂食。

(二) 进餐时的护理

精神科患者进餐，一般采用集体用餐分食制方式。集体用餐，有利于护理人员观察患者病情及进餐情况；有利于调动患者的进食情绪而促进食欲，但对特殊患者应给予重点进食护理。

(1) 对抢食、暴饮暴食、不知饥饱的患者，护理重点是限制其食量及进餐速度，以免出现噎食和急性胃扩张，但要保证所需食量和营养。

(2) 对被害妄想而怀疑饭菜有毒的患者，护理重点是让其任意挑选饭菜，或由他人在其面前先尝一尝饭菜，或与他人交换食品，以解除疑虑，促使其进食。

(3) 对罪恶妄想，自认为罪大恶极、低人一等的、自己不配吃好饭而拒食的患者，护理重点是可将饭菜拌杂，使其误认为是他人的残汤剩饭而促其进食。

(4) 对抑郁、紧张引起厌食的患者，或因疑病妄想，消极自杀不肯进食患者，护理重点是设法劝其进食，也可请其他患者协同劝说，这往往可使其进食。劝说无效者，可给予鼻饲，或静脉营养，并作进食记录和重点交班。

(5) 对吞食异物、捡食秽物患者，护理重点是劝导、解释和看护，不让其进食异物和秽食，以保证患者的饮食卫生。

(6) 对吞咽困难有噎食危险的患者，护理重点是专人看护，给予流质或半流质，进食速度宜慢，必要时给予鼻饲。

(7) 对木僵、紧张症状群的拒食患者，一般给予鼻饲。但也可在夜深人静或幽暗安静的环境中备食，有时患者会自行进食，以补充鼻饲营养之不足。

(8) 对由于被幻听吸引而不思进食的患者，护理重点是将食物放其面前，并在耳旁以较大声音劝导，提醒其用餐，以干扰幻听而促其进餐。

(三) 进餐后的护理

(1) 进餐后，尽快取走食具，整理餐桌，督促或协助患者洗手、漱口；床边喂食者整理好床单位，做口腔护理。

(2) 检查患者是否有倒食、藏食或自我引吐等现象，并作记录和交班。

(四) 食品管理

凡由家属或亲朋好友送来的食物或饮料等，应由护理人员保管。标写患者的姓名、床号、日期，存放在专用柜内，由护理人员根据患者的具体情况，适时、适量地分发给患者。

四、睡眠的护理

良好的睡眠可促使精神病患者病情好转或缓解，而严重的失眠可导致病情恶化。因此，保证患者的有效睡眠是非常重要的。具体措施如下。

1. 创造良好的睡眠环境

(1) 使病室清洁、无异味、空气流通、温湿度适宜、光线柔和适宜入睡。

(2) 环境安静、无噪声。将兴奋、躁动的患者安置在隔离室，以免影响其他患者睡眠。工作人员应做到说话轻、走路轻、操作轻、关门轻，保持病室安静。

(3) 床褥要清洁、干燥、平整，被褥长宽要合适，柔软暖和，使患者感觉舒适，易于入睡。

2. 促使患者养成有利睡眠的习惯

(1) 午睡不要过多，限制在1～2 h，鼓励患者参加适宜的工娱活动，有利于促进夜间睡眠。

(2) 睡前，让患者用热水泡脚，使其舒适；就寝时，听轻柔的催眠曲，有利于安定情绪，使之入睡。

(3) 睡前忌服引起兴奋的药物或饮料，如茶、咖啡等；限制睡前参加引起激动、兴奋的娱乐活动或谈心活动；不看情节紧张、牵动感情的小说和影视片，以免影响入睡。临睡前，使患者排空膀胱，避免起夜后难以入睡。

3. 失眠患者的护理　首先要找出影响睡眠的原因，根据情况给予相应的帮助。

(1) 新入院的患者对医院的人员、环境陌生，生活起居不适应，不了解治疗等引起精神紧张而导致失眠。有效的护理是医护人员主动接触患者，向患者介绍自己，介绍病区的情况和治疗，做好解释工作，使其有安全感和信任感。

(2) 过多思多虑生活事件是引起失眠的原因之一，如恋爱、婚姻、孩子就业、工作、学习、经济等均可导致患者焦虑、紧张而失眠。有效的护理是让其倾诉烦恼，而护理人员是一位认真的倾听者；或让其将多虑的问题写在纸上，这也会使患者心里放松，同时护理人员给予耐心的心理疏导和劝慰，缓解患者的焦虑和紧张，促使其入睡。必要时给予安慰剂暗示帮助其入睡。

(3) 病痛及身体某部位不适可引起患者不眠。如疼痛、皮肤瘙痒、胃部不适、腹胀、饥饿、寒冷，遇到这些情况应及时给相应处理，解除疼痛和不适，使患者入睡。

(4) 对抑郁症、幻觉、妄想症状严重引起失眠者，遵医嘱及时给予安眠药帮助入睡。

第二节　精神科患者的安全护理

精神病患者与其他患者比较有两个特点：一是多数患者缺乏自知力，不认为自己有病，觉得自己的病态行为都是“正确、合理”的；二是多数患者都不卧床，能自由走动。由于这两个特点，患者不能辨认自己的病态，能自由活动，所以存在着自伤、自杀、出走、冲动伤人、毁物的危险，这些都将危及本人及他人的生命安全。为了防止意外情况的发生，护理人员的安全意识要贯穿于护理活动的始终，以高度责任心和警惕性，做好护理工作，保证患者的安全。

一、病区设施要完善、安全

(1) 病室内采用家庭式低矮床铺，桌椅放在适宜位置；地面平坦无障碍物，提供给患者穿着轻便、舒适、防滑、合脚的软底鞋，避免滑倒撞伤；光线柔和，能清晰照明，以保证患者的活动安全。

(2) 随时检查病区门窗、电气设备，发现损坏时及时修理，病室、医护办公室、治疗室、配餐室等场所需要时上锁。

二、病区内的危险物品要严加管理

(1) 病区的药品、玻璃制品、金属器械、约束带和易燃物，如乙醇(酒精)、汽油等，做到物品定位，加锁保存；清点实物，班班交接，严防患者得到。

(2) 患者必须在护理人员看护下使用指甲刀、剪刀、剃须刀和缝针等锐器，用后及时收回。当患者抽烟时须有陪护，切忌卧床吸烟。

三、加强安全检查措施，确保患者安全

(1) 凡患者入院、会客、用餐后回病室、假日出院返回、外出活动返回，须对其进行安全检查，防止将危险物品带入病室。

(2) 在封闭式管理的病房，随时清点人数，并要严守各种通道，锁好门窗，保管好钥匙，以防患者出走。

(3) 凡有患者活动的场所，如室内外活动、用餐、洗澡等场所，必须有护理人员巡回看护，以了解病情、发现问题、预防意外。

(4) 不时地巡查厕所、走廊尽处、盥洗室、暗角、僻静处，这些地方极易发生意外。尤其夜间、凌晨、午睡、开饭前，护理人员在交接班时更要加强巡视，并密切观察，以便及时发现问题，杜绝意外事件的发生。

(5) 对有暴力、自杀及出走等倾向行为的患者，要心中有数，并将其置于护理人员的视线内，或视频监控，或置其于群体环境中活动。同时密切观察病情，及早发现先兆给予防范措施，防患于未然。

(6) 晨晚间整理病床时，检查床单元、患者的衣袋、鞋内是否有暗藏药物、绳带、锐器等危险物品，发现危险物品及时收回。

第三节　与精神病患者接触并建立护患关系

怎样与受精神症状支配的精神病患者接触，技巧性地建立和发展良好的护患关系，是使患者接受医护人员的帮助，配合治疗的前提和基础，是做好精神科护理工作的第一步，也是精神科护理人员的基本技能之一。

一、护患关系的概述

在护理工作中，护理人员必须对患者的躯体、心理和社会的需要做出反应，进行全方位的关怀和照顾，因而建立起一种相互影响的关系，即护患关系。有人认为这种关系的实质是治疗性的；还有人认为这种关系是帮助性的，护理人员帮助患者解决问题或面对危机，使局势向患者选择的方向发展。在精神科，护理人员须通过自身的言行、情感、专业知识和现代护理技术来满足患者需求，改善患者病态的身心状况，恢复自尊，发展正向的情感和人格，使之康复而回归社会。

二、精神科护患关系的特点与护理

1. *护患关系的目的性*　在护患关系中，护理人员运用专业知识、技能及个人品质与患者共同努力，帮助患者产生内省，以达到认知、情绪和行为方面的改变。护患关系的最终目标是促进患者躯体、心理和社会功能的全面发展。

2. *护患关系是“以患者为中心”的认知和情感两方面的联系*　护患关系是为直接满足患者需求而存在的，患者的利益始终是护患关系的焦点，即以患者为中心。护理人员在与患者接触、了解患者病痛时，还有情感的触动，使之能在不同程度上理解和容忍患者的病态言行和表现。如患者兴奋躁动时不堪入耳的谩骂、伤人毁物的行为；痴呆或意识障碍者随地便溺表现等，护理人员会理解“这是疾病的表现”，会告诉自己以同情心对待患者。

3. *护患关系的建立首先是尊重患者*　在人的需要理论中，马斯洛指出“尊重是人的基本需要”。临床实践表明，多数精神病患者比较自卑，被人理解、被人尊重的心理需求更强烈。所以要求护理人员注意以下几点。

(1) 护理人员在与患者接触时,应把患者当作自己的长辈尊敬他们,当作兄弟姐妹关心他们,当作朋友帮助他们。可根据患者的不同的年龄、性别、职业等,称呼他们“先生”、“老师”、“教授”、“师傅”、“小朋友”等,不可用床号称呼患者。

(2) 护理人员应和患者一起共同制定护理计划和护理措施,使患者感到被尊重、被重视、被关心。对患者的需求给予满足,若确实无条件解决,应耐心向患者解释以求得患者及家属的理解。

(3) 对处于精神紊乱、言行异常,以及不合作状态的患者,护理人员应充分理解和谅解,不能因此愚弄、嘲笑或歧视患者,以平常心对待令人不快的精神病患者。

(4) 尊重患者保守个人秘密的权利。患病意味着患者在生理、心理及社会方面出现了一定程度的损害,此时,患者往往表现为既需要得到治疗,但又不愿把自己的问题过多地公开;另一方面护理人员在与患者交往中,或多或少地了解了一些患者的隐私,因而患者难免不对这一问题有所担忧。严重的担忧可增加患者的心理负担,有时会使病情加重。所以,涉及患者敏感的个人隐私,应明确表示一定为其保密,使患者放心。要求:①对患者的病史、症状给予保密,不提及、不议论。②对羞于启齿的言行和遭遇患者不愿陈述时,不要追问。③在进行有关检查、治疗,需要暴露身体时,要用屏风遮挡,保护患者的自尊。④一般情况下,护理人员要视病情实事求是地向患者介绍病情和治疗情况,因患者有权知道。

临床实践证明,精神病患者在确信护理人员尊重自己时,会谈出情感或其他敏感问题,并懂得护患关系的目的,以及自己在此关系中的角色,会积极配合治疗、参与护理计划的制定和护理措施的执行。

4. *护理人员的自身素质在建立护患关系中起重要作用*　护理活动是在护患关系中实现的,其中,护理人员起着主导作用。护理人员对患者的影响力,来自自身的言行、举止、形象、知识、技能等多方面。如在日常护理工作中,护士精神饱满,情绪愉快,仪表整洁、文雅,举止端庄大方,目光亲切善良,态度真诚和蔼,服务主动周到,会使患者感到愉快、亲切、舒适、被关心和被尊重。行动敏捷利索,操作轻柔熟练,解释问题清晰、有条理,会使患者感到精神放松、可信赖,产生安全感而减轻焦虑和恐惧,有利于疾病的恢复。

三、接触患者与建立护患关系

临床实践证明,带有目的性地接触精神病患者,使其能够接受治疗和护理是有技巧性的。其一,要求护理人员必须具备精神科的专业知识和技能,熟悉各种精神疾病的特征和表现,在此基础上能技巧性地接触患者,建立、发展护患关系。其二,在接触患者过程中积极主动、热情大方、耐心细致、了解需求、护理周到,使患者乐于接受治疗和护理。为此要注意两个方面的技巧,一是接触患者的技巧;二是与患者沟通交流的技巧。

(一) 应用接触患者的技巧,与患者有一个良好的开始

临床实践提示,成功地接触患者是建立良好护患关系的开始。与患者接触前,首先可通过医生、其他护理人员、有关的医疗护理资料、患者的亲戚朋友那里了解患者的基本情况。①一般情况:患者的姓名、年龄、性别、民族、籍贯、宗教信仰、文化程度、职业、兴趣爱好、生活习惯、婚姻家庭情况等。②疾病情况:了解患者的病史、发病经过、精神症状、诊断、治疗、特殊注意事项等情况。了解了患者的基本情况,根据不同病情,以不同的技巧实施不同的接触方法。

(1) 对新入院而安静合作的患者,要热情接待,主动向患者介绍自己,让他知道你是他的责任护士;介绍医院相关的规章制度、病区的环境和住院要求,使患者有被接纳感。

(2) 对无自知力、否认自己有病不愿住院治疗的患者,护理人员除了热情接待外,不要在

是否有病的问题上与患者辩解，主要是耐心劝解，主动服务，使其能安心住进医院。

(3) 对恐惧或接触被动的患者，护理人员应主动接近患者，态度和蔼，耐心劝解，排除恐惧因素，取得患者的合作。

(4) 对激越躁动的患者，接触患者时应沉着、冷静，面部表情自然，轻步走近，用温和的语言低声说话，减少刺激因素。这样，往往可使患者情绪平静下来。

(5) 对说话累赘的患者，要耐心倾听，不要随便打断患者讲话，适当巧妙地转换话题，启发患者叙述所要了解的内容。

(6) 对情绪抑郁的患者，主动接触患者，诱导患者诉说内心的痛苦，多安慰鼓励；启发患者回顾以往成功或快乐的事，并表示赞誉和敬重，使之感到护理人员能理解他并能为他分忧解难，从而增强其战胜疾病的信心。

(7) 对有攻击行为的患者，接触时不能单独与患者共处一室，避免激惹性语言，不与患者争论，不要站在患者正面，以防患者突然冲动；若遇患者有冲动行为时，要同时有多位工作人员出现在患者面前，以暗示可控制局面，同时以冷静的态度握住患者打人的手臂，并轻拍其肩，以温和而坚定的语言劝说患者。

(8) 对异性患者，护理人员的态度要自然、谨慎、稳重，避免患者把正常的关心误认为恋情而产生麻烦。

(二) 应用沟通交谈的技巧，与患者建立良好的护患关系

一般来说，有效地与患者沟通，建立、发展良好的护患关系，可应用以下技巧。

1. *礼貌是接触交谈的基本态度* 礼貌表现在恰当的称呼、友善的语气、和蔼可亲的态度、仪表端庄、举止文雅等，会使患者产生愉悦感、亲近感、信赖感、敬重感，良好的护患关系就容易建立。

2. *轻松自然的开始技巧* 如何使交谈轻松自然的开始呢？首先做到未开口先微笑，然后，可从关心患者的生活起居开始话题，如"昨晚睡得好吗？"、"今天觉得怎么样？"等；可从患者最关心、最感兴趣的事物谈起，如"听说您的儿子考上大学了"、"我国加入世贸了"等；可视情境找话题说些患者感到宽慰的话，如"这两天脸色好多了，饭量长了"等；可借为患者传递东西，如信件、报纸、杂志等作为交谈的开始话题。总之，开头说话要自然、灵活，营造轻松、随和的气氛，在不知不觉中转入交谈的话题。

3. *接触交谈过程中的技巧*

(1) 自然的表情，期待、关切的目光 交谈时护理人员要以自然的表情正视患者，要用期待、关切的目光注视患者，以示真诚地倾听患者的叙述，愿意为他分担忧愁。赞同患者叙述的内容时，可微微点头表示同意。患者谈到高兴的事时可随其一起微笑，谈及伤感的事时，可表示同情。

(2) 谈吐有修养，姿态要稳重 护理人员要善于运用尊敬语、安慰语、鼓励语、劝说语。说话时语速不可过快；吐字要清楚，语气要诚恳、和蔼。举止要文雅、稳重，坐姿、站立要自然，上身稍倾向于患者，并保持恰当的距离(1～1.5 m较为合适)，使患者感到有亲近感。

(3) 耐心倾听患者的诉说 护理人员首先要学会有效地倾听，最理想的倾听态度是有同感的倾听，要做到注意力集中，抓住主要内容，边听边进行分析思考，在短时间内将信息筛选，并加以组织，以获取所需资料。但是有的精神病患者由于受精神症状的支配，思维是异常的，如思维迟缓的患者，交流时速度慢；躁狂兴奋或极度焦虑的患者，情绪反应较强烈，说话喋喋不休；有幻觉、妄想的患者，谈话的内容荒谬离奇等，这些都可能会使护理人员感到不耐烦。此时护理人员应做一个安静、耐心的倾听者，耐心地让患者把他想要说的话说完，把意思表达完整，然后针对诉说的内容，对患者进行恰当的劝解和疏导，并给予鼓励和支持。如对谈话荒谬离奇的幻觉妄想患者，护理人员不能评判患者所谈内容是“错误的”、“不存在的”。因为，此时既不能说服患者使之相信幻觉妄想是不存在的，也不能改变患者的想法，相反还会使患者认为护理人员不理解他，不尊重他，甚至产生怀疑和敌意。因而患者会沉默下来，不再继续谈论幻觉妄想的内容和体验，使交流失败。又如，对有幻听的患者，护理人员可在耐心听完患者诉说后对其说：“我知道你能听见声音，但我却什么也没听到”，“当你听到这些声音时有什么感觉?”表现出接纳患者，使患者感受到护理人员对他的尊重，患者会考虑那种声音或许真的不存在。总之，与精神病患者交谈需要更多的时间和更大的耐心。

（4）善于诱导、启发患者谈出自己的问题　精神病患者的许多症状都是自己的内心体验，尽管是离奇的，不像躯体疾病那样可以用体征来衡量。因此，护理人员在与患者交流时要从患者的角度来理解问题，也就是说“设身处地，将心比心”，将自己体会到的与之交流，并通过诱导、启发患者谈出自己的体验，说出困扰他的事情。如在引导有自杀念头的患者谈出他的想法时可问“你曾经想过要伤害自己吗？我知道你是非常痛苦的，我理解你的心情，我怎样做才能帮助你?”这样才能使患者感到护理人员对他的了解是正确的、深入的，患者很可能向你谈出他的内心问题。相反，如果护理人员的情感没有“移入”患者，就会缺乏对患者的同情心。如果患者不能从护理人员那里得到同情和理解，他就很难主动描述自己对病情的理解、担心和自我的心理状态，这就使护理人员失去了宝贵的临床资料。又如，对缄默不语的患者，交谈时一方面要注意发现患者感兴趣的事件，另一方面在谈话开始时就表现出愿意与患者交谈，从而启发患者说话。如对患者说“不妨说说看”、“最近，你感到最难解决的问题是什么?”激励患者谈出自己的内心体验和想法，使沟通顺利进行。

（5）善于引导患者的话题　由于精神病患者思维活动异常，谈话时经常偏离主题。护士要适时地对话题作必要的引导。如抓住患者说话间歇，针对患者谈论的内容进行简短提问，患者会觉得护理人员喜欢听他讲话，也可把话题引向预定的方向。对未听清楚的内容，不要随意点头，这样做会使患者感到护理人员在敷衍他，而应明确告诉患者，请他重述一遍。对患者不愿意交谈的问题切忌追问，否则会使谈话陷入僵局。对思维散漫，说话漫无边际的患者，要抓住时机引向预定目标。

（6）适当使用沉默的技巧　沉默本身也是一种信息交流。适当的沉默，给患者以思考、调整思路的时间，也暗示患者希望他讲话。如对抑郁状态患者，当患者沉默不语、独处一隅时，护理人员可默默地陪伴患者一段时间，然后轻声地告诉患者：“我看到你一个人坐在这里有一段时间了，你是不是心里有事？你愿意告诉我你在想些什么吗?”这样可引导患者说出自己的病情或启发患者道出内心的感受，以便对症处理。有时沉默比语言更能安定患者的情绪，如患者谈到伤心痛苦体验而流泪时，有时劝慰反而可使患者因感到同情而更加悲痛，此时，短暂的沉默也许会使患者逐渐停止哭泣。

（7）适当运用皮肤接触沟通　在疾病状态下，在医院这一特殊的环境中，护理人员善意得当的皮肤接触对患者是有益的。它能够传递情感，如关心、同情、安慰、亲近等。接触时，必须根据患者的年龄、性别、宗教、文化、病情等具体情况而采用不同的皮肤接触方式，使交谈更融洽、深入。如为呕吐患者轻轻拍背，对老年患者，边交谈边抚摸其手，身体检查后为患者整理衣服等，这些都是有益的接触沟通，不仅传递了护理人员对患者的关怀，而且使患者感到护理人员的善意，从而达到与患者心理上的沟通目的。

(8) 善于用重述、归纳、澄清的交谈技巧　当与患者交谈告一段落或一个主题结束时，护理人员应将患者所述内容进行归纳，重述给患者听，使患者感到护理人员确实在认真地听他诉说，并已理解他所表达的意思。若有误解也可及时得到澄清和纠正，这样为继续交谈或下次交谈打下良好的基础。

(三) 应用结束交谈的技巧，与患者继续良好的护患关系

当交谈结束时，一般先说些安慰鼓励的话，然后向患者表示："今天谈得很好，就到这里，下次再谈"，或者说"休息一下吧，以后找时间再谈"；若有急事必须中断交谈时，应向患者表示歉意，并诚恳地约定下次交谈的时间，譬如说："对不起，我有急事要处理，刚才你讲的我都记下了，你看我们明天再谈好吗？"这样与患者形成交谈的良性循环，巩固发展了良好的护患关系。

第四节　精神科疾病的观察与记录

在病房，护理人员注意观察患者的病情，认真书写护理记录，目的是能及时掌握动态的病情变化及患者的需求，有针对性地作出护理诊断而提供有效的护理服务。

一、精神科疾病的观察

精神科疾病患者，特别是重性精神病，在发病期多数无自知力，同时对躯体不适也缺乏确切的主诉，因此患者精神上的和躯体方面的症状和表现主要靠临床观察获得。通过各方面的观察结果，结合病史和精神检查做出明确的诊断。护理人员接触患者的机会最多，从患者的言语、表情、行为和生命体征的观察中，可及时发现患者的症状变化，掌握病情的动态，可为及时调整治疗方案和修订护理计划提供有参考价值的依据。所以，病情观察在精神科临床护理中有着特别的重要意义。

(一) 观察的内容

1. *日常生活*　包括仪表如特殊的服饰、衣着不洁，饮食、大小便能否自理，睡眠情况，女患者月经情况，平时患者在病房与病友接触，以及参加病房集体活动表现。

2. *躯体情况*　一般健康状况，如体温、脉搏、呼吸、血压等是否正常；有无躯体各系统疾病、症状及反应；大小便是否正常，有无便秘或腹泻；有无脱水、水肿、外伤等情况。

3. *精神症状*　①有无意识障碍，定向力的改变，包括自我定向如姓名、年龄、职业，及对时间、地点、人物周围环境的定向力。②对周围事物是否关心，主动接触及被动接触能力等。③有无记忆力减退、错构、虚构。④有无幻觉、错觉、妄想、病态性情感反应，如情感高涨、情感低落、焦虑、恐惧等。⑤有无病态行为，如自杀、自伤、伤人毁物、强迫、刻板、木僵以及怪异的动作行为。⑥自知力如何，如自知力缺如、有部分自知力、自知力基本完整等。

4. *治疗情况*　药物治疗的效果、不良反应，有无药物过敏，以及其他不适感觉，患者对治疗的合作程度如何等。

5. *心理需求情况*　评估患者当前的心理状态，是否存在心理负担，急需要解决的问题，以及心理需求等。

(二) 观察的方法

1. *直接观察法*　是指护理人员与患者直接接触、面对面交谈或护理体检来了解患者的情况。或护理人员旁观注视患者独处时、与人交往时、参加集体活动时的动态表现。通过直接观察法可获得患者的心理需求、临床精神症状及躯体状况等情况。

2. *间接观察法*　是指护理人员通过患者的家属、朋友、病友及其他医护人员来了解患者的情况；或从患者的书信、日记、绘画、手工作品中了解患者的思维活动，以及有关的情况。

(三) 观察的要求

1. 客观性　护理人员在观察患者病情时，要将观察到的客观事实进行记录与交班，而不要随意加入自己主观判断的东西，以免误导其他医务人员对患者病情的了解和掌握。

2. 整体性　①对患者在住院期间各个方面的表现都要进行了解和观察，以便对患者的情况有一个全面的、整体的、动态的掌握，目的是制定或修订适合患者需要的护理计划及措施。除监测患者的生命体征外，对精神症状更要特别注意观察，并做详细记录，因为这些症状的存在、发展、消失是判断病情好转与恶化的重要标志，所以对患者的病情观察是一般情况与特殊症状相结合的全面整体的观察。②要对病区内所有患者进行全面观察，掌握每个患者的主要疾病状况，对重症患者做到心中有数。如对有自杀、伤人、出走倾向的患者，应严密观察，严防意外的发生，对其他患者也不能疏忽。所以在病房，既要重视重症患者，也要顾及一般患者，做到整体性观察和全面掌握。

3. 目的性和计划性　在病房必须有目的、有计划地对患者进行观察和监测。如对新入院患者要观察一般情况、精神症状、躯体情况等，还要观察患者是否适应、安心留下住院；对接受抗精神病药物治疗的患者，重点要观察药物作用和有无药物不良反应；对有自杀、冲动、出走行为的患者，观察有无行为发生的迹象；对康复待出院患者，了解其对出院后的家庭、社会生活有无心理负担等等。

4. 要在患者不知不觉中观察病情　在执行治疗和护理时观察患者，或在与患者轻松的交谈中了解患者，这时患者所表达的内容、表现出的情况较为真实。观察患者行为时也要有技巧，如对有自杀念头的患者上厕所时，为防止意外，护理人员应同时入厕观察，可以关切地问"带手纸了吗？"等话题，让患者感到护理人员在关心他，从而避免患者产生被监视、不被信任的感觉。另外，不要当着患者的面做书面记录，这样会使患者感到紧张或反感而拒绝与护理人员的接触。

二、精神科的护理记录

(一) 护理记录的目的

(1) 便于其他医护人员了解患者的病情及进展情况，为医生确定或修改治疗方案，以及为护理人员确定或修改护理计划和措施提供依据。

(2) 作为护理工作效果与质量检查的评价依据。

(3) 为精神科的护理科研提供资料、数据。

(4) 为处理医疗纠纷提供依据。

(二) 护理记录的方式和内容

1. 入院护理评估单　主要是全面收集患者的资料，并初步提出患者的健康问题（护理诊断）及护理措施。入院护理评估单一般在入院 48～72 h 内完成。记录内容包括一般资料、简要病史、精神症状、心理社会情况、日常生活与自理程度、护理体检、患者的主要健康问题、护理要点等。

2. 入院护理记录单　简要反映患者的主要病情及护理要点，以叙述式书写。由当班护理人员及时完成，并向下一班交班。记录内容一般包括入病房的时间、陪同者、住院次数、入室方式、本次入院原因、主要病情、生命体征情况、入院后的表现、护理要点。

3. 住院期间的动态护理记录单　护理人员根据患者的疾病变化，对不同的患者分别进行每班、每日、每周或阶段性护理评估，并按日期、时间的程序记录。记录方式很多，每个医院各不相同，目前常用的有如下几种。

(1) 叙述式"A. B. C"记录法　A 为患者的外观(appearance)，B 为行为(behavior)，C 为言谈(conversation)。此外，还需记录护理措施与护理效果。这是精神科临床最常用、最能全面反映患者病情变化的记录方法。

(2) "P. I. O. "记录法　P 为问题(problem)，指患者现存的或潜在的健康问题；I 为措施(intervention)，指以护理计划为指导的护理措施；O 为结果(outcome)，是指执行护理措施后患者的反应，问题解决与否的评价。

(3) 护理计划单　其记录格式为护理评估(病情)、护理诊断(患者的健康问题)、护理计划(包括护理目标和措施)、护理评价(护理效果)，临床上以表格式居多。

(4) 护理观察量表　是以量表方式作为观察病情、评定病情的一种护理记录方法。即把精神科患者在日常中的情绪、言行、或精神症状的表现列项制成表格，并把每项订出轻重程度的标准，分别给予 0、1、2、3、4 等级分数，一般情况，等级越高，表示病情越严重。这种记录方法，可观察到患者病情的演变和发展过程，是精神科护理记录方法的发展和补充。

4. 出院护理记录单　内容为包括入院次数、本次住院的生命体征情况、主要精神症状、诊断、治疗、护理、目前精神症状缓解程度、自知力恢复情况、何人来院陪同、带药情况，以及向家属交代"家庭护理须知"，包括服药方法、药物的不良反应、门诊随访时间、病情观察及注意事项、防复发措施等。

5. 出院护理评估单　一般内容包括如下。

(1) 健康教育评估　指患者接受入院、住院、出院的健康教育后，对良好生活习惯、精神卫生知识、疾病知识以及对自身疾病的认识情况。

(2) 出院指导评估　对患者进行服药、饮食、作息、社会适应能力锻炼、定期复查等具体指导的情况。

(3) 护理小结与效果评价　主要对患者住院期间护理计划实施的效果及存在问题，作总结记录。

6. 其他　如护理病例讨论记录，阶段护理记录，返院护理记录，转院、死亡护理记录等。

(三) 护理记录的要求

(1) 保持客观性，尽可能把患者原话记录下来，尽量少用医学术语。

(2) 及时、准确、具体、简明地记录所见患者情况。

(3) 书写项目齐全，字体端正、字迹清楚，使阅读者一目了然。

(4) 使用不可涂改的笔作记录，如有错误，避免用修正液、橡皮擦、或剪贴，可用笔划掉，签上全名。记录完成后须签全名及时间。

(5) 新入院患者，日夜三班连续 3 日写护理记录。一般患者 1 周 1～2 次书写护理记录。重症患者日夜三班书写护理记录。特殊情况随时记录。

第五节　精神疾病患者的组织与管理

目前多数精神科病房是封闭式的管理，即使在一些开放性的精神科病房中，许多患者因为疾病的影响，自控能力受损而易出现意外。因此，在住院期间，将患者组织起来，建立患者的管理组织，调动患者的主观能动性，在护理人员的具体指导下，有计划地组织学习、座谈，开展娱乐、体育、劳动等活动，有针对性地进行正向行为训练等，不仅能使患者友好相处，病房井然有序，而且也有利于创造良好的治疗环境，使各项医疗护理工作得以顺利进行，促进患者在生活自理、料理家务、学习、工作、人际交往能力等诸方面的进步和康复。

一、患者的组织

患者的组织有病房休养委员会、休养小组、康复互助组等。患者的组织是在病房中心组领导下，由专职护理人员具体负责，指导和参与患者的各项活动，其他医护人员予以支持、协助和参与。休养委员会的主任、委员、组长的人选是从恢复期病情稳定患者中挑选有一定工作能力，在患者中有一定影响力，而且热心为病友服务的人员担任。主任负责全面工作；委员分别负责学习、生活、宣传、文体、工疗等方面的工作；小组长配合委员，关心组内病友，带头和督促小组成员积极参加病区的各项活动。由专职人员负责与委员会的干部定期开会，研究、讨论、制定学习计划和开展各项活动的安排。定期召开座谈会，听取患者对医疗护理服务的意见，向患者提出需要配合的事项，表扬好人好事等。任职的患者若出现病情复发或康复出院可及时推荐补充，以使休养委员会工作持续进行。通过患者的各级组织，在患者中开展各种评优活动，调动患者的积极性，培养患者的自我管理能力，配合医务人员共同搞好病房的管理。

二、患者的管理

（一）制定有关制度

（1）制定患者作息制度、会客制度、休养员会议制度等。

（2）制定住院规则，如进餐时、睡眠时、服药时、工娱疗时、外出活动时的规则等。

要经常宣传制度和规则的内容，让患者明白遵守制度和规则的重要性，使他们能自觉地遵守。

（二）树立良好风气

（1）首先护理人员要以身作则，注意自己的仪表、言行举止、工作态度、文化素养以及行为规范，以良好的形象来影响患者。

（2）采取各种方法，培养患者良好的生活习惯和行为规范。有计划地开展树立文明风尚的教育活动；开展各种评优活动，如“优秀病员”评选，“文明卫生”红旗竞赛等；注重及时表扬和宣传患者中的好人好事；提倡病友间的互助事件和友好相处等。使患者不仅管理好自己，还能关心他人和集体，营造病房的良好风尚。

（三）丰富住院生活

在病房休养委员会的计划下，为患者安排丰富多彩的文娱、体育、学习、手工劳动、院外郊游和购物等活动，使患者在集体活动中转移病态思维，安定情绪，获得信心和希望。这些将有利于病房的和谐、安定和安全。

三、分级护理管理

分级护理管理是根据患者疾病的轻重程度及其对自身、他人、病室安全的影响程度而实施的分级护理，制定出不同的护理措施和管理方法。

（一）一级护理

1. 适应范围　①严重自伤、自杀行为、擅自出走者。②冲动、伤人、毁物行为者。③兴奋躁动、行为紊乱者；木僵、拒食者。④伴有严重躯体疾病者。⑤生活不能自理者。⑥司法鉴定者。

2. 护理要求

（1）以封闭式管理为主，患者的一切用品由工作人员负责管理。

（2）安置于重症护理病室内，以室内活动为主，若外出必须由 2 名工作人员陪护。

(3) 24 h专人监护，密切观察病情，以及时发现危险征兆，报告医生并给予相应的处理。

(4) 对随时会发生自伤、自杀、冲动行为的患者，可给予约束保护，注意做好生活护理及安全护理，必要时请家属陪护。

(5) 根据病情制定护理计划并认真执行护理措施。

(6) 日夜三班评估患者，作病情记录及交班。

（二）二级护理

1. 适用范围　①存有精神症状但不危害自己、不伤及他人、对病房秩序没有影响者，生活能自理者或被动自理者。②伴有一般躯体疾病，或年老体弱，生活自理能力较差需要给予协助者。③有情绪低落、自杀意念、出走企图，但能接受劝导者。④药物不良反应明显者。

2. 护理要求

(1) 以半开放式管理为主，患者的个人生活用品自行管理。

(2) 安置在一般病室内，可在病区内自由活动，在工作人员陪护下可参加各种户外活动。

(3) 注意观察病情及治疗后的反应，必要时报告医生。

(4) 视病情督促和协助生活料理，并做好安全护理、心理护理和健康教育。

(5) 有计划地安排患者参加适宜的工娱、体育及学习活动。

(6) 每日护理查房，每周护理记录1～2次。有病情变化随时记录及交班。

(7) 经医生同意，在家属陪护下，在规定时间内可返家或参加社交活动。

（三）三级护理

1. 适用范围　①症状缓解，病情稳定者。②生活能自理，康复待出院者。③神经症患者。

2. 护理要求

(1) 实施开放式管理，提供接近正常人的生活自由度。患者的物品均可自行管理。可允许穿自己喜爱的衣服，戴手表、自备半导体收音机、携带自己喜爱的图书、乐器，也可自备零用钱等。在规定时间内可独自外出散步、看电影、逛街、购物、通电话等。

(2) 安置在一般病室内，每日护理查房，每周护理记录一次，特殊情况随时记录。

(3) 注意病情变化，了解患者对即将出院所面临的各种心理负担，有针对性地实施心理疏导。

(4) 结合患者情况进行疾病知识、治疗、预防复发和社会适应方面的健康教育。

(5) 制订与实施综合性康复护理，帮助患者健康重建。如对患者实施体力、智力、生活料理、工作、社交能力诸多方面的功能训练，可让其担任休养委员会工作；或与家庭、社会的联系，有计划地安排参加社交活动，可经办理手续后，每周可自行回家探亲访友，参加社交活动。

(6) 针对性地做好出院指导。

第五章

精神科常见意外事件的防范与救护

在开始学习前,你先问自己以下几个问题。

1. 假如我是一名精神科的护士,在厕所发现一名患者自缢,我将做什么?

2. 我应该掌握哪些知识,在评估患者时才能发现患者有自杀的企图?

3. 当遇到“木僵”的患者有暴力行为时,如伤人毁物,我能采取紧急措施控制局面吗?

4. 某患者因“噎食”而窒息,我能把患者抢救过来吗?

在学习本章前,温习下列名词并熟记。

抑郁、妄想、罪恶妄想、被害妄想、疑病妄想、幻觉、意识障碍、木僵。

教学要求

学完本章后,学生应当能够掌握以下几个方面。

1. 解释下列名词:自杀、自缢、出走、暴力行为、噎食、溺水。

2. 明确以下术语:自杀自伤危险、无能应对、社会支持系统、心理应对方式、行为反应、病态人格、药物依赖、缺乏对疾病的自知力、病理性优势情绪、约束衣、朦胧状态、锥体外系副作用、吞咽反应迟钝。

3. 叙述与自杀有关的精神症状和自杀危险性的评估。

4. 讨论防范自杀的护理措施及自缢患者的紧急救护。

5. 讨论对溺水患者的紧急救护。

6. 讨论如何预防噎食的发生,出现噎食如何救护。

7. 讨论如何预防患者出走。

8. 叙述木僵的典型症状。

9. 讨论木僵患者的护理措施。

精神疾病患者由于受精神症状的支配或严重的精神刺激常可出现自杀、暴力行为、出走、噎食、木僵等。这种状态不仅危害患者自身的健康和生命,而且对他人和环境也是一种严重的威胁。因此,对精神疾病患者意外事件的防范和救护是精神科护理工作中非常重要的一部分。

从事精神科护理工作的人员必须时刻警惕，以高度的责任心，加强管理，预防意外事件的发生，以及发生后立即进行有效的处理。

第一节　自杀行为的防范与救护

一般认为，有意结束自己生命的行为称为自杀。常见的自杀方式有自缢、溺水、触电、跳楼、撞伤颅脑等。引起自杀的原因很多，如受到某种价值观、信仰的支配，受到严重挫折而无能应付、觉得生不如死等。在精神疾病患者中，自杀率显著高于其他人群，防止精神疾病患者自杀是精神科护理的一个重要任务。

【护理评估】

对一个精神疾病患者，除了评估患者是否存在一般人群可能有的自杀原因外，着重要评估与自杀有关的一些精神症状和存在的自杀危险性，重点注意患者精神状态是否影响患者控制自己行为的能力。所以应做好评估工作，制定出严密的护理计划，将保护及支持措施维持到患者自杀危机消失，以保证患者的生命安全。

（一）自杀原因的评估

1. *抑郁*　严重的抑郁情绪是导致自杀最常见的精神症状，在所有的精神疾病中，抑郁症自杀率最高。因此，对有抑郁情绪的患者，尤其是抑郁症患者，要重点观察是否有自杀的意念和付诸行动的可能。

2. *妄想*　妄想也是导致精神病患者自杀的常见原因之一。如罪恶妄想的患者，自认为犯下了严重错误或罪行，不可饶恕而以死赎罪；被害妄想的患者，自认为已被某人或某集团监视、跟踪，感觉走投无路而自杀；疑病妄想的患者觉得自己身患不治之症，只有死路一条而想自杀；着魔妄想的患者认为自己是“神仙”，死能复生，或只有死了躯体才能“升天”，等等。

3. *幻觉*　言语性幻听、某些恐怖性幻视、内脏幻觉等症状可能成为自杀的原因。但与自杀关系最大的是命令性幻听，在命令性幻听的支配下患者会付诸行动。

4. *无能应对*　有些患者经过治疗，其精神症状渐渐减轻，疾病缓解，但自觉没有能力应对将来的生活，如社会的歧视、学习工作的压力、家庭成员的相处、经济的困境等，都可能让患者觉得前途没有希望、孤立无助、无能为力、悲观厌世，患者有可能选择以死解脱。

（二）自杀危险性的评估

护理人员要高度警惕患者在近期内可能出现的以下几种情况。

（1）近期内有过自我伤害或自杀未遂的行为，如果引起自杀的原因没有解决，患者有可能再采取自杀行动。

（2）存在严重的抑郁情绪、影响行为的命令性幻听、妄想等症状。

（3）近期内遇到有重大压力的事件，如失业、失恋、离婚等，自己无能应对。

（4）失去了家人和亲友的支持，家人及亲友是患者重要的社会支持系统，社会支持系统的缺乏就如同支持生命的力量没了，自杀的危险性会更大。

（5）曾向家人、亲友、医务人员，以及其他人或在其日记留言中透露了对人生的悲观情绪，或表露过自杀意愿和自杀计划；或十分关注、收集与自杀有关的信息、工具等。有的患者表现的是不愿意提起自杀的话题。

（6）病情突然“好转”或突然拒绝治疗、日常生活方式突然改变等都有可能是自杀的征兆。

【护理诊断】

潜在或现存的自杀自伤行为，与受精神症状支配有关。

【护理目标】

1. 短期目标　患者在治疗期内不再有伤害自己的行为，能够与护理人员建立起相互信任的关系；能够确认和表达自己内心的痛苦体验。

2. 长期目标　患者不再有自杀的意念和行为；对自己的生活有正向的认识，并能维持好自己的身体状况；能掌握应对技巧，以取代自我伤害的行为。

【护理措施】

(一) 一般防范护理

1. 提供安全的环境　在患者生活的环境中杜绝与自杀有关的物品，如刀、剪、绳、玻璃、药物、有毒物品等。病室中一切电源应高位设置，电源开关集中设在护士办公室，使患者难以触摸。

2. 与患者保持接触　护理人员要密切接触患者，加强沟通，熟知病情，发现有自杀念头时要严密监视。一般 10～15 min 观察一次患者的活动，对自杀危险性大的患者实行一对一的 24 h守护。对已有自杀计划的患者，须详细询问其方法、地点、时间，评估患者获得自杀工具和发生自杀行为的可能性。

3. 保证生活护理　协助患者保持个人卫生，满足患者的饮食、睡眠、排泄等需要。

4. 建立治疗性关系　在真诚、尊重、同情的基础上与患者建立治疗性关系。了解患者的感受，主要是劝解，使患者明白现在的痛苦是暂时的，治疗是有效的；鼓励患者表达自己的负性情绪，并给予患者心理上的支持。

5. 严格执行医嘱　按时服药，以减轻或消除精神症状，保证患者的治疗顺利进行。

6. 利用社会支持系统　充分动员和利用家人和其他社会支持系统，帮助和鼓励患者战胜痛苦，消除自杀的念头。

(二) 紧急情况的救护

1. 自缢的救护　寻隙自缢是精神科患者常用的自杀手段，可用绳索、布带等物品作为工具。选择隐蔽的地方，如厕所或洗澡间等处作为自缢的地点。时间多为凌晨、夜晚或医护人员较忙碌不备时行动。一旦发现患者自缢，应迅速采取应急措施。

(1) 脱离绳套　立即将患者身体上托，使绳索放松，如果在颈部有绳带打结应迅速剪断，解除对颈动脉的压迫，但要注意防止患者在脱绳时坠地摔伤。

(2) 复苏抢救　使患者就地平卧，取仰卧位，保持呼吸道通畅，如清除口腔、呼吸道的分泌物等；评估心跳和呼吸情况，如患者心跳、呼吸微弱或停止时，立即进行人工呼吸、加压给氧、胸外心脏按压术等，并观察复苏效果；酌情给呼吸兴奋剂和强心剂，必要时配合医生行气管切开。

(3) 复苏后遵医嘱给碱性液体，纠正酸中毒；给脱水剂、促进大脑代谢的药物等，预防并发症的发生。

(4) 严密观察病情变化，监测生命体征和意识状态的变化。观察有无颅压增高的症状等。当患者清醒后，要安慰患者，积极劝解，稳定情绪，做好心理护理。

(5) 详细记录病情，并交班。

2. 溺水的救护　精神病患者在强烈的自杀欲望的支配下，寻觅机会可能将头或上半身投入水池、蓄水桶、浴池中，以求自溺死亡。

(1) 发现患者溺水，立即使患者脱离水面，畅通呼吸道，如清除口腔、呼吸道的分泌物，舌后坠时用舌钳将舌拉出等，以免堵塞呼吸道；然后倒提起腰臀部，使头朝下，迅速倒出呼吸道和上消化道的积水；或者操作者一腿跪地，另一腿屈膝，将患者腹部放于膝上，使其上半身下垂，按压腹背部使积水排除。

(2) 如患者仍窒息，立即将其放平，采用俯卧压背人工呼吸法抢救患者。出现呼吸、心跳停止，行心、肺复苏术，如根据医嘱给呼吸兴奋剂、胸外心脏按压等。

(3) 去除患者身上的湿衣，用干毛巾擦干全身，裹以棉被，注意保暖。

(4) 注意维持其酸、碱及水电解质的平衡，酌情应用抗生素防止肺部感染。

(5) 严密监测患者的体温、脉搏、呼吸、血压及意识状态等，详细记录病情，并交班。

3. 触电的救护

(1) 发现患者触电要立即关闭电源，切忌在断电前直接接触、移动患者。

(2) 切断电源后使患者就地平卧休息。密切观察呼吸、脉搏及血压的变化，尤其是心律的变化，若出现心律严重失常应给予相应的药物处理。

(3) 对呼吸、心跳停止者应即刻实行人工呼吸及胸外心脏按压术，并给予氧气吸入。人工呼吸直至自主呼吸恢复。

(4) 心肺复苏后仍处于昏迷者或有颅内压增高表现者，需持续给氧和促脑代谢药物，如高渗糖、ATP、辅酶A、细胞色素C等。

(5) 对电灼局部应及早清创处理。同时给予抗生素及破伤风抗毒素。

(6) 对触电者心肺复苏后应严密监护，不可下床走动，以免引起继发性心律失常，甚至心力衰竭或休克。重度触电患者此时还应注意评估深组织的损伤，如出血、渗液及血红蛋白尿，甚至急性肾功能衰竭等，争取早发现早诊治。

【护理评价】

(1) 患者的精神症状能基本控制。

(2) 患者能正确认识人生的意义，表示不会自杀；有自杀意念时，能够寻求帮助和接受他人帮助，并能与他人互动及建立关系。

(3) 有良好的支持系统。

第二节 暴力行为的防范与护理

暴力行为通常是指直接伤害他人的躯体或破坏某一物体的攻击破坏性行为，通常称为伤人毁物。不是每一个有精神症状的患者都出现暴力行为，也不是每一个受到挫折的个体都表现出暴力反应。当个体受到挫折或受到精神症状控制时，是采用暴力攻击还是以其他方式来应付(如退缩、压抑、否认等)，则与个体的性格、心理应付方式、行为反应等有关。

精神科的暴力行为多见于精神分裂症、情感性精神障碍、病态人格、药物依赖及酒精中毒、脑器质性精神障碍等患者中，是精神科常见的危机状态。

【护理评估】

(一) 暴力行为发生的危险因素评估

1. 幻觉　如患者受命令性幻听的支配而攻击他人。

2. 妄想　如患者受妄想的影响误认为某人在监视自己或正在陷害自己，于是先发制人伤害对方。

3. 意识障碍　意识障碍下出现冲动性的暴力行为。这类患者的行为常常为突发性、缺少明确的目的，因此最难以预防。

4. 缺乏对疾病的自知力　如许多严重的精神疾病患者不认为自己有病，因被强行收住院，也常导致发生暴力行为而伤害他人。

5. 病理性优势情绪　患者如果有某种病理性优势情绪，如焦虑、抑郁、躁狂，往往一点小小的挫折就激发暴力行为。

6. 其他因素　许多因素都可能诱发暴力行为，如药物副反应使患者难以耐受；工作人员态度粗暴激惹患者；患者的需求没有得到满足等都可能是导致患者暴力行为的因素。

(二) 暴力行为先兆的评估

当精神病患者有下列反应时，常预示着可能发生暴力行为。

(1) 说话较平时大声且具有威胁性，挑剔、抗议、不合理要求增多，或随意指责病友或工作人员。

(2) 全身肌肉紧张度增加，尤其是脸部与手臂的肌肉；活动量较平时增加，如不安地上下床或来回走动；动作增加，可能有甩门、捶打物体等行为。

(3) 精神症状加重，但拒绝接受治疗和护理，或反复纠缠医务人员要求出院，或不时地违反院规。

【护理诊断】

潜在或现存的暴力行为：针对他人，与受精神症状支配有关。

【护理目标】

1. 短期目标　患者在住院治疗期间不会伤及他人；患者能够确认自己发怒和激动的因素，并能控制自己的行为或知道寻求帮助。

2. 长期目标　患者能以常人的行为表达自己的愤怒情绪，以正确的方式处理挫折、紧张、被攻击的感受。

【护理措施】

(一) 预防暴力行为的措施

1. 建立适宜的生活环境　这类患者要安置在安静、宽敞、温度适宜的环境中，关掉音响、电视等，以减少环境中噪声的刺激。

2. 减少诱因　如护理人员在与患者接触沟通时，说话态度要和蔼可亲；进行治疗护理时，要先与其商量，允许治疗时间适当错后或提前；满足患者一些要求，如吸烟、打电话、吃零食等；暂不安排这类患者参加竞争性的工娱活动；不要与患者发生争执等。

3. 增强自控能力　首先强化教育使患者明白暴力行为的后果；劝解、鼓励患者用语言宣泄情绪，设法分散患者的注意力，转移患者的暴力意图，使患者相信自己有控制自己行为的力量。

4. 控制精神症状　把患者可能的暴力危险及时告知医生，以便做出及时有效的医疗处理。

(二) 发生暴力行为时的紧急救护

1. 寻求帮助，控制场面　当患者攻击他人或破坏物品等暴力行为出现时，第一步要呼叫其他人员协助，疏散围观患者，转移被攻击对象，用简单、清楚、直接的语言提醒患者暴力行为的结果，并维持周围环境的安全，以求能尽快控制场面。

2. 夺取危险物品　以坚定、冷静的语气告诉患者，将危险物品放在一旁，然后拿走，并向患者解释此物品是暂时替他保管,以后归还,以取得患者信任;如语言制止无效,一组人员转移患者注意力,另一组人员乘其不备快速夺取危险物品。

3. 隔离、约束患者　将患者转移到隔离病房并保持安静,减少外界干扰。患者仍无法控制自己行为时,可采用身体约束方式协助控制其行为。如穿约束衣或用约束带限制四肢于床上或椅子上,这时常常会引起患者的不安和反抗,所以在执行保护性约束过程中要持续与患者谈话,告知其执行约束的目的、时间,必要时护理人员可陪伴在一旁以减少其焦虑感。

4. 药物治疗　遵医嘱选用一些较强镇静作用的药物,如氟哌啶醇、地西泮等肌内注射来镇静患者的情绪,并注意观察其生命体征及用药反应。

5. 应对暴力行为时的注意事项　①在接近有暴力行为的患者时,其距离为一个手臂的距离,并且预留可以很快离开的出口,不可使患者位于你与出口之间而堵塞撤退之路。千万不要从患者身后接近他,避免使其害怕而激发暴力行为。②接触患者身体要果断迅速,多人行动要协调。③要保持友善和冷静的态度,既让患者感受到关爱,又要感受到护理人员的威严,以取得合作。

暴力行为控制后,应帮助患者建立新的行为方式。包括各种行为治疗及生活技能训练,宣教如何应付挫折、如何控制自己的情绪、如何做出自己的决定、如何正确地评估自己的行为等,使患者重建起正常行为方式。

【护理评价】

(1) 患者的精神症状能基本控制,能够确认自己发怒和激动的因素,并能控制自己的行为或知道寻求帮助。

(2) 患者能以常人的行为表达自己的愤怒情绪,有效地使用心理防御机制,以正确的方式处理挫折、紧张、被攻击的感受。

(3) 患者的人际关系有所改善。

第三节　出走行为的防范与护理

出走是指患者在住院期间,未经医生批准,擅自离开医院的行为,称为出走。

【护理评估】

(一) 出走原因的评估

1. 有些精神症状可能与患者的出走行为有关　①患者自知力缺乏,否认有精神疾病,不愿接受治疗而出走。②受妄想、幻觉支配,认为医院是迫害他的地方,从而设法离开。③有自杀意念的患者因医院防范严密,不能达到其自杀的目的而寻找机会离开医院。④患者为实现某种病态心理而离开医院,如去单位找领导辩解,或上访、告状。

2. 患者不习惯住进医院　①目前大多数精神病医院实施封闭式管理,感到受约束、限制,处处不自由,使患者感到生活单调、苦闷。②患者住在医院离开自己的家庭,由于牵挂家庭,想念孩子而想出走。③有的患者可能对治疗不了解而感到恐惧,如电休克、药物治疗等,这些都可能是导致患者出走的原因。

3. 护理人员的工作疏忽　①如护理人员脱岗、监护患者注意力不集中、粗心大意等给患者可乘之机。②护理人员态度生硬、方法简单、解释问题不耐心等给患者以不良刺激,使其产生不满心理。③病房设施不健全或损坏未及时修理。④患者外出做检查和活动时没有护理人员陪伴,都可使患者设法借机出走。

（二）出走患者的表现

一般情况下，患者出走前，多数都会有一些异常表现，只要护理人员仔细观察并采取相应的措施，就能避免患者出走行为的发生。

(1) 部分患者计划出走时，常表现出焦虑、坐卧不安、徘徊不止、频繁如厕、东张西望、失眠等。

(2) 意识清楚的患者多采用巧妙的方法，积极创造条件，遇有机会便出走。常见的表现是主动帮助工作人员打水、取送餐具或其他物品等以骗取工作人员的信任，待工作人员放松警惕后乘机出走；或四处寻找可出走的地方，如不结实的门窗、围墙等；有的患者常在门口附近活动，窥视情况，乘门前人员杂乱，如下班、有学生或参观人员进出和患者家属探视时出走。

(3) 意识不清楚或处在朦胧状态的患者，出走不知避讳，会旁若无人地从工作人员身边走过。其出走无目的、无计划，多受幻觉或妄想精神症状的支配。

【护理诊断】

有走失的危险，与患者精神症状支配、护理人员工作疏忽有关。

【护理目标】

(1) 患者能够正确认识自己的疾病，理解住院治疗的重要性。

(2) 患者能适应住院环境，在住院期间不发生出走行为，并安心住院治疗。

【护理措施】

(1) 对有可疑出走的患者安置在工作人员的视线范围内，10～15 min 巡视一次患者的活动情况，适当限制活动范围。患者外出活动或做检查要专人陪护，禁止单独外出。

(2) 对不愿住院的治疗者，多与其接触，了解其想法和原因，给予安慰和疏导，力求消除患者出走的想法；对不习惯住院环境的治疗者，主动介绍住院环境和周围的人员，使患者尽快熟悉环境，减少或消除不适应感，使其了解住院治疗的重要性和必要性，从而安心住院治疗。

(3) 加强与患者家属的联系，鼓励家属探视，减少患者的孤独感。组织娱乐活动，丰富患者的住院生活，鼓励参加集体活动，消除紧张和顾虑。

(4) 医护人员要善待患者，解释问题语气要和蔼，避免激惹或刺激患者；加强工作人员责任心，在进出病房时注意防护，避免患者伺机出走。

(5) 发现患者出走时，立即报告上级部门并与患者家属联系，组织力量寻找患者。

【护理评价】

(1) 患者的精神症状已基本控制，对疾病与住院治疗有正确地认识。

(2) 患者能适应医院环境，配合治疗与护理，安心住院治疗。

(3) 有效的“出走”预防措施。

第四节 噎食的防范与护理

噎食是指食物堵塞咽喉部或卡在食管的狭窄处，甚至误入气管，引起窒息。精神疾病患者发生噎食者较多，其原因主要是服用抗精神病药物后，发生锥体外系副反应，出现吞咽肌群运动不协调所致。近年来，由于新一代抗精神病药物问世，锥体外系副反应已少见，故药物所致的噎食较过去大为减少。

【护理评估】

(1) 因服用抗精神病药物出现锥体外系副反应,引起吞咽肌群不协调,抑制吞咽反射而致。或电休克治疗后未完全清醒,在意识模糊状态下进食而引起。

(2) 器质性疾病患者,因吞咽反应迟钝,进食快而发生噎食。癫痫患者进食时如果抽搐发作也可以造成噎食。

(3) 精神病患者因抢食、暴饮暴食、急骤进食而发生噎食。

(4) 患者在进食中突然发生严重的呛咳、呼吸困难、出现面色苍白或青紫等现象。

【护理诊断】

1. 有噎食的可能　与药物不良反应,急骤进食有关。

2. 窒息　与噎食有关。

【护理目标】

患者在住院期间不发生噎食。

【护理措施】

(一) 预防噎食的发生

(1) 密切观察患者的病情,特别要注意观察吞咽情况。注意有关药物的副反应,对有严重锥体外系副反应的患者遵医嘱给予拮抗药物。

(2) 进食的护理　①对有严重锥体外系副反应的患者,给流质或半流质饮食,避免给带骨、刺的食物。②吞咽困难的患者,专人守护进食或喂食,喂食速度宜慢,必要时给予鼻饲。③对抢食及不知饥饱的患者,应单独分量分次进食,或专人喂饭。④对暴饮暴食者,适当控制其食量,逐步改进不良的进食习惯。

(二) 噎食的紧急救护

(1) 就地抢救,立即清除口腔内的食物,并解开领扣,畅通呼吸道。如患者牙关紧闭,可用筷子或压舌板等撬开,抠出口腔内食物。

(2) 如果抠出食物后患者仍无缓解,应立即将患者腹部俯卧于凳子上,让上半身悬空,猛压其腰腹部迫使膈肌猛然上移而逼迫肺内气体猛然外冲,使气流将进入气管的食物冲出。如果重复5～6次不见效,应立即用大号针头在环甲软骨上沿正中部位插入气管,并尽早进行气管插管。

(3) 如呼吸、心跳停止,立即进行心肺复苏,给予对症抢救处理,遵医嘱给中枢兴奋剂、给氧、输液等。专人守护直到患者完全恢复。

(4) 必要时配合医生行气管切开,并做好气管切开的护理。

【护理评价】

(1) 患者知道噎食发生的原因,能做到缓慢进食及细嚼慢咽,不再发生噎食现象。

(2) 有效的预防噎食的措施及抢救窒息的措施。

第五节　木僵患者的护理

木僵状态是在意识清晰状态下出现的精神运动性抑制综合征。

【护理评估】

评估时要注意患者发生木僵的时间、过程、起病缓急及可能的原因。精神分裂症、抑郁症与心因性精神障碍都可出现功能性木僵;脑部感染、中毒、肿瘤、血管病变等所致的器质性木僵。木僵患者可能有如下表现。

(1) 轻者言语动作明显减少，有时出现呆坐不语、刻板动作、刻板语言、模仿语言、模仿动作、违拗等症状。重者出现不语不动、不食不饮，双目凝视，面无表情，推之不动，呼之不应，甚至针刺也无反应。全身肌张力增高，并可出现"蜡样屈曲"或"空气枕头"样改变。

(2) 呼吸脉搏变慢，血压偏低，嘴唇和肢端发绀，瞳孔缩小，对光反射迟钝。

(3) 患者通常双眼睁开，可注视或视线跟踪周围人或物体，常抗拒检查。在安静环境中，与患者小声耳语，有时可获得回答。有的患者在夜深人静时，可在室内走动，解小便或寻找食物等。

(4) 木僵患者一般无意识障碍，各种反射存在，木僵解除后患者可回忆起木僵期间发生的事情。

(5) 木僵持续时间长短不一，短的可几小时，长的可数年，既可逐渐消失，也可突然结束，部分患者可突然进入兴奋状态，或与兴奋状态交替出现。

【护理诊断】

与木僵有关的护理诊断。

1. 营养失调，低于机体需要　与精神运动抑制有关。
2. 生活自理缺陷，进食、沐浴、入厕等　与精神运动抑制有关。
3. 有暴力行为的危险　与精神症状支配有关。
4. 有受伤的危险　与精神运动抑制有关。
5. 有感染的可能，皮肤、口腔、肺部　与精神运动抑制有关。
6. 便秘和尿潴留　与精神运动抑制有关。

【护理目标】

(1) 治疗期间不发生皮肤、口腔和肺部感染，保护患者免受伤害。

(2) 不发生暴力行为。

【护理措施】

1. 提供安全环境　患者一般安置在隔离室，床位在护理人员的视线范围内，注意观察病情，做好防护工作。因为木僵患者失去了防御能力，要防止其他患者干扰和伤害他；同时也要防止木僵患者突然转为兴奋而出现冲动伤人或其他破坏行为。

2. 保护性护理　木僵患者虽然卧床不动，缄默不语、面无表情，但意识是清楚的，对周围发生的事情以及医护人员对他的态度均能正确感知。因此接触木僵患者时态度要亲切，在执行治疗和护理过程中应当像对待其他患者一样给予必要的一些解释。同时，避免在患者面前谈论病情及其他不利于患者的事情，以免给患者造成恶性刺激，加重病情。有的患者在夜深人静的时候可独自下床活动，护理人员不可惊动患者，并应保护其安全。

3. 生活护理　木僵患者终日卧床，身体僵住不动，完全丧失生活自理能力，由护理人员提供完全的生活料理。①防止压疮的发生，定时翻身拍背，保持床铺的平整干燥和注意保暖。②保持口腔和皮肤清洁，如及时清除口腔分泌物，用生理盐水或清水一日三次清洗口腔；定期洗头、床上擦浴、更换衣服。③注意大小便的情况，必要时灌肠和导尿。④保证有足够的营养摄入，对轻者耐心喂食，重者行鼻饲流质饮食和静脉输入营养物质，以保证足够的蛋白质、热量和维生素的供给，维持水、电解质和能量代谢的平衡。

4. 严密观察病情变化　注意用药的反应，配合医生做好有关的治疗和检查，保证治疗顺利进行。

5. 给予心理支持　定时探望患者，与患者沟通时态度和蔼、语言亲切。在治疗护理操作过程中，动作要轻柔，随时体现对患者的关心和爱护，并多给予正性的鼓励。

【护理评价】

(1) 木僵状态的患者不发生皮肤、口腔和肺部感染。

(2) 保护好患者不受伤害，患者不发生暴力行为。

第六章

精神分裂症与护理

教学要求

精神分裂症是临床上最常见的一种重性精神病，其特点体现在"分裂"两字上，患者的精神活动与环境分裂，认知、情感、意志行为之间分裂，也由此构成了精神分裂症患者的"特征性症状"，在学习本章时，应重点理解这一点。幻觉、妄想这两种症状虽然只出现在某些精神分裂症患者身上，但这两种症状对患者的影响却很大，所以，护理措施中重点讲述了对幻觉妄想的护理。

精神分裂症患者的康复，在需要及时准确治疗的同时，更离不开护理人员耐心细致的护理，从而保证治疗的顺利进行，同时对患者进行多方面的训练，恢复其心理社会功能，使其早日回归社会。

学习本章后，学生能够回答以下几个问题。

1. 解释两个术语：紧张性木僵　紧张性兴奋。
2. 精神分裂症的特征性症状及临床分型。
3. 精神分裂症的治疗现状与预后。
4. 参考本章所给的案例（偏执型精神分裂症），在教师的指导下，确定患者的护理诊断，并制定出护理措施。
5. 精神分裂症的主要护理问题和措施。

第一节　精神分裂症的临床特点

精神分裂症是一种病因未明，以认知、情感、意志行为及其与周围环境的精神分裂为主要特征的一类重性精神病。目前精神分裂症的病因尚未阐明，但多数学者认为本病的发生与遗传、神经生化、心理社会等多种因素有关，是这些因素共同作用的结果。本病大多在青壮年起病，病程多迁延，一般无意识障碍和智能障碍。

一、临床表现

（一）特征性症状

精神分裂症的症状表现复杂多样，其主要临床特点是"精神活动的分裂"，即认知、情感、意志行为之间的不协调，导致患者精神活动与周围环境明显脱离，互不协调，构成了精神分裂症的特征性症状。

1. 思维障碍　这是精神分裂症最主要的症状。可表现为思维散漫或破裂，即思维失去内在联系，缺乏逻辑性及与现实的联系，是精神分裂症很重要的症状。极其严重时言语支离破碎，只是词的堆积，称为"词的杂拌"。有些患者可在无外界因素影响下出现思维中断、思维被夺，以及思维插入和思维云集。有些患者混淆某些抽象概念与具体概念，表现为病理性象征性思维。如某患者扑入疾驰的汽车，称自己要"投胎"。有些患者把几个无关的概念或句子拼凑起来，赋予特殊意义，即语词新作。还有的患者在推理过程中，出现逻辑倒错性思维。

2. 情感障碍　精神分裂症的情感障碍以情感淡漠、情感不协调，即情感反应与思维内容，以及外界环境不协调为常见。情感淡漠最早涉及的是较细腻的情感，如对同事、朋友欠关心，对亲人欠体贴等。病情加重后，患者可对周围事物的情感反应变得迟钝或平淡，对生活和学习的兴趣、爱好减少。随着疾病的发展，情感淡漠往往成为主导症状，患者的情感体验日益贫乏，对一切无动于衷，甚至对那些使人产生大喜大悲的事件，也表现得心如止水，不能唤起情感的共鸣。最后患者可丧失与周围环境的情感联系。有的患者还可表现为情感不协调或情感倒错。如某患者在讲述一件严肃的或非常令人悲痛的事情时，却面带笑容。

3. 意志行为障碍　最常见的症状是意志的减退或缺乏。患者表现为活动减少，缺乏主动性，行为变得孤僻、被动、退缩，即意志活动减退，患者对生活、学习及劳动的要求减低，如不主动与人交往，无故旷课或旷工等。严重时日常生活都懒于料理，长时间不梳洗、不更衣、不理发，蓬头垢面，终日无所事事，呆坐或卧床。部分患者的行为与环境不配合，如吃一些不能吃的东西(如肥皂、污水、大小便等)，伤害自己的身体等，称为意向倒错。

4. 矛盾症状　在精神活动中同时出现两种相反的倾向，如矛盾思维、矛盾情感。这种矛盾性患者并没有意识到，而且常把这种相互矛盾的体验和感受同时表现出来，如一个患者可同时表现出哭与笑，也可对同一个人同时流露出爱和恨。有学者认为差不多所有的精神分裂症患者都有这种症状，不过轻重不同而已。

5. 内向性　精神分裂症患者常常沉浸在自己的体验中或内心世界里，以幻想代替现实，自我中心，与世隔绝。内向性体现了患者与现实的"分裂"，也是精神分裂症的特征性症状之一。

(二) 其他常见症状

以下所介绍的症状并非所有精神分裂症患者都出现，但在一定类型、一定阶段，可以是本病突出的症状。属于此类患者有幻觉、妄想、感知综合障碍和紧张综合征。

1. 幻觉　许多精神分裂症患者可出现幻觉，最常见的是幻听。主要是言语性幻听，内容往往是使患者不愉快的。幻听可以是真性幻听，也可以是假性幻听。患者的行为可受幻听的影响，可表现为侧耳倾听状，或与幻听的声音对话，或沉醉于幻听中自笑、自语。患者对于命令性幻听，一般均遵照执行，易出现冲动、破坏行为，应予以重视和警惕。

幻视较幻听少见，往往是一些片段的形象。还有的患者可以出现幻嗅和幻味，多为闻到难闻的气味或尝到某种"有毒"的味道。幻触很少见，多表现在皮肤及性器官方面。这些幻觉常与妄想(如被害妄想)有关。

2. 妄想　精神分裂症患者出现的妄想具有内容荒谬、离奇，易于泛化、多变的特点，以关系、被害和影响等妄想最常见。如某患者最初认为邻居和同事的举止行为与他有关系，后来则认为其所到之处，不论在街上、公共汽车、商店里人们的谈话都在议论他，甚至报纸新闻、广播内容也含沙射影地说他。形式上以原发性妄想最具有特征性和诊断意义。原发性妄想发生突然，完全不能用患者当时的处境和心理背景来解释。例如一患者从外地回来，一下火车突然感到环境变了，周围人的态度也变了，行人以特殊眼光看他，家人的态度也与往常不同，都在议论与他有关的事等。

3. 人格解体　也常见于精神分裂症。我国第一代精神病学专家于清汉教授将其归纳为三种情况。①精神人格解体：感到精神活动不存在或不属于自己。②躯体人格解体：躯体某部分不存在或不属于自己。③现实人格解体：对环境缺乏真实感。例如患者感到脑袋离开了身体，走路时不感觉有下肢存在。或患者诉说丧失了完整“我”的感觉，“我”分裂成为 2 个或 3 个，自己是其中的一个，只有部分精神活动或肉体受自己支配等。

4. 紧张综合征　内容参见临床分型的紧张型。

精神分裂症患者大多没有意识障碍。妄想、幻觉和思维障碍都是在意识清晰情况下出现。如果患者配合，一般都查不出智能活动障碍。绝大多数患者不认为自己的病态体验是因为自己有病，而认为是由于某些人恶意加害于他，故缺乏自知力。

二、临床类型

本病根据临床症状群的不同，可划分为不同类型。常见的类型如下。

1. 单纯型　较少见。多为青少年时期发病，起病缓慢，进行性加重，病情自动缓解者少。早期可出现类似神经衰弱症状，如易疲劳、软弱无力、失眠、工作效率下降等。典型症状表现为日益加重的孤僻、被动、生活懒散、思维贫乏、意志缺乏和情感淡漠等，逐渐脱离现实生活，最终发展为精神衰退。幻觉、妄想不明显。此型患者在发病早期常不被发现，可被误认为是思想或性格问题，往往经过数年病情发展至较严重时才被发现。治疗效果和预后较差。

2. 青春型　较常见。多发病在青春期(15～25 岁)，急性或亚急性起病，病情发展较快。主要症状是思维内容离奇，难以理解，思维破裂；情感喜怒无常，表情做作，扮弄鬼脸，傻笑；行为幼稚、愚蠢，常有兴奋冲动行为及本能活动(性欲、食欲)亢进，也可有意向倒错表现。幻觉、妄想片断零乱。此型病程发展较快，虽可有自行缓解，但持续不久，易反复。但如及时治疗，效果较好。

3. 紧张型　近年来此型已大为减少。多发病于青、壮年，急性起病多见，病情多呈发作性，自发缓解较其他类型常见，治疗效果好。临床表现以紧张综合征为主，该综合征因患者全身肌张力增高而得名，包括紧张性木僵及紧张性兴奋两种状态。

(1) 紧张性木僵　突出表现是精神运动性抑制。患者言语运动受抑制，程度不同，从运动缓慢、少语少动(亚木僵状态)到固定于某个姿势，不语不动，不饮不食，对环境变化毫无反应(木僵状态)。患者肌张力增高，可出现蜡样屈曲、“空气枕头”。有时也可出现被动服从、违拗等。偶可伴幻觉、妄想。患者意识清晰，对周围事物的感知仍存在，病后对所经历事件均能回忆。

(2) 紧张性兴奋　短暂的紧张性兴奋可与紧张性木僵交替出现，此时表现以突然发生的运动性兴奋为特点。患者行为冲动、不可理解、言语单调刻板。如突然起床伤人、毁物，砸东西，无目的徘徊，原地踏步。紧张性兴奋可自动缓解或转入紧张性木僵状态。

4. 偏执型　又称妄想型，最常见。发病年龄多在青壮年或中年，起病较缓慢。病初表现为敏感多疑，逐渐发展成妄想，并有泛化趋势，妄想内容日益脱离现实，离奇、抽象。多数伴有与妄想内容相应的幻觉。情感和行为常受幻觉或妄想支配，表现多疑、恐惧，甚至出现自伤及伤人行为。精神衰退现象不明显，发病相当长时间内，患者尚能维持日常工作。治疗效果好。

5. 未定型　除上述传统的 4 个类型外，临床上述各型部分症状同时存在，难以分型者并不少见，称为未定型。

另外，英国学者提出了Ⅰ型和Ⅱ型综合征概念，即将阳性症状(如错觉、幻觉、妄想、思维破裂、行为紊乱等)为主的患者称为Ⅰ型;以阴性症状(如思维贫乏、情感淡漠、意志缺乏等)为主的称为Ⅱ型。这一概念目前已被广泛接受。

三、治疗与预后

(一) 治疗

1. 抗精神病药物治疗　在精神分裂症的治疗中,抗精神病药物治疗起关键性作用。

(1) 急性期系统药物治疗　首次发病或复发患者的治疗,一般疗程为2～3个月。常用的抗精神病药物有氯丙嗪、奋乃静、三氟拉嗪、氟哌啶醇。一般从小剂量开始,缓慢加量。一般于10日至2周内加至治疗剂量,达到治疗量4～6周内控制急性精神分裂症症状。

(2) 继续治疗和维持治疗

1) 继续治疗　在急性期精神症状得到控制后,继续用治疗剂量持续治疗1个月左右。

2) 维持治疗　药物剂量应逐渐减量,一般经治疗3～6个月后可逐渐减量至治疗量的1/2,如病情稳定,可继续减量至1/4或1/5。一般建议在第一次发作后,维持治疗2年,如果患者为第二次发作,药物维持的时间更长一些,甚至需终身服药。

长期使用抗精神病药,易出现迟发性运动障碍。因其缺乏有效的治疗方法,故应注意预防。措施有:①用最小剂量,保持最佳效应;②避免用超大剂量;③尽可能少用抗胆碱药物;④可采用"药物假期",即周末停药;⑤早期识别迟发性运动障碍。

2. 电休克治疗　具体内容请参见第三章第二节。

3. 环境、心理治疗和社会心理康复治疗　精神分裂症患者在易感素质和不良生活、社会应激作用下发病或反复发作,该项治疗针对以上发病因素,对稳定病情、减少复发、提高社会适应能力、促进患者回归社会有极其重要的作用。急性期患者经过系统药物治疗,病情缓解后,应了解与患者发病有关的应激因素,及时给以支持性心理治疗,提高患者的自知力,解除患者的各种思想顾虑,并帮助患者解决家庭和工作环境中的不良心理应激。同时,重视患者院内的社会生活,如开展有组织的文娱、工疗活动,加强工作人员和患者的交谈,重视患者和社会、家庭的联系。

患者出院后能否减少复发,不仅与药物维持治疗有关,而且与家庭和社区对患者的态度有关。通过对患者家庭和社区进行教育,讲明疾病的性质、服药的必要性,以及不良心理应激对病情的影响,来避免周围环境中指责、歧视或敌视的态度给患者带来的心理负担,减少病情波动。另一方面从日常生活能力、人际交往能力训练和职业劳动训练等环节对慢性精神分裂症患者进行康复治疗,以提高患者社会生活的适应能力。此外,在社区建立过渡性的康复机构,如日间住院、工疗车间、工疗站等亦有积极意义。

(二) 预后

有研究资料表明,精神分裂症的预后与家庭照顾好坏的关系最密切,其次是治疗情况和复发次数。一般起病较急,有明显诱因,病前性格无明显缺陷,家族遗传史不明显,社会支持系统良好、临床表现阳性症状,病程为间断发作预后较好。如能早期发现及治疗,多数可获得较满意疗效,症状可及时控制。

案例:男性,19岁,一年来怀疑有人迫害自己,数次自杀未遂,半年来自语自笑,追求异性,感到有仪器控制自己而入院。患者在4年前被评为"三好学生",为此受同学议论,生闷气少语。2年前出现学习成绩下降,入睡困难。入院前1年因高考落榜受家人埋怨,后出现行为和思维明显异常:有时讲"我要跳楼",曾企图跳楼、触电未遂。怀疑别人对他不怀好意,路人故意冲他吐痰。入院前半年,自语、自笑,思维内容离奇,患者自语:"我要死了,哥哥爸爸再见了,有东西控制我。""某某,我爱你。"性欲亢进。患者有阳性家族史。病前性格敏感多疑,胆小害羞,不合群。

体格检查:未见异常。

精神检查:患者接触被动,时间、地点和人物定向力好。在医生提问下,谈出以下体验:近半年来常听到不熟悉的人的话语,命令他去投井、跳楼、触电。入院后,声音命令他躺在床上,有时议论他,说他坏话;时而恐惧,时而愤怒。在家中曾多次闻到死尸的气味。有时感到自己的身体一会儿变大、一会儿变小。患者坚信有某种特殊仪器控制他的思想行为,自己想啥事,耳边就听到声音在说他想的事。喊女孩的名字、自笑,认为都是仪器控制的结果。交谈时,情感与外界环境不配合,常闭眼无声地发笑。患者生活自理差,洗漱、更衣需要督促。高级意向减退,对今后生活无打算,性本能活动增强。记忆、智能未见明显缺陷。否认有病,无自知力。

诊断:偏执型精神分裂症

第二节 精神分裂症患者的护理

【护理评估】

护理人员主要通过与患者本人或其亲属等相关人员的交谈,以及对患者的观察,再综合实验室或其他辅助检查,来获取患者的各方面的主客观资料。评估的内容主要包括如下。

1. *身体方面* 评估患者的意识状态、生命体征、睡眠、排泄、进食、个人卫生、生活自理等方面的情况。尤其要注意评估患者有无锥体外系反应、体位性低血压等药物副反应。

2. *心理方面* 主要评估①认知方面:着重判断患者的思维障碍情况,有无幻觉、妄想,幻觉妄想的种类、内容、对患者的影响,以及患者对疾病有无自知力(包括患者对住院的态度和对治疗的合作程度),以及应对压力的能力和所使用的防卫机制。②情感方面:判断患者的情感改变情况,情感活动与思维及环境是否相协调。③意志行为方面:观察判断患者的行为改变情况,有无兴奋、冲动、伤人、毁物、木僵等异常行为,有无自伤、自杀念头、企图或行为。

3. *社会方面* 评估患者的人际关系、社交能力、家庭环境、经济状况、工作环境、受教育情况及社会支持系统等。尤其应注意评估患者与家庭成员间的关系、沟通方式,家庭、社会对患者的支持情况,家庭中所存在的问题,以及患者近期有无生活压力事件,压力事件对患者的影响,患者对压力事件的看法和感受及其应对方法。

4. *其他方面* 了解患者的个人史(如职业、爱好、信仰、个性特点、生活方式等)、家族史(有无精神分裂症阳性家族史及其他精神病家族史)、既往史(既往是否有过精神病史、有无药物过敏史、其他躯体疾病情况等)、实验室及其他辅助检查,如各项常规、血生化、心电图等的结果。

【护理诊断】

护理诊断常见的有以下几个方面。

1. *进食障碍,进食困难、拒食、暴饮暴食、异食* 与幻觉、妄想;木僵状态;食欲亢进;意向倒错及药物副反应等因素有关。

2. *营养失调,低于机体需要量* 与因幻觉、妄想而拒绝进食;因木僵而摄入不足有关。

3. *睡眠型态紊乱,入睡困难、睡眠节律颠倒、早醒、多梦等* 与环境生疏不适应;各种精神症状导致睡眠障碍,如兴奋、幻觉、妄想等因素有关。

4. *排尿异常,尿潴留* 与木僵、药物副反应等因素有关。

5. *感知改变(特定的)* 与幻觉、急性发病有时伴有的定向力障碍、感知综合障碍等因素有关。

6. 思维过程改变　与联想障碍、逻辑障碍、内容障碍等思维障碍有关。

7. 有暴力行为的危险，对自己或对他人　与幻觉、妄想、精神运动性兴奋、因自知力缺乏而对住院采取反抗等因素有关。

8. 有受伤的危险　与木僵、感知功能障碍、药物不良反应有关。

9. 生活自理能力缺陷　与言行紊乱时不知自理、木僵状态时丧失自理能力、精神衰退不能主动自理等因素有关。

10. 自我防护能力改变　与木僵、急性发病期精神活动严重紊乱等有关。

11. 言语沟通障碍　与思维过程改变有关。

12. 社交孤立　与幻觉妄想、行为退缩、情感淡漠、违拗不合作等因素有关。

13. 不合作，拒绝接受治疗护理　与幻觉妄想、自知力丧失、行为能力丧失等因素有关。

14. 个人应对无效　急性期现实检验能力受损，应对能力下降；慢性期精神衰退，应对能力与应对动力均缺乏；恢复期因外界压力（如社会歧视）而感到无能为力难以应对等。

【护理目标】

(1) 患者能获得足够的营养、水分、休息和睡眠。

(2) 患者能自行进食。

(3) 患者不发生伤害自己和他人的行为。

(4) 患者不发生逃离医院的行为。

(5) 患者学会使用恰当的方式发泄冲动的情绪。

(6) 患者能采用社会所理解的方式与人交往。

(7) 患者能接受持续的药物治疗。

(8) 患者能参加病房的集体活动。

(9) 患者能区分幻觉妄想与现实之间的差异。

【护理措施】

许多精神分裂症患者丧失了对疾病的自知力，不认为自己有病，所以不愿意住院接受治疗。而且有些患者由于精神症状的特点，将工作人员涉入其精神症状之中（如被害妄想的患者，可能认为医护人员也与外界串通来加害于他），因而对医护人员持敌视态度，甚至伤害医护人员。所以对精神分裂症患者进行护理，建立良好的护患关系是必不可少而且是相当不容易的，护理人员应根据不同患者的特点采用不同的接触技巧，与患者建立良好的治疗性关系。

1. 一般护理

(1) 保证营养摄入　精神分裂症患者存在各种情况的进食缺陷，患者大多有不同程度的营养失调，因此保证患者正常进食，是精神分裂症患者护理中经常面临的问题。

患者具体进食问题分列如下：被害妄想的患者害怕食物中有毒不敢进食；自罪妄想患者通过绝食或吃剩饭菜来达到减轻罪过的目的；幻听的患者受命令性幻听的支配不愿进食；木僵的患者无法进食；精神运动性兴奋的患者行为紊乱，不知进食或暴饮暴食等；意向倒错的患者进食异物；药物副反应可引起患者吞咽困难；极度退缩的患者不知如何进食。

1) 护理人员首先应了解患者存在的具体进食问题，针对具体情况来协助其进食。①对受幻觉、妄想支配而不进食的患者应耐心说服解释，督促患者进食。对因被害妄想而不敢进食者可采用示范方法，如护理人员可先吃一口给患者看；或让患者看到其他患者拿取食物及进食的情形，鼓励其与其他患者集体进餐；或者如果条件允许，可带患者参观食物制作过程、让患者自行选择食物或自行制作食物。对因自罪妄想而影响进食者，护理人员可将饭菜搅拌在一起，让患者认为是剩饭菜，可收到诱导进食的效果。对坚决不进食的患者可考虑予以鼻饲或输液。②木僵患者夜深人静时可自行进食，将饭菜放置床旁，在隐蔽处观察患者进食情况，完全不进食者需采用鼻饲。③出现锥体外系副反应的患者，宜提供半流质或容易消化的饮食，进食速度要慢，以防吞咽困难而发生噎食，应予以关注。④兴奋躁动的患者宜单独进食或喂食，以免干扰其他患者进餐，进食量要适度。⑤应监督意向倒错患者防止其进食脏物，及时提供合理饮食。⑥对极度退缩的患者，应为其选择半流质或软质、高热量、易消化的饮食，进食时护理人员应在旁协助，随时给予提醒。

2）护理人员应随时观察与记录患者的进食情况，以及液体出入量情况，注意水分的补充，以防发生脱水。

（2）做好排泄护理　护理人员应注意观察患者的大小便情况及排泄习惯，可安排每日固定时间提醒或带患者如厕，以防便秘、尿失禁或尿潴留，同时可起到训练并养成患者排泄习惯的目的。若患者 12 h 无尿可采取诱导方法刺激排尿，必要时可给予导尿。另外，应鼓励患者多饮水、多活动、多吃蔬菜水果，预防便秘。若患者 3 日无大便可给予缓泻剂。

（3）促进良好睡眠　睡眠障碍是精神分裂症患者初发、复发早期最常见的症状之一。因此，保证患者充足的睡眠是非常关键的。合理安排作息制度，患者睡前不喝浓茶或咖啡，减少兴奋性刺激，对新入院患者帮其熟悉环境或陪伴协助入睡，护理人员做到“四轻”，保证环境的安静及安全。加强夜间巡视，防止患者蒙头睡觉，观察患者入睡情况，防止意外的发生。

（4）督促患者自理　帮助患者维持适当的穿着，提醒其料理个人卫生。对于行为退缩极其懒散的患者，护理人员应随时观察，按时督促患者洗漱、更衣、沐浴等。当患者有良好表现时，应立即给予赞扬、鼓励，以增加患者自信。必要时可利用行为治疗方法，如代币强化技术，增强患者改善动机，来训练患者建立良好的卫生习惯。

（5）鼓励参加活动　精神分裂症患者往往行为被动，很少主动参与活动或与他人接触。护理人员应鼓励患者多参加活动，可为患者制定每日的活动安排表，活动的安排不宜过度复杂，且最好是在短时间内即可完成的，以增加其参与动机。活动种类也不宜太单调，应增加各种感觉的刺激，以增加患者的成就感。

（6）做好药物治疗护理　精神分裂症患者常自认为没有病或难以忍耐药物副反应，而拒绝服药，或服药时常出现藏药行为。因此，护理人员应保持警觉性，必须当面看着患者服下药物，并检查是否真正服下。此外，要密切观察及记录患者服药后的症状改善情况，同时要重点观察有无药物副反应发生，做到及早发现、及早处理，并为患者做好卫生宣教。

2. 安全护理

（1）精神分裂症患者常因幻觉、妄想的影响，将自认为不属于自身的器官切除，或自认为能飞、或认为周围都是敌人、或受命令性幻听影响等，出现自伤、自杀、攻击或破坏行为。另外，精神分裂症患者的自杀绝大多数是故意的、有计划的，最容易发生的时间是在症状开始缓解时，而与之有关的危险因子包括病情起伏不定、对药物反应不佳、自知力恢复、社交隔离、对未来感到无望、得病前后的成就差距太大等，如果再加上有忧郁症状，其危险性更高。护理人员应对这些自伤、自杀及攻击或破坏行为提高警惕，注意预防并及时处理，以保护患者的安全。其预防及处理措施请参照第五章第一节和第二节中有关内容。

（2）精神分裂症尤其是退缩患者对自身躯体的不适如发热、头痛、腹痛等，常不能主动述说，所以护理人员应该经常注意观察患者言行及生命体征等躯体情况，及时发现感染、脱水等躯体症状，保证患者安全。

3. 特殊护理

(1) 幻觉的护理　幻觉不仅影响患者的思维和情感，而且有时在幻觉的支配下，患者会出现不合作，甚至发生自伤、自杀、逃跑、伤人、毁物等行为，因此对这一症状应高度重视。

1) 建立护患关系、密切观察病情　护理人员首先应与患者建立信赖的护患关系，并适时运用技巧，密切观察患者的言语、表情、行为动作，以了解幻觉出现的次数、时间、频率、内容、相应的反应，从中找出幻觉的规律性。

2) 合理安置和管理　观察患者受幻觉影响状况，合理安置病室，若患者幻觉出现频率较高，受幻觉支配而产生冲动、伤人、自伤、毁物等行为者，应安置在重症监护室，专人看护，密切观察，防止意外的发生。

3) 针对不同阶段的护理　治疗初期，对沉浸在病态体验中的患者，切不可贸然询问，引起患者反感、怀疑或不合作。当患者谈及幻觉体验时，护理人员应认真倾听，给予适当同情和安慰，稳定患者情绪，但是不可以为了附和患者，随意对患者的叙述表示认同。比如，针对出现幻听的患者，护理人员可以委婉地告诉患者"我相信你听到了这些声音，这样的感觉，一定会使你觉得很不舒服，我理解你"。若患者反复叙述症状，可设法转换话题或转移患者注意力，防止症状的不断强化。

随着治疗的进行，病情的缓解，应根据幻觉出现的内容，呈现事实或设法诱导、变换环境，帮助患者辨别病态体验，恢复自知力。如患者出现幻听自言自语时，护理人员可询问幻听内容，并明确告知这些声音只有患者一人听到，其他人并没有听到，促使患者区分出现实与虚幻，使患者认识到是病态，增进现实感；对因受幻听支配有情绪改变的患者，如听到自己孩子的哭叫声而表现不安时，可带患者出去证实确无客观事实存在，并作说服解释，以暂时缓解情绪与症状；对因幻嗅、幻味而拒食的患者，应说服解释，并采取集体进食或示范，消除顾虑；有的患者可能因幻觉影响而紧张、失眠，护士应及时了解病情并给予安慰、解释和安全保证；也可以根据症状出现的规律在其幻觉出现之时，安排鼓励患者进行一定的工娱活动，分散对幻觉的注意力，减少症状的出现。

当患者病情稳定，自知力逐渐恢复时，可以和患者一起回忆并分析在发病期间的症状表现和对生活的干扰，帮助患者认识这些症状，并与其讨论症状出现的诱因及症状减轻的因素与方法，使患者学会如何自我控制、中断及对抗症状。并告诉患者当患者无力控制自己的行为时，应及时向医护人员求助，护理人员应承诺患者会得到及时的帮助。

(2) 妄想的护理　精神分裂症患者常见的妄想类型是被害妄想和关系妄想，妄想的内容往往比较荒诞离奇，但患者对其深信不移，不能通过其亲身体验加以纠正，且妄想的范围有泛化的趋势。患者可在妄想的影响下，发生自杀、伤人、毁物、逃跑等行为。因此，对妄想状态的护理是精神分裂症患者护理的重要内容之一。

1) 建立信任的护患关系　妄想状态的患者自我感觉思路清晰，智能完整，因为妄想的影响不安心住院治疗，不轻易向人暴露思维内容，戒备心强，对自己的妄想状态无自知力。因此，与此类患者建立良好的信任关系，深入了解病情，非常重要，也非常不容易。初始与患者接触可以从关心患者的生活入手，经常询问患者的饮食起居，主动与其交谈，对患者要诚恳耐心，使患者感受到是被接受、被关心的，以稳定其情绪，逐步建立信任关系。

2) 了解思维内容、注意接触方法　护患关系建立之初，若患者未主动提及妄想内容，护理人员切不可唐突询问，以免引起反感和怀疑。若患者谈及妄想内容时，护理人员应认真倾听，不要与其争辩或过早批评，忙于启发患者认识病态思维，但并不表示要认同患者的言谈内容。当护理人员已了解妄想内容后，不应主动去引导患者反复重述其妄想体验，以免强化其病理联想，使症状更加顽固。要注意不得在患者面前低声耳语，或谈论其症状，更不能拿患者的症状取笑，以免引起患者的疑虑或反感，促使妄想泛化。另外，在护理异性患者，尤其是存在钟情妄想时，要注意接触适度，以免引起妄想泛化。

3）掌握妄想内容，对症护理 通过交谈和观察，来了解患者妄想的内容、特点，以及对患者的情绪行为的影响和潜在危险。①被害妄想的患者：常不安心住院，拒绝治疗，认为这些正是谋害他的方法之一，甚至会出现伤人、自伤、逃跑等行为。护理人员应说服解释，耐心护理，以取得患者信任，让其安心住院，并限制其活动范围，注意观察病情，防止发生意外。外出活动时一定要有工作人员陪同。有的患者常怀疑有人在饭中下毒，拒绝进食，此时的护理方法请参见本节“一般护理”中“保证营养摄入”部分。②关系妄想的患者：其病态思维常可涉及或泛化到其他患者或工作人员身上。因此与患者接触时，言语动作更应慎重，切不可在患者面前低声耳语或谈论其症状，或在其看得到却听不到的地方与别人窃窃私语或动作神秘，更不能取笑患者，以免被患者涉入其病态思维中。当其他患者被涉及为妄想对象时，应将其安置在不同的病室，使之分开居住。若工作人员被涉及时，不要过多解释，最好进行调换，减少接触，注意自身安全。③自罪妄想的患者：无故认为自己罪大恶极，情绪低落，入院后往往主动承担大量的劳动，并捡食剩饭或拒食，有的患者甚至会采取自杀行为。护理人员可劝食或将饭菜搅拌在一起，让患者认为是剩饭菜，收到诱导进食的效果。要限制患者的劳动强度，督促其休息，避免过度劳累。也可以组织患者参加一些振奋性的工娱治疗，改善其情绪状态，并加强管理，防止自杀。④疑病妄想的患者：常认为自己患了不治之症，并伴有躯体不适的主诉，护理人员要耐心说服解释，鼓励患者参加工娱活动，以转移其注意力，减轻症状。必要时配合医生给予暗示治疗。但应仔细观察鉴别有无真正躯体疾病的迹象，以免延误病情。

4）掌握时机、协助认识病态思维 随着药物治疗的进行，患者对妄想的病理信念逐渐淡漠或开始动摇，此时要抓住时机，多和患者交谈，启发和诱导患者进一步认识病态思维，使其逐渐恢复自知力。

（3）情感淡漠的护理 情感淡漠使得精神分裂症患者和他人很少有情感上的沟通和接触，同时也使护理人员很难在情感上与之沟通。但是护理人员应认识到精神分裂症患者只是将自己敏感的情感（但它的表达是受阻的）隐藏在淡漠的面具之后。因此，护理人员应具有同情心，设身处地地理解患者，坚持以真诚、友善的态度，利用语言和非语言的沟通方法，如握手、拍肩、为其梳头等身体接触方式，或在旁静静陪伴，或说些温暖关心的话语等来不断传达对患者的关心，让患者充分感受到外界环境的安全、温暖，值得信赖，使患者逐渐将注意转向外界，并鼓励患者说出心中的感受，帮助患者走出自己封闭的世界。

（4）木僵的护理 木僵患者完全丧失了料理生活的能力和自我保护能力，有时突然转入兴奋状态也会对他人造成危害，所以木僵状态患者应安置在重症病室，加强各方面的护理。具体护理措施请参见第五章第五节。

4. 心理护理

（1）主动接触患者，利用语言和非语言的沟通方式表达对患者的关心（但注意对有被害妄想的患者，不能乱用身体接触，以免患者误认为带有敌意而引起攻击行为），确实履行对患者的允诺，从而建立良好信任的护患关系。

（2）鼓励患者述说内心感受，了解患者内心体验和心理问题，提供心理支持，共同探讨解决问题的方法。

(3) 鼓励患者参加各种工娱活动、生活技能训练等集体活动，从而帮助其提高社会交往能力，建立正性人际关系，保持或学习生活工作能力，训练并学习应对心理应激的方法，以促进疾病的康复，利于患者回归社会。

5. 健康教育

(1) 为患者和家属提供有关精神分裂症疾病和治疗的知识教育，让他们明白：①精神分裂症是一类容易复发的精神疾病，而且复发次数越多，精神缺损越严重，防止复发非常重要。②抗精神病药物的长期维持治疗是精神分裂症康复和防止复发的重要措施之一。③家庭的支持是患者回归社会的最大力量源泉。④患者私自减药或停药，以及来自家庭或社会的生活、工作、学习方面的精神应激是引起精神分裂症复发的重要因素。

(2) 指导患者并教导患者家属督促患者坚持服药，按时门诊复查，并在医生的指导下用药，不可擅自加药、减药或停药。

(3) 指导患者及家属学习如何识别常见的药物副反应及相应的处理方法，并告知一旦发生严重的副反应，应立即就医。

(4) 指导患者家属掌握症状复发的征兆，如无故自行停药或拒绝服药，情绪不稳，睡眠障碍，病中的症状又复出现，不能工作，学习和社会交往，又变得懒散等，并指导家属学会简单的观察、识别、判断病情波动或症状复发的方法，以便使患者得到及早处理。

(5) 为患者家庭提供帮助：①协助患者亲属了解精神分裂症的病程发展及预后，明确患者实际可达到的程度，降低家属对患者产生的过高期待，以免增加患者及家属的挫折感。②主动提供并解释患者出院后家属可能面对的问题及困难，如就业问题、经济问题、照顾问题、家庭生活问题、各种危机事件(如自杀、暴力行为等)等，并且与之共同讨论以谋求对策。③指导家属为患者营造良好的家庭环境，避免精神刺激，保持良好心境，规律地生活。④指导家属学会适时抒发自己内心焦虑、困惑及挫折感的方法，以保持精神饱满，更好地支持、帮助患者，尽快适应家庭、社会，防止疾病复发。

【护理评价】

根据护理目标，护理评价从下面几个方面进行。

(1) 患者是否能获得足够的营养、水分、休息和睡眠。

(2) 患者是否能自行进食。

(3) 患者是否没有发生伤害自己和他人的行为。

(4) 患者是否没有发生逃离医院的行为。

(5) 患者是否学会使用恰当的方式发泄冲动的情绪。

(6) 患者是否能采用社会所理解的方式与人交往。

(7) 患者是否能接受持续的药物治疗。

(8) 患者是否能参加病房的集体活动。

(9) 患者是否能区分幻觉妄想与现实之间的差异。

第七章

情感性精神障碍与护理

教学要求

情感性精神障碍是以显著而持久的情感改变为主要表现，伴有相应的认知、精神运动及生理障碍的一组常见的精神疾病。症状特点是情感障碍，表现为情感高涨的躁狂状态或情感低落的抑郁状态，以及两者兼有的混合状态或两者交替的双相状态。主要包括躁狂症和抑郁症（实为同一种病的两种不同的临床表现）。病程特点是有反复周期发作和自发缓解的倾向，间歇期精神状况大多能恢复到病前水平。

通过本章的学习，要求学生掌握以下几个方面。

1. 解释躁狂发作的“三高”症状及抑郁发作的“三低”症状。
2. 了解情感性精神障碍的概念及主要类型。
3. 了解躁狂发作和抑郁发作的基本治疗方法。
4. 参考本章案例1（情感性精神障碍躁狂发作），在教师的指导下，确定患者的护理诊断，并制定出护理措施。
5. 参考本章案例2（情感性精神障碍抑郁发作），在教师的指导下，确定患者的护理诊断，并制定出护理措施。

情感性精神障碍，又称心境障碍，是以显著而持久的情感、心境改变为主要临床特征的一组疾病。主要表现为情感高涨或低落，伴有相应的认知和行为改变（如思维奔逸或迟缓、严重精神运动性兴奋或抑制）。病中可出现精神病性症状，如幻觉、妄想。呈发作性病程，具有周期发作的特点，间歇期精神状态基本上可恢复到病前水平，预后一般较好。大多数患者有复发倾向，部分可有残留症状或转为慢性。包括躁狂症（躁狂发作）、双相障碍（既往称为躁狂抑郁症精神病，简称躁郁症）、抑郁症（抑郁发作）等几个类型。

西方国家流行病学调查结果显示，情感性精神障碍终身患病率为2%～25%，远远高于我国报道的数字（0.76‰～0.83‰）。可能由于疾病概念、疾病分类、诊断标准、流行病学调查方法和工具的不同，导致中外报道的患病率相差甚远。此外，许多躯体疾病可以伴发抑郁，很多药物也可引起抑郁。

本病的病因尚未阐明。目前倾向于认为生物学因素（遗传因素、神经生化改变）奠定发病素质，心理社会因素则起到明显的促发作用。

第一节　情感性精神障碍的临床特点

一、临床表现

(一) 躁狂发作

1. *精神症状*　典型表现是躁狂发作时的“三高”症状：情感高涨、思维奔逸、活动增多。通常在显著而持久的情感高涨的背景上，伴有思维奔逸、意志活动增多。常无自知力，可有夸大妄想。

(1) 情感方面　情感高涨是躁狂症最基本的症状，代表疾病的根本性质。患者自我感觉良好，感到无比幸福快乐，整天兴高采烈，喜气洋洋，说话眉飞色舞，语音高昂，经常笑逐颜开，高歌引吭，显得轻松愉快，幽默健谈，故而引人注目，使众同欢，不时令人捧腹，笑痛肚肠。部分患者表现为敌意、易激惹，一件不称心的小事可使他暴跳如雷、怒不可遏，甚至引发破坏、攻击行为，过了片刻又转怒为喜，主动赔礼道歉。

(2) 思维方面　表现为思维奔逸，患者自觉思维敏捷，聪明超常，思如潮涌，口比心快。常常表现为口若悬河，侃侃而谈，即使声音嘶哑、舌燥口干，仍然滔滔不绝，异常健谈。似乎能够出口成章，下笔千言。由于患者兴趣增多，注意力随境转移，思维随着周围事物的变化而时时改变，往往一个话题未了很快又转到另一个话题(意念飘忽)，甚至前后语句之间存在音韵和字义上的联系(音联、意联)。由于说话缺乏深思熟虑，而且内容凌乱、不切实际，难免给人以信口开河、失之肤浅的印象。

在情感高涨的背景之上，患者的思维内容与心境往往保持同步，常常自我评价过高。表现为高傲自大，目空一切，自命不凡，惟我独尊，不可一世，趾高气扬。可出现夸大观念，自视甚高，自吹自擂，甚至达到夸大妄想。有的患者可在夸大妄想的基础上，派生出被害妄想，但一般持续时间较短暂，大多在几日内消失或改变。

(3) 行为方面　表现为活动增多，患者精力充沛逾常，活动明显增多，整日忙忙碌碌，但做事常常虎头蛇尾，成事不足；对人一见如故喜交际，往往爱凑热闹管闲事；好与人逗乐、开玩笑，轻率任性，到处惹事；有时表现挥霍无度，好打扮或过度打扮，行为轻浮，好接近异性。

(4) 其他　部分患者在病程的高峰阶段，可出现思维联想障碍、幻觉、错觉等，有的还可出现攻击和破坏行为。

2. *躯体症状*　两眼有神，面色红润，食欲增加，性欲亢进，睡眠减少，体重减轻，大便秘结，自感无病。

(二) 抑郁发作

1. *精神症状*　典型表现是抑郁发作时的“三低”症状：情感低落、思维迟缓、活动减少。通常在显著而持久的情感低落的背景上，伴有思维迟缓、意志活动减少。典型抑郁常有“三自”症状：自责、自罪、自杀。

(1) 情感方面　情感低落是抑郁症最基本的症状，代表疾病的根本性质。患者终日闷闷不乐，愁眉苦脸，忧心忡忡，郁郁寡欢，唉声叹气，长吁短叹，甚至痛不欲生，悲观绝望，自觉生不如死，度日如年。忆过去虚度时光，想将来前途渺茫，自觉无能无为，感到无助无望。抑郁心境具有晨重暮轻节律改变的特点。

(2) 思维方面　表现为思维迟缓，患者言语减少，声音低沉，语速变慢，反应迟钝，自觉思考困难，脑子不灵。患者在情感低落的背景之上，思考内容悲观、消极，常内疚、自责，严重时产生罪恶、被害妄想以及关系、疑病观念。

(3) 行为方面　表现为活动减少，患者对平素爱好变得兴致索然，生活疏懒，动作缓慢，常独坐一旁，或整日卧床，既不愿外出，更不想上班，疏远亲友，回避交往，严重时不修边幅，蓬头垢面，甚至于不动不食，抑郁木僵。

患者因自我评价过低，感觉绝望无助，而常常产生自杀观念和自杀企图，甚至发生自杀行为，而且抑郁症患者采取自杀行为时，常计划周密、千方百计，很难防范，故应予以高度警惕。

2. 躯体症状　很常见。主要表现为以早醒为特征的睡眠障碍，一般比平时早醒 2～3 h，醒后不能再次入睡。此外，还有心悸、胸闷、头晕、头痛、胃肠不适、食欲及性欲减退、便秘、体重下降等。

(三) 其他

1. 双相障碍　躁狂和抑郁交替发作称为双相障碍。并非规律的交替，只要躁狂、抑郁各有一次满足诊断标准的发作即应归于此类。发作间歇期精神活动一般恢复病前水平。正常时期一般长于发作期。

2. 混合性发作　躁狂症状和抑郁症状在一次发作中同时出现，称为混合性发作。临床上十分少见。混合发作实际上更有可能是双相障碍患者躁狂、抑郁发作的交替转换太快，几乎没有正常间歇期而给人的假象。

3. 快速循环发作　过去 12 个月中至少有 4 次情感障碍发作，称为快速循环发作。

4. 环性情感障碍　主要特征是持续性心境不稳定。情感高涨与低落反复交替出现，但程度均达不到躁狂发作和抑郁发作的诊断标准。实质上更有可能是一种人格障碍，过去称为“环性人格”。

5. 恶劣心境　是指持久的心境低落状态，但其程度较轻，精神运动抑制表现较轻，无典型抑郁症的生物性症状，从无躁狂发作。过去称为“抑郁性神经症”。

二、治疗

(一) 药物治疗

1. 躁狂发作的药物治疗

(1) 碳酸锂　是治疗躁狂发作的首选药物，总有效率约 80%，曾被称为治疗躁狂的“特效药”。可用于躁狂的急性发作、缓解期维持治疗及预防复发。常用碳酸锂每片 0.25 g，急性躁狂发作时，可用 0.25 g，每日 2～3 次，饭后口服；1 周内增加至每日 1.0～1.5 g。一般至少 1 周才能起效，6～8 周可以完全缓解。此后，应以有效治疗剂量继续治疗 2～3 个月。维持治疗，剂量减半。碳酸锂治疗剂量与中毒剂量比较接近，容易蓄积，对肾脏影响最大。临床应密切观察病情变化、治疗反应、锂盐副反应及中毒先兆，调节药量或停止使用锂盐。有条件应经常进行血锂浓度监测，急性期治疗血锂浓度应维持在 0.8～1.2 mmol/L，维持治疗时维持在 0.4～0.8 mmol/L，上限不宜超过 1.4 mmol/L，以防锂盐中毒。

(2) 抗惊厥药　用于治疗情感性精神障碍时称为“情感稳定剂”。主要有卡马西平和丙戊酸盐(丙戊酸钠、丙戊酸镁)。丙戊酸盐比较安全，起效快。此类药物广泛用于治疗躁狂发作、双相障碍维持治疗、锂盐治疗无效的快速循环发作及混合性发作。治疗剂量均为 0.2～0.4 g，每日 2～3 次，口服。

(3) 抗精神病药　奥氮平与碳酸锂合用，可以治疗躁狂发作，奥氮平每日 5～15 mg，晚间 1 次服用。氯氮平与碳酸锂合用，可以治疗难治性躁狂症，氯氮平 100～150 mg，每日 2～3 次，口服。

2. 抑郁发作的药物治疗

(1) 选择性5-HT再摄取抑制剂($SSRI_S$)　是新一代抗抑郁药,目前已在临床广泛应用。有效治疗剂量氟西汀(百忧解)每日20 mg,帕罗西汀每日20 mg,西酞普兰每日20 mg,舍曲林每日50 mg,氟伏沙明每日100 mg。疗效与经典的抗抑郁剂三环类相当,而不良反应显著减少。半衰期较长,每日只需服药1次。见效较慢,需2～4周。

(2) 三环类抗抑郁药　以阿米替林和多塞平为代表,总有效率约为70%。每片25 mg,从小量开始,逐渐增加,75～125 mg,每日2次。

(3) 四环类抗抑郁药　以马普替林为代表,有效治疗剂量为每日150～250 mg,起效较快(4～7日),不良反应较少。

(二) 电休克治疗

对于急性重症躁狂发作(极度兴奋躁动)或锂盐治疗无效者或不能耐受锂盐者有肯定的疗效。一般隔日1次,4～10次为一个疗程。可单独应用或者合并药物治疗。合并药物治疗的患者,电休克治疗期间应适当减少药物剂量。

对于有严重消极自杀言行的抑郁症患者、抑郁性木僵患者,电休克治疗是首选的治疗方法;对于抗抑郁药治疗无效的抑郁症患者,也可采用电休克治疗。6～10次为一个疗程,见效快,疗效好。但电休克治疗后,仍然需要用抗抑郁药维持治疗。对于年老体弱的抑郁症患者、有骨折或骨质疏松的抑郁症患者、有躯体疾病又不适合应用抗抑郁药的患者,应当选用无抽搐性电休克治疗,以策安全。

(三) 心理治疗

对有明显心理社会因素作用的抑郁症患者,在药物治疗的同时,常需合并心理治疗,主要采用认知疗法。应注意把握好治疗时机。

(四) 预防复发

75%～80%的抑郁症患者有多次复发。因此,要对抑郁症患者进行预防复发的治疗。目前多数学者认为:第一次抑郁发作通过药物治疗已经临床缓解的患者,需要半年到1年的抗抑郁药物维持治疗;若为第二次发作,需要维持治疗3～5年;如果是第三次发作,应当长期维持治疗,甚至终身服药。

据研究,经药物治疗痊愈的患者在停药后1年内复发率较高,而且双相障碍的复发率(40%)明显高于单相抑郁障碍(30%)。长期追踪发现绝大多数双相障碍患者多次复发。锂盐是预防双相障碍复发治疗的首选药,可"双向"地防止躁狂或抑郁复发,且预防躁狂复发更有效,有效率达80%以上。经研究证实,锂盐维持治疗2年的患者,复发率只有11%。

案例1

李某,女性,28岁,汉族,高中文化,农民,已婚。因极度兴奋、乱花钱、爱打扮10日而于1999年7月7日入院。

患者于10日前无明显诱因突然出现精神失常,表现为异常愉悦,整天兴高采烈,说话眉飞色舞,喜欢接近英俊男子;话多,即使声音已经嘶哑,仍然滔滔不绝;睡眠很少,活动很多,东奔西跑,不得安宁;一反常态,随意大手大脚花钱,慷慨地买东西送给别人,打扮得花枝招展。因在家难于管理,故来就诊。

既往史、个人史、家族史无特殊。

体格检查:未见异常。

精神状况检查:意识清晰,定向准确。衣着鲜艳,打扮花哨。面带喜色,笑容可掬,一见如故，热情洋溢。自我感觉良好，自我评价很高，但未引出幻觉、妄想。常常高谈阔论，难以打断，幽默风趣，引人发笑，不时引吭高歌，翩翩起舞。在病房里跑来跑去，蹦蹦跳跳，大呼小叫，片刻不得安宁。

诊断：情感性精神障碍躁狂发作。

案例 2

周某，男性，21 岁，汉族，初中文化，干部，未婚。因情绪低落、不语、独处伴自杀行为 2 个月，于 2002 年 8 月 18 日入院。

患者于 2 个多月前从外地出差回来后，开始向朋友借钱达 2 万多元，然后去很多地方游玩、购物，在钱花光后患者开始发愁，不知怎样向朋友交待，之后开始心烦，闷闷不乐，说话逐渐减少，变得沉默寡言，问话不答或问多答少。活动明显减少，常把自己关在房间不出来，后喝敌敌畏自杀，经某医院抢救康复。但回家后，仍不语，不外出，活动少，整天呆坐或卧床懒动，不换衣服，不洗脸，不修边幅。不愿出门，不肯见人。进食需家人催促或喂食，但食量很少，每日只吃一小碗饭，甚至不吃，体重明显下降。睡眠明显减少，早上 2～3 点钟就醒来，再也不能入睡。曾到某医院做过心理咨询，为求进一步治疗，故来就诊。

体格检查：未见异常。

精神检查：意识清晰，定向力完整。衣着脏乱，接触被动，对检查尚能合作。对医生及家人的问候无丝毫表情变化，始终紧缩双眉，低头不语。回答问题需思考一段时间，且较简单，只答“行”或“不行”。

诊断：情感性精神障碍抑郁发作。

第二节　情感性精神障碍患者的护理

【护理评估】

1. *身体方面*　评估食欲、营养状态，体重改变情况，睡眠状况，排泄情况，活动情况，生活自理程度，以及一般外观和有无躯体疾病。要特别注意躁狂发作患者有无脱水、外伤；抑郁发作患者有无拒食、不食所致营养不良及水电解质酸碱平衡紊乱，自杀自伤所致躯体损伤。

2. *心理方面*　主要评估①情感方面：判断患者的情绪状态、评估患者自我评价、情绪变化情况，有无冲动、自杀的潜在危险。②认知方面：着重判断患者的思维过程及内容改变情况，有无幻觉、妄想，幻觉妄想的种类、内容、对患者的影响，以及患者对疾病有无自知力（包括患者对住院的态度和对治疗的合作程度），应对压力的能力和所使用的防卫机制。③意志行为方面：重点观察判断患者有无兴奋、冲动、伤人、毁物、木僵等异常行为，有无强烈的自杀企图和自杀行为。

3. *社会方面*　评估患者的人际关系、社交能力、家庭环境、经济状况、工作环境、受教育情况，以及社会支持系统等。

4. *其他方面*　了解患者的个人史（如职业、爱好、信仰、个性特点、生活方式等）、家族史（有无情感性精神障碍阳性家族史及其他精神病家族史）、既往史（既往是否有过躁狂发作或抑郁发作、有无药物过敏史、其他躯体疾病情况等）、实验室及其他辅助检查，如各项常规、血生化、心电图等的结果。

【护理诊断】

（一）躁狂发作患者可能有的护理诊断

1. *生活自理缺陷*　与严重的精神运动性兴奋有关。

2. 营养失调,低于机体需要量　与精神运动性兴奋、体力过度消耗、忙忙碌碌无暇用餐有关。

3. 睡眠型态紊乱,入睡困难、易醒、睡眠需求减少　与精神运动性兴奋有关。

4. 便秘　与起居无常、饮水不足有关。

5. 感知改变　与情感高涨有关。

6. 思维过程改变,思维奔逸、夸大妄想等　与情感高涨、兴趣增多有关。

7. 社交障碍　与自我评价过高、易激惹、爱管闲事有关。

8. 不合作　与自知力缺乏有关。

9. 有受伤的危险　与兴奋躁动、伤人毁物、易激惹、爱管闲事有关。

10. 有暴力行为的危险　与易激惹、挑剔他人、举止轻浮有关。

(二) 抑郁发作患者可能有的护理诊断

1. 生活自理缺陷　与精神运动性抑制、疲乏无力、本能欲望下降有关。

2. 营养失调,低于机体需要量　与食欲减退、自罪妄想、抑郁木僵等有关。

3. 睡眠型态紊乱,早醒、入睡困难、夜间易醒　与情感低落、焦虑、昼夜节律紊乱有关。

4. 便秘　与活动少、进食少、喝水少有关。

5. 自我评价过低　与情感低落、无能无为无价值感有关。

6. 焦虑　与自卑自责、无助无望、罪恶、疑病等有关。

7. 思维过程改变,思维迟缓、自罪妄想、疑病妄想等　与情感低落、兴趣丧失有关。

8. 社交障碍　与兴趣丧失、精力不足、内疚自卑、感情麻木、假性痴呆、抑郁木僵等有关。

9. 个人应对无效　与情感低落、精力不足、无助无望等有关。

10. 有暴力行为的危险,对自己　与情感低落、悲观绝望、自我评价过低、自罪妄想等有关。

【护理目标】

(一) 躁狂发作患者的护理目标

(1) 患者能获得足够的营养、水分、休息和睡眠。

(2) 患者能以适当的方式发泄过盛的体力与精力。

(3) 患者不发生伤害自己和他人的行为。

(4) 患者能接受持续的药物治疗和定期的血液检查。

(二) 抑郁发作患者的护理目标

(1) 患者饮食、睡眠改善,体重增加,生活自理能力恢复。

(2) 患者不发生伤害自己的行为。

(3) 患者能用言语主动表达自己的想法和感受。

(4) 患者能主动参加活动,并主动与他人接触。

(5) 患者能正性评价自己。

【护理措施】

(一) 躁狂发作患者的护理

1. 安全护理　躁狂发作患者临床主要表现为情感高涨、思维奔逸、活动增多。处于一种协调性精神运动性兴奋状态,难以安静,躁动不宁,言语增多,自视甚高,爱管闲事,举止轻浮,自制力差,容易惹是生非、滋生事端。护理工作重点在于防止伤人毁物等暴力行为的发生,确保患者、其他病友和工作人员的安全。

(1) 提供安全环境　将患者安置在安全、安静、宽敞、光线较暗、温度适宜的环境中,避免拥挤、嘈杂及强光刺激。病房内的用具应从安全考虑，力求实用、简单。对病区内危险物品要严加管理。一切有可能被患者作为伤人工具的物品，都应视作危险物品，应及时清除、移开或处于严密监控之下（如定点放置，清点实物）。病房设施要安全，门窗有损坏要及时修理。出入应随手锁门。加强安全检查，防止危险物品被带入病室。

（2）减少诱发因素　①建立良好的护患关系，护理人员应以尊重、关心、诚恳、稳重、坚定的态度对待患者。②对言语滔滔不绝的患者，要耐心倾听，以示关切，多听少说，善于引导。③对于患者的过激言行不争辩、不指责，也不轻易迁就。④适当满足患者一些合理要求，如要求过多，可与患者协商，只给予部分满足。⑤对于不合理要求给予适当限制或者采取拖延策略。⑥鼓励患者参加工娱活动，引导患者将过盛的精力用到正当的、建设性的活动中去。⑦对曾经相互发生争执、冲突或斗殴的患者，最好避免一起居住和活动，以防意外。⑧在患者情绪冲动、难以自制时，护理人员要好言劝阻，缓和其情绪，转移其注意力，提前或推后一些有可能打扰患者的治疗、护理项目，暂不安排患者参加竞争性的工娱活动，绝不与患者争执。⑨重视患者的主诉，及时发现并认真处理让患者感到难受的药物副反应。

（3）识别暴力征兆　护士要了解病史，熟知患者的面容，掌握患者的病情特点，密切观察，对有伤人毁物行为的患者应随时注视其动态。要熟悉患者的精神症状，注意观察其表情和行为的改变。患者有说话大声、言语威胁、肌肉紧张、表情僵硬、来回走动、拍窗打门、摔东西、挑剔抗议、随意指责、拒绝治疗、纠缠出院、违反院规、躁动加剧等表现时，是即将发生暴力行为的预兆。医护人员必须提高警惕，密切观察，耐心安抚，积极干预，引导患者发泄或转移意念。

（4）改善患者自控能力　危险过后，应安排机会让患者谈其感受，明确暴力行为的后果，并告诉患者应以适当方式来表达和宣泄情绪，如谈话、跑步、打球等，告诉患者觉得无法自控暴力行为时应积极寻求医护人员的帮助。

（5）加强对精神症状的控制　加强治疗，尽快控制精神症状，是防止暴力行为的最重要、最根本的措施。

（6）寻求帮助　患者的暴力行为出现时，工作人员第一步要呼叫其他人员前来协助。

（7）控制场面　立即转移被攻击对象、疏散围观患者，用简单、清楚、坚定的语言提醒患者暴力行为的后果。接近患者时要预留退路。

（8）解除伤人工具　以坚定而冷静的语气要求患者放下伤人工具，或趁其不备快速夺取伤人工具。动作要果断迅速，灵活机智，多人行动要协调一致，配合默契。

（9）隔离保护患者　立即将患者转移到隔离而安静的房间。必要时用约束带约束其四肢，暂时限制患者于床上。要坦诚而温和地告之约束的目的，同时制服其反抗，让患者既感受到关心，又感受到医护人员的威严。

（10）药物约束　暴力行为发生后，可用镇静作用较强的药物如氟哌啶醇、氯硝西泮肌注，以镇静患者的情绪。但要特别注意，不能将药物作为惩罚患者的手段。

2. 一般护理

（1）日常生活护理　日常生活护理是精神科基础护理的一项重要内容，包括重视卫生宣教；做好皮肤（毛发）护理，如定期给患者洗澡、更衣、理发、洗发、剃须、修剪指甲等；做好排泄护理，如对便秘者，可给予缓泻剂、清洁灌肠。还有衣着卫生冷暖护理，督促和帮助患者增减衣服，帮助患者整理服饰、修饰仪表等。

（2）饮食护理　进餐前准备好清洁、消毒、不易碎的餐具，足量的、保温的、具有色香味的饭菜。在进餐过程中，护士分组负责观察，关心患者进餐情况（进餐秩序、进食量、进食速度），防范患者用餐具伤人、呛食窒息。对于兴奋躁动、进食不规律的患者，要加强饮食护理，保证食物、饮水入量，以防衰竭；对抢食、暴食患者，安排单独进餐，劝其放慢进食速度，并适当限制进食量。患者会客时，护士要关心家属所带的食品是否卫生、适宜，劝导患者会客时进食要适量。亲友所送食品，由护士协助保管，按时适量发给患者。

（3）睡眠护理　创造良好的睡眠环境；兴奋躁动患者应安置于隔离室，并及时做安眠处理；工作人员要做到四轻（说话轻、走路轻、操作轻、关门轻），保持宁静，防止干扰。安排合理的作息制度；促进患者养成有利睡眠的习惯，如睡前忌服引起兴奋的药物或饮料，避免参加引起兴奋激动的娱乐活动；做好睡眠时的生活护理；加强巡视严防意外。

（4）安排活动　因为躁狂发作患者注意力容易转移，对活动容易分心、无法持久，而内心冲动无法正常发泄，所以护理人员应引导或协助患者将过盛的精力以可以被接受的方式发泄出来，为患者安排限制少、短时间能完成且患者能自控的活动，可鼓励患者参与文艺活动，如书写、绘画、舞蹈等；或鼓励患者参加身心适宜的体育活动，如羽毛球、慢跑等。护理人员在为患者安排活动时，要注意鼓励患者合作，避免争论，让患者学习不干涉他人，并对患者的进步给予赞扬，减少公开批评。

（5）做好治疗护理　躁狂发作患者往往在发病初期就丧失自知力，他们不认为自己有病，不愿接受治疗，甚至会对为他治病的医护人员抱有敌意。因此，一定要注意建立良好的护患关系，劝说患者接受治疗；劝说无效时不可强行灌药，可以采用注射给药。用药后，要注意观察生命体征、治疗效果、副反应，以供医生用药与调整剂量时作参考。躁狂发作患者所用精神药物的副反应常常影响患者的日常生活，如导致吞咽困难、恶心、呕吐、腹泻、厌食、肌无力、四肢震颤、共济失调、便秘、尿潴留等。所以，要加强药物治疗过程中的基础护理。

3. *心理护理*　躁狂发作患者表现出来的行为虽是自大、自负，但其潜意识却是抑郁的，护理人员应认识到这一点，在护理工作中应考虑到患者仍需要被尊重、被关心。有时患者会表现出一些不适当的行为，如说些粗俗、挑拨的言语，大声命令，过多要求，操纵或破坏行为，护理人员应以平静、诚恳、稳重、坚定及一致的态度，用简短、清晰、诚挚的词语，低沉的声音来对待患者，重视患者感受，鼓励患者谈出自己的看法，帮助患者正确认识自我，并了解这些不当行为所带来的不良影响，学习自我控制和表现社会可以接受的行为。

4. *健康教育*　帮助患者和家属学习疾病有关知识，了解疾病的病因、表现，以及药物治疗和副反应等问题，强调躁狂发作患者若停药有复发的危险，且其发作的频率与其预后有着密切的关系，使他们明确坚持服药、定期复查的重要性；学会识别药物的副反应，以及疾病复发的早期征兆，预防复发；鼓励家属负起督促患者的责任，加强对患者的支持。

（二）抑郁发作患者的护理

1. *安全护理*　抑郁发作患者临床主要表现为情感低落、思维迟缓、活动减少。处于一种协调性精神运动性抑制状态，患者哀伤忧愁，自卑消极，话少声低，行动缓慢。严重者悲观绝望或卧床不起，不语不动不食，常可发生躯体合并症。严重的抑郁情绪是导致自杀最常见的精神症状。在所有的精神疾病中，抑郁症自杀率最高，是普通人群的25倍，而且15%的患者最终自杀死亡。护理工作的重点在于严格防止患者的自杀行为，确保患者的生命安全。

（1）提供安全环境　将患者安置在安全、安静、宽敞、光线充足、温度适宜的环境中，避免噪声干扰，但不能单独居住。自杀企图严重者，应安置在重症监护病房，靠近护理站，便于观察，患者的活动范围应在护士的视线范围内。患者生活环境中应杜绝自杀物品，如刀、剪、铁钉、玻璃、绳索、裤带、铁丝、月经带、药物、有毒物品等。病房内的用具应从安全考虑，力求实用、简单。对病区内危险物品要严加管理。一切有可能被患者作为自杀工具的物品，都应视作危险物品，应及时清除、移开或处于严密监控之下（如定点放置，清点实物）。病房设施要安全，门窗、电路应经常检查修理。出入应随手关门落锁。加强安全检查。防止探视者将指甲剪、火柴或其他具有危险性的物品带入病室。

（2）与患者保持严密的接触　医护人员应经常提高警惕，严格执行查房制度，密切观察患者的言语、动作、行为、情感等精神症状的变化。一般 10～15 min 观察患者一次。抑郁症状晨重夜轻，所以在清晨或工作人员少、工作忙碌的时刻，以及疾病恢复期阶段，尤应注意严加防护，不给患者可乘之机。在巡视时，如果发现患者的衣服、裤子、床单、枕套残缺或失落，应立即追查原因。对高度自杀危险者应进行一对一的守护，或将患者安排与恢复期患者同住，以便发动更多人协助工作人员进行监视。

（3）建立良好的护患关系　护理人员要在真诚、尊重、接纳、理解、同情、支持的基础上与患者建立良好的治疗性关系。鼓励患者诉说，护士耐心倾听，也可沉默陪伴，以增加患者的安全感。尽管患者反应迟钝、接触被动，护理人员仍要关心体贴、主动接触、热情对待患者，而不应持冷漠态度。要开展卫生宣教，使患者能够正确认识和对待疾病，增强战胜疾病的信心。鼓励患者树立生活的信心和勇气，消除自卑和无能的心理状态。要求患者在出现自杀意念时能立即向工作人员寻求帮助。

（4）及早发现自杀先兆　护士要了解病史，熟知患者的面容，掌握患者的病情特点，密切观察，对有自杀行为的患者应随时注意其动态。在自杀危险消除前，应连续评估自杀危险，必要时 24 h 监测。加强巡查严防意外，凡有患者活动的场所，都应安排护士看护；工作人员少时，要特别加强巡视；僻静角落，都应仔细查看；提高警惕，严防意外。对于患者的消极言论、衣袋里的遗书，要尽可能早一点发现；凡出现可能发生意外事件的种种异常迹象，都应仔细分析，并及时采取有效的防范措施，严防疏忽。患者由悲观绝望突然转为乐观开朗，对此反常的情感变化要提高警惕，这很可能是自杀的先兆，要马上报告主管医生并交班，绝不能掉以轻心。

（5）保证患者遵医嘱服药　加强治疗，尽快控制精神症状，是防止自杀行为的最重要、最根本的措施。要重视患者的主诉，及时发现并认真处理让患者感到难受的药物副反应。

（6）充分动员和利用社会支持系统　对自杀行为严重的患者，可通知其家属或单位同事来院协助，以增强对抗自杀的内外资源。

2. 一般护理

（1）日常生活护理　日常生活护理是精神科基础护理的一项重要内容，包括重视卫生宣教；口腔卫生护理；做好皮肤（毛发）护理，督促患者饭前便后洗手，每日梳头、洗脸、洗脚，女患者清洗会阴，定期给患者洗澡、更衣、理发、洗发、剃须、修剪指甲，对卧床患者，做好防压（褥）疮护理；做好排泄护理，如对便秘者，可给予缓泻剂、清洁灌肠，有尿潴留者，诱导排尿、导尿，对大小便不能自理者，应伴护如厕或给便器，屎尿在身，要及时更换衣裤；还有衣着卫生冷暖护理，督促和帮助患者增减衣服、整理服饰、修饰仪表等。护士应尽量督促患者自己完成个人照料，以免形成依赖。

（2）饮食护理　进餐前准备好清洁、消毒、不易碎的餐具，足量的、保温的、具有色香味的饭菜。在进餐过程中，护士分组负责观察，关心患者进餐情况（进餐秩序、进食量、进食速度），防范患者呛食窒息、藏食。需要喂食者，进餐时由专人照顾。对拒食、不愿进食的患者，针对不同原因，想方设法使之进食（如患者认为自己不配吃饭，护士可将饭菜搅和，看似残羹剩饭，再劝其吃下）。对于坚决拒食者，必要时给予鼻饲或静脉补液，并作重点交班。吞咽动作迟缓的患者，给予软食或流质。对于长期进食过少的患者，要加强饮食护理，保证食物、饮水入量，以防衰竭。患者会客时，护士要关心家属所带的食品是否卫生、适宜。亲友所送食品，由护士协助保管，按时适量发给患者。

（3）睡眠护理　创造良好的睡眠环境；对失眠患者，可按医嘱使用安眠药物；工作人员要做到“四轻”，保持宁静，防止干扰；安排合理的作息制度，白天多活动，尽量不卧床；促进患者养成有利睡眠的习惯，如睡前忌服引起兴奋的药物或浓茶、咖啡；做好睡眠时的生活护理，对生活自理能力差者，协助洗脚、如厕、脱衣、盖被、放蚊帐；护士要勤巡视，到床边，细观察，防意外；对于未能入眠的患者，工作人员要体谅其痛苦与烦恼心情，耐心安慰，安定情绪，指导患者运用放松方法、转移注意力等帮助入眠，无效时，按医嘱予以药物处理。

（4）安排活动　因抑郁发作患者意志减退、兴趣丧失、活动过少，从而会产生饮食、睡眠、排泄等一系列生理问题，而且患者也容易陷入自我退缩、自我封闭的状态中。因此，应鼓励患者参加活动，宜安排简单、容易完成、没有竞争、体力消耗少的活动，可选择与患者工作有关的活动或体育娱乐活动，如种花、涂色、绘画、唱歌、听音乐、散步、打球等。可先安排患者在旁参观，然后引起注意、讨论，再逐步带入活动。在活动中，护理人员要主动协助，避免患者失败、孤单，对其进步须及时给予赞扬，以增强患者自尊与自信，最终使患者能主动参与，并体会到从活动中获得的成就、满足感，以及与他人间的关怀与支持。

（5）做好治疗护理　一定要注意建立良好的护患关系，督促患者按时服药。注意观察服药情况，严防患者囤积药物用于自杀。对于拒绝服药者不可强行灌药，可以采用注射给药。用药后，要注意观察生命体征、不良反应、治疗效果，并及时通知医生，以供医生用药与调整剂量时作参考。要加强药物治疗过程中的基础护理。如患者需进行电休克治疗时，治疗前应做好准备，治疗中与医生密切配合，治疗后密切观察，注意患者安全。在病情缓解后，要及时加强心理护理，引导患者宣泄积郁，并建立积极的行为模式。

3. *心理护理*　抑郁患者常感无用、自卑，生活被动，缺乏主动语言，真诚关心患者、提高患者自尊是心理护理的关键。护理人员应主动接触患者，以真诚、和善、支持、理解的态度，通过简单、温和而重复、具体、缓慢而直接的词语，以及静静陪伴、关切注视、轻轻抚摸等非语言性沟通技巧，耐心地对待患者，使患者感受到自己是被接受和被关心的。但勿过分同情，否则会更加强化患者抑郁情绪。在与患者沟通过程中，要鼓励并协助患者谈论自己的想法和感受，因抑郁患者思维迟缓，反应迟钝，故护理人员话语不要太急、太快，不要催促患者，应给予患者足够的思考和反应时间，耐心地倾听患者的述说，并鼓励患者继续说下去，使患者感受到被尊重，并学习积极地自我表达；在与患者接触前，应先了解患者的兴趣、优点及成就，交流中可选择与患者兴趣有关的话题，引导患者回忆过去愉快的经历，与患者共同回顾其优点与成就，以提高患者自我价值感。在护理抑郁患者的过程中，应注意避免负性评价，对患者出现的一丝进步应给予及时的鼓励和赞扬，从而增强患者的自信与自尊。

4. *健康教育*

（1）帮助患者和家属学习疾病有关知识，了解疾病的病因、表现，以及药物治疗和副反应等问题，明确坚持服药、定期复查的重要性。

（2）帮助患者和家属学会识别药物的副反应以及疾病复发的早期征兆，及时就医。

（3）鼓励患者积极主动参加家庭和社会活动，可邀请疾病痊愈患者现身说法，教育患者敢于正确面对和恰当处理现实环境中的各种不良刺激，帮助患者树立战胜疾病的信心和健康生活的信念。

(4) 鼓励和指导家属密切观察患者病情变化,协助患者管理药物并监督患者按时服药、定期复查,负起督促患者的责任,并指导患者家属加强对患者的支持与鼓励。

【护理评价】

根据护理目标,护理评价从下面几个方面进行。

(一) 躁狂发作患者的护理评价

(1) 患者是否能获得足够的营养、水分、休息和睡眠。

(2) 患者是否能以适当的方式发泄过盛的体力与精力。

(3) 患者是否没有发生伤害自己和他人的行为。

(4) 患者是否能接受持续的药物治疗和定期的血液检查。

(二) 抑郁发作患者的护理评价

(1) 患者饮食、睡眠是否改善,体重是否增加,生活自理能力是否恢复。

(2) 患者是否没有发生伤害自己的行为。

(3) 患者是否能用言语主动表达自己的想法和感受。

(4) 患者是否能主动参加活动,并主动与他人接触。

(5) 患者是否能正性评价自己。

第八章

神经症及癔症与护理

教学要求

神经症是一组精神障碍的总称，其发病因素是综合性的，与患者的经历、家庭环境、个人应对能力、个体的易感素质、人格类型和遗传都有一定的关系。按CCMD-3诊断标准来说，主要包括：焦虑症、强迫症、恐怖症、疑病症、神经衰弱和躯体形式障碍。本章主要介绍前五种。癔症是在一定人格基础上，受心理社会应激而发病的，所以，在发病和护理方面与神经症有许多相似之处，故放在本章一起讲述。

我们可以看出，本章所介绍疾病均与患者的个性心理有着密切的关系，所以，在详细描述各种疾病临床表现的同时，我们重点阐述了患者心理功能的护理。

学完本章后，学生能够回答下列问题。

1. 解释下列名词

焦虑症	强迫观念	强迫回忆
疑病症	强迫怀疑	强迫意向
癔症	强迫联想	强迫动作
恐怖症	强迫性穷思竭虑	强迫性对立思维

2. 叙述神经症的特点、强迫症和恐怖症的主要特点。
3. 说出焦虑症的致病因素及临床表现。
4. 何谓单纯性恐怖症？举例说明。
5. 何谓广场恐怖症？举例说明。
6. 何谓社交恐怖症？举例说明。
7. 简述神经衰弱的致病因素及临床表现。
8. 叙述癔症的致病因素及临床表现。
9. 参考本章案例1(广泛性焦虑)，在教师的指导下，确定患者的护理诊断，并制定出护理措施。
10. 参考本章案例2(强迫症)，在教师的指导下，确定患者的护理诊断，并制定出护理措施。
11. 参考本章案例3(癔症性瘫痪)，在教师的指导下，确定患者的护理诊断，并制定出护理措施。

第一节　神　经　症

神经症，又称神经官能症或精神神经症，是一组有一定人格基础，起病常受心理社会因素影响的精神障碍的总称，其共同特点如下。

(1) 起病常与精神应激或心理社会因素有关。

(2) 无任何可证实的器质性病变基础。

(3) 患者对自己的病有相当的自知力，疾病痛苦感明显，一般均能主动求治。

(4) 患者病前多有一定的素质与人格基础。

(5) 无精神病性的症状。

(6) 一般社会适应能力良好，行为一般保持在社会规范允许的范围之内。

(7) 症状主要表现为脑功能失调症状、情绪症状、强迫症状、疑病症状、多种躯体不适感等，这些症状在不同类型的神经症患者身上常常混合存在。

(8) 病程大多持续迁延。

一、焦虑症

焦虑症，是以广泛和持续性焦虑或反复发作的惊恐不安为主要特征，常伴有自主神经功能紊乱的表现与运动性不安。患者的焦虑情绪并非由实际威胁或危险引起，与现实环境不符。临床上分为广泛性焦虑与惊恐障碍两种主要形式。

(一) 致病因素

1. 遗传因素　研究发现惊恐发作的患者一级亲属中约有15%患有此类疾病，约为一般居民的10倍。对双生子的研究发现，惊恐发作单卵双生子同病率为45%，双卵双生子为15%，而广泛性焦虑未见明显差别。

2. 生化改变　尚无定论，有人研究发现：血中乳酸盐含量增加可能与焦虑症发作有关；焦虑症患者去甲肾上腺素能活动增加；焦虑症的发生可能与5-羟色胺功能增高有关。

3. 心理社会因素　心理社会因素常常为诱发因素，没有特异性。

(二) 临床表现

1. 广泛性焦虑症　又称慢性焦虑症，占焦虑症的57%。缓慢起病，以经常或持续存在的焦虑为主要临床表现，伴自主神经功能紊乱症状与运动性不安。具体表现为：①焦虑状态：患者因日常琐事而产生过度且持久的不安、担心，或无明确的对象和固定的内容而紧张不安。这类患者总有预感，担心自身或家人将会发生不幸的事情，因此心烦意乱，惶惶不可终日，整日处于警觉状态。②自主神经功能异常表现：心慌、胸闷、气急、头晕、多汗、口干、面部潮红或苍白、吞咽困难、肠鸣、胀气、尿频、尿急、阳痿、性欲降低、月经不调、入睡困难、易醒、多梦等。③运动不安的表现：搓手顿足、坐立不安、来回走动、颜面和手指震颤。由于肌肉紧张，可表现为紧张性头疼、肩背疼痛，患者常感疲劳。

2. 惊恐发作　又称急性焦虑症，发作的特点有：①典型表现：患者突然感到心悸、胸闷、喉部梗噎、呼吸困难、头昏、无力、四肢麻木、震颤、出汗等，有强烈的惊恐体验，感觉似死亡将至，因而或过度换气，或奔走，惊叫，四处呼救。需要与癫痫、心脏病发作等鉴别。②通常起病急骤，终止迅速，一般历时5～20 min，很少超过1 h，即可自行缓解；③在日常生活中，不可预测地反复发作。④发作间歇期，没有其他明显症状，但是患者担心发病时得不到及时的救助，因而产生回避行为，如不敢单独出门，不敢到人多场合，或出门要他人陪同。

（三）治疗

1. 心理治疗　首先采用支持性心理治疗引导患者认识疾病为功能性而非器质性，可以治愈，以消除患者的疑虑。同时配合应用其他心理治疗方法，如认知疗法可以改变患者对疾病不合理的和歪曲的认识；行为治疗如放松训练、系统脱敏疗法等消除焦虑引起的躯体症状，均能取得良好治疗效果。

2. 药物治疗　最常用的抗焦虑药为苯二氮䓬类，其抗焦虑作用强，对广泛性焦虑疗效好，起效快，安全。常用的药物有地西泮，一般 5 mg，每日 2～3 次；睡眠不好，可用地西泮、硝西泮，睡前服用。抗抑郁药物如丙咪嗪可以成功地阻止惊恐发作，阿米替林和多塞平也有明显的抗焦虑作用。

二、强迫症

强迫症，是以重复出现的强迫症状为主要临床特征的一类神经症。强迫症的主要特点是：①患者意识到强迫症状源于自我，违反了自己的意愿，但无法控制。②患者有意识的自我强迫和自我反强迫同时存在，使患者焦虑不安和苦恼。③强迫观念和强迫动作，患者可仅有其一或兼而有之。④患者有自知力，要求治疗。本病通常在青少年期发病。部分患者能在 1 年内缓解，病情超过 1 年者通常症状持续波动，病程可达数年。

（一）致病因素

1. 遗传因素　强迫性神经症患者的双亲患病率为 5%～7%，较一般人群高。有研究显示，强迫特征在单卵双生子中的同病率高于双卵双生子。

2. 生化改变　20 世纪 60 年代以来生物化学研究发现，5-羟色胺再摄取抑制剂能显著提高强迫症的疗效，几乎大多数抗强迫症状的药物均有抑制 5-羟色胺的回收作用，说明 5-羟色胺与本病的发病机制有关。

3. 心理社会因素　同一类心理社会因素在有特殊人格的基础上更容易发生强迫性神经症，这类人格特征有胆小怕事、优柔寡断、遇事过于细致、严肃、古板、井井有条、一丝不苟等。

（二）临床表现

本病多为缓慢起病，临床表现可分为强迫观念、强迫意向和强迫动作或行为三方面。强迫动作或行为多为减轻强迫观念引起的焦虑而不得不采取的顺应性行为。临床可以一种症状为主，或几种症状兼而有之。

1. 强迫观念　患者感到某种不被自己接受的想法持续进入或占据思维，明知没有现实意义，患者想摆脱却无能为力，因此焦虑或苦恼。常见的强迫观念有以下几种。

(1) 强迫怀疑　患者对自己言行的正确性反复产生怀疑，知道没有必要但不能摆脱。如怀疑煤气开关是否关闭，虽然反复进行检查，但还是不放心。

(2) 强迫性穷思竭虑　患者对日常生活中的一些事情或自然现象，寻根究底，缺乏现实意义，但欲罢不能。

(3) 强迫联想　患者脑子里出现一个想法或一句话，便不由自主地想到另外一个想法或一句话。

(4) 强迫性对立思维　患者听到某些观念或某句话时，总不自觉地联想到与之相反的观念或语句。

(5) 强迫回忆　患者经历过的事情，常不由自主地在头脑里呈现，无法摆脱。

2. 强迫意向　患者反复体验到想要做某种违背自己意愿的动作或行为的强烈内心冲动。

3. 强迫动作或行为　是一种反复出现的动作或行为，常常是强迫观念导致的不由自主的仪式性动作，以此减轻强迫观念引起的焦虑。临床上常见的有强迫检查、强迫询问、强迫洗涤、强迫计数、强迫性仪式动作等。

（三）治疗

1. 心理治疗　心理治疗常用行为治疗、认知治疗或精神分析治疗。认知治疗使患者明确自己的人格缺陷，正确对待疾病，对周围环境、现实状况有正确客观的判断，并学习合理应对应激的方法，增强自信。同时取得家属和同事的配合，采用行为疗法，如系统脱敏疗法或暴露疗法，以消除强迫动作，帮助患者积极从事体育、文娱、社交活动，使其逐渐从强迫思维中解脱出来。

2. 药物治疗　和心理治疗相结合，可产生良好的效果。药物治疗常用三环类抗抑郁药物氯丙咪嗪，近几年氟西汀、帕罗西汀、舍曲林等5-羟色胺再摄取抑制剂也可用于治疗强迫症，而且副反应较少。

三、恐怖症

恐怖症，是以对某种特定的客体或情景怀有强烈恐惧为特征的一种神经症。其特征如下。

(1) 患者明知这种恐惧反应是过分、不合理、不必要的，但又无法控制，伴有明显的焦虑不安及自主神经系统症状。

(2) 患者一定有回避行为，愈是回避说明病情愈重。

(3) 因其回避行为常影响正常生活。

（一）致病因素

成人的恐怖常来自于儿童期曾有过的体验，而儿童的恐怖则是受父母或其他人的影响，或通过条件反射机制获得的。也有些患者是由于心理社会因素促发心理冲突，而发生恐怖。一些恐怖症患者具有一定的人格特征，如胆小、害羞、被动、依赖、内向等。

（二）临床表现

恐怖症的表现有多种形式，但常见的是对物体、场所及社交方面的恐怖。

1. 单纯性恐怖症　是指患者对某一特定的物体或境遇有一种不合理的恐惧。最常见的是对某种动物或昆虫的恐惧，如狗、鼠、蜘蛛等，儿童时期常见，成人对动物的恐惧常来自于童年时代；有些患者惧怕尖锐锋利的物品，还有些患者对某种自然现象或特殊境遇产生恐惧，如刮风、雷雨、黑暗、登高、过桥、封闭的场所等。单纯性恐怖症的症状恒定，多只限于某一特殊对象，既不改变，也不泛化。但部分患者却可能在消除了对某一物体的恐惧后，又出现新的恐惧对象。

2. 广场恐怖症　表现为对公共场所发生恐惧，如火车站、公共汽车上、商店、剧院等，患者担心在人群聚集的地方昏倒或失去控制，而又无法迅速离开，为此回避这些场所，甚至根本不敢出门，严重影响患者社会生活。患者对家属的依赖与日俱增，常导致家庭矛盾。

3. 社交恐怖症　较上述两个类型少见。多在17～30岁期间发病，常无明显诱因突然起病。主要特点是对人际交往感到紧张和害怕，因而避免与其他人打交道。患者在社交场所感到害羞、局促不安、尴尬、笨拙、迟钝，怕成为人们耻笑的对象，害怕被人注视，一旦发现别人注意自己就不自然，脸红（赤颜恐惧），不敢抬头，不敢与人对视（对视恐惧），甚至觉得无地自容。因而不敢在公开场合讲话、吃饭等，不愿社交，甚至回避任何公开场合。患者若被迫进入社交场合，便产生严重的焦虑反应。社交恐惧的对象可以是某个人或某些人，可以是熟人，甚至是自己的亲属、配偶。

（三）治疗

1．心理治疗　采用支持性心理治疗，鼓励患者面对现实，树立战胜疾病的信心，按医生的要求坚持训练。行为疗法是治疗恐怖症的重要手段，如系统脱敏疗法、暴露冲击疗法对恐怖症的治疗，已取得了相当好的治疗效果。

2．药物治疗　抗焦虑药和三环类抗抑郁剂（丙咪嗪及氯丙咪嗪）对恐怖症有一定的疗效，并能减轻焦虑和抑郁症状。

四、疑病症

疑病症是以担心或相信患一种或多种严重躯体疾病的持久的先占观念为特征的一种神经症。患者常伴有焦虑或抑郁情绪。

（一）致病因素

（1）素质因素对本病的发生起一定的作用。部分患者病前具有固执、谨慎、敏感、多疑、对自身健康过分关注等人格特征。

（2）各种心理应激，如妻离子散、夫妻感情不和、经济窘迫、生活环境变迁、缺乏安全感等，均可成为发病的诱因。

（3）部分患者有躯体疾病作为诱因。患者在罹患躯体疾病以后，通过自我暗示或联想而产生。

（4）部分患者是医源性的，如医生不恰当的解释、态度和行为，或不能尽快确诊，反复让患者检查，引起患者的多疑；或患者受到传说、不正确的卫生宣传以及对医学常识一知半解等影响而产生。

（二）临床表现

患者对自己的健康状态过分关注，深信自己患了某种疾病，其症状表现多样、可轻可重，可只限于自身的某一部位、某一器官或某一系统，也可涉及全身各系统；轻的可只有轻微的头痛，重的甚至卧床不起。经反复检查不能发现相应的器官或部位有任何病变，并经医生反复解释，患者均不置信，故而反复就医，迫切要求治疗。患者常伴有焦虑或抑郁情绪。另外，多见于青少年的身体变形障碍，亦为疑病症表现。

（三）治疗

1．心理治疗　为本病最基本的治疗方法。支持性心理治疗是治疗的基础，在相互充分了解的基础上，对疾病的性质作出科学、合理的解释，使患者了解所患疾病的性质，解除或减轻精神因素的影响，帮助患者认识自己，逐渐引导患者从对自身的关注转移到外界。放松疗法、森田疗法对消除疑病观念及伴随的焦虑和恐惧可产生良好效果。

2．药物治疗　主要针对继发的焦虑或抑郁情绪，可选用抗焦虑或抗抑郁药物治疗。但应注意许多疑病症患者对药物的副反应非常敏感，故应从小剂量开始。

五、神经衰弱

神经衰弱是指大脑由于长期的精神紧张和压力，从而产生精神活动能力的减弱，其主要以精神易兴奋和脑力易疲乏为特征，常伴有心情紧张、烦恼和易激惹，以及睡眠障碍、头痛、多种躯体不适的症状。症状不能归因于已存在的躯体疾病或某些精神疾病。大多缓慢起病，呈慢性波动性病程，症状的消长常与心理冲突有关。

（一）致病因素

1．持久的精神紧张和过度疲劳是本病重要原因　工作、学习负担过重，或工作困难超过实际工作能力，导致长期对工作不满，不惜牺牲休息时间，睡眠不足，脑力活动时间过长，造成精神兴奋与抑制的调节紊乱，进而导致神经衰弱。

2. 负性情绪是本病另外一个比较多见的病因　家庭纠纷、事业挫折、人际关系紧张、工作学习适应困难等生活事件，这些因素使患者长期处于压抑、怨恨、委屈等负性情绪状态之中，故易发生神经衰弱。

3. 衰弱性人格是发病基础　自卑、敏感、多疑、缺乏自信、任性、急躁、依赖性强、自制力差者，易患神经衰弱。

（二）临床表现

1. 脑功能衰弱的症状　包括精神易兴奋与易疲劳。

（1）精神易疲劳的表现　患者感到脑力迟钝、思考困难，头痛、头胀、注意力不能集中，做事丢三落四、记忆力下降，工作学习效率下降。神经衰弱患者的易疲劳有3个特点。①疲劳常伴有负性情绪：如烦恼、紧张、苦闷、压抑感，但随着情绪的好转，疲劳也往往消失。②疲劳常有选择性：对有兴趣的事情不易疲劳，而对没有兴趣或潜意识中有抵触情绪的事情则容易疲劳。③疲劳不伴有欲望与动机的减退：患者在工作或学习时，常常苦于"力不从心"或"心有余而力不足"，因不能实现自己的抱负而感到苦恼。

（2）精神易兴奋的表现　在进行工作、学习或看电视等活动时，不由自主的回忆和联想增多，无法自制，特别在入睡前尤其明显，常为患者睡眠障碍的直接原因。但是患者的言语并不多。

2. 情绪障碍　主要为烦恼，紧张而不能放松，易激惹。这种情绪状态与生活中的应激事件密切相关，患者常有一种无助感，常因小事对家人发脾气。其他的情绪如焦虑、抑郁在神经衰弱的患者中程度较轻、不持久，但为引起症状加重的诱因。

3. 其他心理生理症状　神经衰弱的患者常有大量的躯体不适主诉，但找不到病理性改变的证据，这些症状实际上多与患者的心理状态有关。如情绪紧张常可引起睡眠障碍和各种疼痛，以紧张性头痛最常见，头痛多无固定部位，性质为胀满感或紧箍感，在情绪松弛、睡眠较好时可减轻。其他的症状还有头昏、眼花、多汗、心悸、气短、腹胀、便秘、尿频等。

（三）治疗

1. 心理治疗　与患者建立良好的治疗关系，引导患者认识疾病的性质，是由于长期工作或学习负担、精神紧张所致。主要采用放松疗法或生物反馈疗法，其他如体育锻炼，工娱疗法，到风光秀丽之处旅游、疗养，也不失为摆脱烦恼处境，放松紧张状态的好办法。

2. 药物治疗　抗焦虑药物为主，可改善患者紧张的情绪，减轻激惹的水平，也可使肌肉放松，消除一些躯体不适感。

案例1

张某，女性，40岁，中专文化，会计。因心烦、失眠1年，于2003年9月20日来诊。

患者于2002年6月因女儿发生车祸住院，边工作边陪床，同时非常担心女儿会留下后遗症。等女儿痊愈出院以后，患者仍十分担心，经常感到焦虑不安，夜间入睡困难，常作噩梦。后丈夫说她是不是变老了，患者又担心会不会丈夫嫌弃她了要和她离婚。自此，患者天天都感到焦虑不安，心烦意乱，伴有心慌、胸闷、出汗，时而出现莫名其妙的恐惧、坐立不安，夜间难以入睡，噩梦频频，有时彻夜不眠，为此影响了工作和生活，故来就诊。

体格检查及实验室检查无阳性发现。

诊断：广泛性焦虑

案例2

郑某，男性，26岁，初中文化，农民，未婚。因反复检查东西是否遗漏1年余，加重2个月，于2002年10月15日前来就诊。

患者于1年前因家中经济困难，相亲数次俱不成，故而总爱唉声叹气，情绪欠佳。某日在工地宿舍将自己的钱从口袋拿出放到床上时，外面有人敲门，患者赶紧将钱拿起装入口袋，遂边去开门边回头看床上的钱是否全部装入口袋内，等朋友进到房间后仍不放心，又检查了好几次才放心。此后每次出门总要检查东西是否遗漏，门是否锁好。近2个月来，检查次数明显增多，总是在离开一个地方之前反复检查东西是否遗漏，有时要反复十几次，而且口中总是反复叨咕"就检查一次，一次就够，结束了就走，最后一次"，在曾经呆过的地方要转几次，甚至十几次，走几步再回来，有时要耽误半个多小时，因此严重影响了工作和生活。患者因此而苦恼，夜间睡眠差。

体格检查及实验室检查无阳性发现。

诊断：强迫症

第二节 癔 症

癔症又称歇斯底里，是在一定的人格基础上，由于明显的心理社会因素，如生活事件、内心冲突或强烈的情绪体验、暗示或自我暗示等作用而引起的一组病症。临床主要表现为感觉障碍、运动障碍、意识改变等，但缺乏相应的器质性病变基础，具有做作、夸大、富有感情色彩等特点，可由暗示诱发，也可由暗示消失，有反复发作的倾向。癔症的患病率报道不一，多数学者认为文化落后地区发病率高。常见于青春期和更年期女性，首发年龄以20～30岁最多。

（一）致病因素

1. *心理因素* 各种应激事件是引发癔症的重要因素，它可以直接致病或成为第一次发病的因素。常见的心理因素为家庭、工作或人际关系使患者感到委屈、气愤、恐惧等，患者可因此强烈的创伤性体验而发病，之后也可能通过触景生情、联想、自我暗示而发病。

2. *人格特征* 具有癔症性人格特征的人，在精神应激的情况下，易发生癔症。该人格特征主要为情感丰富、暗示性高、自我中心、富于幻想。

（二）临床表现

1. *癔症性精神障碍* 又称分离型障碍，是指不同精神活动之间的分离。包括癔症性意识障碍、情感爆发、癔症性痴呆、癔症性遗忘、癔症性精神病等。这些症状的出现，常给人以疾病的发作有利于患者摆脱困境、发泄情绪、获取别人同情和支持的感觉。

（1）癔症性意识障碍 包括对周围环境意识和自我意识障碍。对周围环境的意识障碍主要是患者意识范围的狭窄，以朦胧状态或昏睡较多见，有的患者可表现为神游症。自我意识障碍又称癔症性身份障碍，包括交替人格、双重人格、多重人格等。

（2）情感爆发 是癔症发作的常见表现。表现为患者在精神刺激后突然发作，号啕大哭，或时而大笑，捶胸顿足，大吵大闹，或出现撕衣服和撞墙等自伤、伤人、毁物行为，具有明显的发泄情绪的特征。有人围观或劝慰时，可表现得更明显，内容更丰富。历时数十分钟，可自行缓解，多伴有选择性遗忘。

（3）癔症性遗忘 主要为阶段性遗忘或选择性遗忘，被遗忘的内容往往与精神创伤有关，通过遗忘可以达到回避的目的。患者常不能回忆某阶段的经历或某一特定的事件，甚至否认以往的生活和身份。

(4) 癔症性痴呆　又称假性痴呆，主要表现为两种形式。①Ganser综合征：对简单的问题给予近似的回答，如问“人有几只耳朵”？答“3只”。给人故意做作的印象。②童样痴呆：表现为明显的幼稚行为，如患者的声调、表情和动作如儿童，问其“几岁了？”，常回答“3岁”。

(5) 癔症性精神病　为癔症性精神障碍最严重的表现形式。常在明显的心理创伤后急性起病，主要表现为意识障碍、行为紊乱、思维联想障碍或片段的幻觉妄想，以及人格解体症状。一般历时数日即止，尤其当得到迅速镇静和睡眠后，即可迅速恢复正常。恢复后无遗留症状，但可再发。

2. *癔症性躯体障碍*　又称转换型障碍，来自弗洛伊德的理论，认为被压抑的精神能量可以转换为某种躯体障碍，一旦躯体症状出现后，情绪反应便消失，这种躯体症状称为转换症状。在同一患者身上可仅有一二种症状，每次发作症状相似，这些症状发作可能给患者带来某些好处，称为继发受益。躯体障碍主要表现有运动障碍与感觉障碍，但不能发现神经系统和内脏器官有相应的器质性损害。

(1) 感觉障碍　包括感觉过敏、感觉异常、感觉缺失，但不符合正常的神经解剖分布，无神经解剖的基础。如突然失明（癔症性失明）、管状视野或单眼复视；突然耳聋（癔症性耳聋）；出现躯体感觉缺失或感觉过敏区；或有咽部梗阻感、异物感（癔症球），头部紧箍感等。

(2) 运动障碍　较常见的有痉挛发作、局部肌肉抽动（癔症性抽搐）或肢体瘫痪，以单瘫、偏瘫或截瘫多见（癔症性瘫痪），或不能站立、行走（癔症性立行不能症），但不符合神经系统损害的体征，病程久者可出现废用性肌萎缩。部分患者可出现言语运动障碍，表现为突然失音但不伴有相应的任何器质性病变（癔症性失音）。

(三) 治疗

1. *心理治疗*　是治疗癔症的首选方法。癔症患者，常深信疾病严重，所以应让患者明确，所患疾病是功能性的，可以治愈，帮助患者分析、认识病因。由于患者易于接受暗示，所以心理治疗以暗示治疗常用，尤其对癔症性躯体症状效果好。在催眠状态下，医生结合患者的症状，用语言对其进行有针对性的暗示，训练其丧失的功能，可收到良好的效果。

2. *药物治疗*　在癔症患者出现精神发作、兴奋状态或抽搐发作时，可注射氯丙嗪或地西泮作紧急处理。也可以适当服用些抗焦虑药，以增强心理治疗效果。

案例3

钱某，女性，34岁，小学文化，农民，已婚。因卵巢切除术后双下肢无力2年，不能行走1年，于2002年6月4日就诊。

患者于2年前行右侧卵巢切除手术，手术过程顺利，但据患者回忆术中曾听到手术医生说了一句“……断了”，术后即感到全身无力，双下肢沉重，难以行走，并感双下肢有隐约的麻木感。手术后被抬回家中，数周不能活动。后来患者自感右腿麻木感及沉重感逐渐加重，不能移动，而左腿可轻轻移动。经当地医院针灸、理疗等治疗数月后，患者可下床拄着拐杖行走，只是右腿擦地拖移。因行动不便，又无人陪伴、鼓励，故而活动次数很少。后听到有一位医生说“这么长时间不下床，好腿也得瘫了”，患者于是自感行走日渐吃力，左腿也渐渐沉重、麻木起来，最终双腿不能活动，一直卧床至今。

患者既往体健，否认有精神病及类似疾病发作史。

神经系统检查：双下肢肌肉轻度萎缩，肌力Ⅱ级，双下肢可在床上作水平移动，但不能站立、行走。肌张力无明显异常，双下肢痛觉迟钝。躯体深、浅反射无明显异常，未引出病理征。

诊断：癔症性瘫痪

第三节　神经症和癔症患者的护理

【护理评估】

1. 身体方面　睡眠、进食、大小便情况、生活自理能力等。

注意：神经症患者常有躯体不适的主诉，癔症患者也有众多躯体症状，通过上面的学习，我们知道这些症状没有器质性的改变，但是有时不能排除患者同时合并躯体疾病，所以应认真进行护理体检，了解有无器质性疾病。

2. 心理方面　患者的精神症状、诱发因素、个性特征、对应激的应对方式、对疾病的了解程度、有无自杀的潜在危险等。

注意：因为神经症和癔症的发病都与患者的个性特征和应对方式密不可分，要在评估时重点了解这一点，以便在对患者的心理护理工作中，针对性地对其进行护理，这样可以使治疗和护理取得良好的效果。

3. 社会方面　家庭、婚姻、子女、生活环境、受教育程度、社会支持系统，尤其要了解对患者有重要影响力的人。

注意：患者对疾病有自知力，最常见的社会功能损害是人际交往能力的缺陷，这与患者的个性特点和应对方式有关，可通过患者及患者的亲友来重点综合评估。

4. 其他方面　包括实验室及辅助检查，如各项常规、心电图、肌电图等，既往健康史、用药史和过敏史。

【护理诊断】

护理诊断常见的有以下几个方面。

1. 睡眠型态紊乱　与焦虑、抑郁、强迫思维、生活环境的改变有关。

2. 营养失调，低于机体需要量　与焦虑、抑郁等情绪状态及其导致的胃肠功能紊乱有关。

3. 自理能力缺陷　与强迫思维和行为、惊恐发作、癔症性失明、瘫痪、感觉障碍等有关。

4. 有废用综合征的危险　与癔症性瘫痪有关。

5. 皮肤完整性受损　与强迫洗涤有关。

6. 焦虑　与强迫思维、强迫行为、抑郁、惊恐发作等疾病症状及疾病知识缺乏、生活环境改变有关。

7. 恐惧　与面临所恐惧的对象或不能预测、控制惊恐发作有关。

8. 有暴力行为的危险，对自己和他人　与患者悲观绝望的情绪和癔症性意识障碍有关。

9. 知识缺乏　缺乏精神疾病、心理卫生及疾病预防等方面的知识。

10. 社交障碍　与恐惧、焦虑而采取回避行为有关。

11. 个人应对无效　与无力应对压力情境或缺乏适应性应对的知识及技巧有关。

【护理目标】

(1) 患者的焦虑、抑郁、恐惧等负性情绪减轻或消失。

(2) 患者能客观地认识自身的生理心理状态，以及心理社会因素与疾病的关系。

(3) 患者能应用所学的心理应对方式应对压力，控制或缓解焦虑等负性情绪。

【护理措施】

1. 一般护理

(1) 连续评估患者的有关表现。

(2) 加强饮食和排泄护理　患者可能由于焦虑、抑郁等负性情绪所致的胃肠不适、腹胀、便秘而出现食欲减退,体重下降,因此要鼓励患者进食,帮助选择易消化、有营养和可口的食物。鼓励便秘患者多进食蔬菜水果,多喝水,督促患者活动,以促进排便。

(3) 做好睡眠护理　患者常出现睡眠浅、入睡困难等睡眠障碍,护理措施请参照第四章第一节中有关内容。

(4) 鼓励活动　鼓励患者多参加轻松愉快的文体娱乐活动,使患者在松弛的环境中分散对疾病的过分关注和担心,减轻焦虑等负性情绪。

(5) 协助照顾个人卫生　患者可能因疾病的影响而忽视个人卫生,或因仪式动作、强迫行为导致生活自理能力下降,护士应耐心协助患者做好沐浴、更衣、头发、皮肤等护理。

(6) 保证药物治疗　为了控制各种症状,多数患者会辅以药物治疗。要支持和督促患者完成药物治疗计划,观察药物疗效和副反应,给予服药指导。

2. 心理护理

(1) 建立良好的护患关系　以支持性心理护理为主要内容,以和善、真诚、支持、理解的态度,对患者进行适当的解释、安慰和保证,使患者感受到自己被接受、被关心,同时树立患者的治疗信心。

(2) 注意与患者的有效沟通　鼓励患者表达自己的内心体验和不愉快的感受,在有利于患者宣泄和认识自己负性情绪的同时,也利于护士了解患者的情绪反应类型,及时、准确地掌握患者的情绪变化,并采取必要的措施,预防暴力行为(自杀、自伤或伤人)的发生。护士与患者交流时,应声音平和,字句要简明,鼓励患者表达自己的想法和感受,使他们感受到被尊重,并学会自我表达。

(3) 帮助患者识别和接受负性情绪及相关行为　患者虽然在压力情境的影响下,产生焦虑等负性情绪,内心痛苦,并出现一些不适应性行为,但是患者常常不易识别、不愿接受(或承认),进而压抑内心的冲突。所以护理人员应善于从患者的外在表现中发现代表内心焦虑等负性情绪的生理信号,如出汗、不安、发抖、脸红等,并采用适当的方式引导患者识别它,继而接受它。比如对患者说:“我看到你在来回走动,你心里很烦吗?”“你看上去有些紧张,你很害怕吗?”患者有时会顾左右而言他,把话题岔开,或否认,或拒绝交谈,或采取敌对态度等,此时,护士要耐心,给患者充足的时间作调整。不可操之过急,出现冲动性语言而影响护患关系,反而不利于工作的进行。患者有正性反应时,要逐步深入,帮助患者识别自己的情绪和行为,共同寻找出导致负性情感发生的相关事件或诱因。

(4) 与患者共同探讨疾病相关的应激源,帮助患者建立正确的应对方式　护理人员可以通过询问患者,如“在什么情况下会让你紧张、不安?”“在什么时候你会感觉最累?”等问题,协助患者将话题从身体症状转移到引起这些身体症状的生活情境中来,从而引导患者找出相关压力源,并认识相关压力源与自己疾病的关系。同时了解患者过去用于缓解压力的方式,如问:“过去发生类似情况时,你是采用什么方法来控制的?”对患者成功有效的应对方式应给予肯定,对失败无效的应对方式应与患者讨论应对无效的原因,并鼓励患者学习其他新的应对方法,并提供环境和机会如设计应激情景,让患者做角色模拟表演,以强化患者正性的控制焦虑等负性情绪的技巧。患者有进步时,应及时给予表扬,有利于增加患者自信心和减轻无助感。

(5) 帮助患者掌握放松的技术　增进放松的方法很多，如松弛疗法、静坐、慢跑、利用生物反馈仪训练肌肉放松等，应讲解和指导患者学习这些放松的技术，并协助患者找出适合自己的放松方法，在减轻躯体不适的同时也可以舒缓患者的情绪。

3. 安全护理　神经症患者大多伴有抑郁情绪，可能出现自杀企图或行为，而癔症尤其情感暴发患者及惊恐发作患者均可能出现自伤、伤人、毁物等冲动行为。所以对于神经症及癔症患者亦不能放松安全护理。护理人员应注意评估患者自杀、自伤或伤人的危险性，为患者提供安全、安静、舒适的治疗休养环境，避免刺激及不愉快的事情发生，减少心理压力，定期做好安全检查。对有自杀、自伤或伤人危险的患者应专人护理，其余护理措施请参照第五章第一节和第二节中有关内容。

4. 特殊护理

(1) 正确对待患者躯体不适的主诉　神经症患者由于疾病的特点，经常出现各种躯体不适的主诉，经过对临床表现的学习，知道患者的躯体症状大多没有器质性病变基础，而是由于内心冲突所致，因此要致力于心理功能的护理。但是，有时不能完全排除患者同时合并躯体疾病的可能，所以，对于患者的躯体不适主诉，在给予适当的解释和安慰的同时，应认真进行护理体检和各项检查，以除外器质性疾病的存在。

(2) 增加癔症性瘫痪患者的肢体活动　首先要为患者讲清楚疾病的性质，减轻患者的恐惧和焦虑，取得患者的配合；掌握语言暗示的方法和技巧，帮助患者定期训练肢体，进行活动，防止肌肉萎缩；每日做皮肤受压部位的按摩，防止发生压(褥)疮。

(3) 减少不良暗示　对于易于接受暗示的癔症患者，在其发作时，应避免他人围观或过分关注患者症状，并使用良性语言暗示帮助患者症状缓解。

(4) 为强迫性洗涤的患者提供适当帮助　每日对患者洗涤处皮肤做详细认真的检查，了解损伤的程度；让患者使用温和、刺激小的肥皂，对水温进行适当的控制；避免患者在有水的地方过多停留，督促患者多参加工娱治疗，减少患者洗涤的时间和次数；对症状顽固者限定其活动范围。

5. 健康教育

(1) 患者缺乏心理保健常识，遇到外界不良刺激时缺乏心理承受能力，并且不会使用良好有效的心理防御机制进行自我保护，而且性格不健全。应根据患者的个性特征、人际关系、处事作风等情况来进行个体化的健康教育，提高患者对自身疾病的认识，协助患者了解身心健康与个性特征、应激事件、情绪反应、社会生活环境的重要关系；帮助患者认识自身性格上的弱点，教会患者一些科学的、适用的方法完善性格，处理紧张的人际关系；指导患者用理智而不是用情感处理问题，调整不良情绪，增强心理承受能力。

(2) 获取患者社会支持系统尤其是患者家庭的支持，对于患者疾病的康复是非常重要的。因为家庭是患者的主要社会支持系统，一方面可以帮助患者缓解压力，但另一方面也可能是造成或加重患者压力的根源。比如癔症患者的家属经常会由于无意的行为和语言而起到不良暗示的作用，而加重了病情；强迫症往往与父母刻板的、教条的、严厉的教养方式有关；许多患者的应激源也恰恰来自于家庭困扰等。针对以上情况，有必要对患者的家庭成员进行相关知识的教育，甚至进行家庭治疗或夫妻治疗，以取得家属配合，从而有利于患者的康复。还可鼓励患者发展新的支持系统，如加入团体治疗、社区活动或特殊的兴趣团体等。如团体治疗可让患者发现和自己有同样问题的伙伴，可增加患者的信心，并获取更多信息的支持。

【护理评价】

根据护理目标，护理评价从下面几个方面进行。

(1) 患者的焦虑、抑郁、恐惧等负性情绪是否减轻或消失。

(2) 患者是否能客观地认识自身的生理心理状态，以及心理社会因素与疾病的关系。

(3) 患者是否能应用所学的心理应对方式应对压力控制或缓解焦虑等负性情绪。

第九章

应激相关障碍与护理

教学要求

应激主要是指生活中各种困难事件对人所引起的精神压力，同时伴有各种身心反应。在人成长的过程中，会遭遇到许多不同种类的困难事件。由于自我防卫系统的存在，一般都能予以应对，但当困难事件足够强烈，超出个体的防卫能力时，就可引起强烈的精神压力，而出现精神症状。影响个体防卫系统的因素主要有身体健康状态、个性特征、应对方式、智力水平、受教育程度等。因此，在精神应激状态下是否出现应激性精神障碍，与精神刺激本身的特征和个体的心身素质均有关。所以，在对此类患者进行护理时，尤应注意提高个体的防卫能力。

学完本章后，学生应能够回答下列问题。

1. 急性应激障碍典型的临床表现是什么?
2. 创伤后应激障碍有哪些临床特点? 解释何谓“反复重现创伤性体验”、“持续的警觉性增高”?
3. 说出适应障碍的临床分型及各型的临床特点。
4. 参考本章案例1(创伤后应激障碍)，在教师的指导下，确定患者的护理诊断，并制定出护理措施。
5. 参考本章案例2(适应障碍)，在教师的指导下，确定患者的护理诊断，并制定出护理措施。

第一节　应激相关障碍的临床特点

应激相关障碍是一组由急剧或持久的应激性不良心理社会因素，如自然灾害、严重事故、亲人死亡、战争、被强奸、与外界隔离等，直接导致的精神疾病，也称反应性精神障碍。一般认为，决定其发生、病程和临床表现的因素有：①生活事件和处境：包括其性质、强度等多方面。②社会文化背景：包括思想、观念、信仰等。③个体人格特点、受教育程度、智力水平、生活态度和信念及当时的健康状态等。

一、临床表现

应激相关障碍多急性或亚急性起病，其精神症状虽表现不一，但大多反映出与精神创伤有关的内容。以下主要介绍临床上常见的几种情况。

(一) 急性应激障碍

常在遭受突然、强烈的精神刺激后数分钟至数小时内立即发病。典型表现是最初出现“茫然”状态,表现为意识范围局限、注意狭窄、不能领会外在刺激、定向错误,紧接着可出现伴有强烈恐惧体验的精神运动性兴奋,如哭喊吵闹、过度乱动、胡言乱语等,行为有一定的盲目性;或为精神运动性抑制,如情感迟钝、麻木、行为退缩、少语少动,近似亚木僵状态。同时常伴有自主神经系统症状,如心动过速、出汗、面色潮红或发白等。症状可持续数小时或数天,最长不超过1个月,预后良好,缓解完全,缓解后可有部分或全部遗忘。

(二) 创伤后应激障碍

在遭受异常强烈的威胁性或灾害性的心理创伤后,数天或数月内起病,症状持续至少1个月以上,甚至可长达数年。其表现主要有以下几个方面。

1. 反复重现创伤性体验　可表现为控制不住地回想受创伤的经历;反复出现创伤性内容的噩梦;面临与创伤事件有关、相似或有象征意义的情景时,如目睹死者遗物、旧地重游、纪念日等,可引起强烈的精神痛苦;还可出现幻觉或错觉。

2. 持续的警觉性增高　可表现为难于入睡或易惊醒;激惹性增高;易受惊吓;注意力难以集中;遇到与创伤事件多少有些相似的场合或事件时产生明显的生理反应,如面色苍白、出汗、心动过速等。

3. 持续回避与创伤有关的刺激和情景　可表现为极力控制自己不去想与创伤有关的人或事,尽量避免接触可能勾起痛苦回忆的活动或场所,以至兴趣爱好变窄,情感变淡,与人疏远,甚至对亲人也变得冷淡。

4. 选择性遗忘　对创伤性经历出现选择性遗忘。

5. 失去信心　对未来失去希望和信心,很少思考或计划未来的学习、工作或婚姻等。

总之,此病的特点是应激事件强烈而严重(如战争、目睹亲人惨死等),发病延迟,但症状严重而持久,多数患者在创伤后1年左右才恢复,少数病例可持续数年不愈而成为持久的精神病态。有些患者(如美国越战士兵中的患者)即使恢复了正常,多年后仍可触景生情,出现应激性生理和心理反应。

(三) 适应障碍

在对明显的生活应激性事件,特别是生活环境或社会地位改变进行适应的期间,由于个体的社会适应能力不良,而出现的一种主观痛苦或情绪紊乱的状态,常影响社会功能。通常在应激性事件发生后1个月之内起病,除长期的抑郁性反应(不超过2年)外,症状持续时间一般不超过6个月。其临床表现多种多样,按精神症状可分为以下几种类型。

1. 抑郁型　表现为情绪低落、忧伤易哭、对日常生活丧失兴趣、无望无助感,可伴睡眠障碍,食欲减退。其程度比抑郁症患者的抑郁轻。

2. 焦虑型　主要表现为焦虑、烦恼、害怕、敏感多疑、紧张不安,可有心慌、呼吸短促、窒息感。

3. 品行障碍型　常见于青少年,以逃学、斗殴、偷盗、说谎、离家出走、过早的性行为、破坏公物等行为问题为主要表现。

4. 退缩型　主要表现为孤独、离群、不参加社会活动、不注意卫生、生活无规律等。

5. 能力减弱型　主要表现为工作、学习能力受影响,效率下降。

6. 躯体型　主要症状为头痛、胃痛、疲倦、睡眠不佳或其他身体不适。

7. 混合型 许多患者出现的症状是综合的，如无突出的典型症状则称为混合型。

二、治疗与预后

（一）治疗

治疗应激相关障碍，首先是要阻断应激源，消除精神刺激因素。在此基础上，给予心理治疗、药物治疗等措施。心理治疗是应激相关障碍的根本性治疗措施，主要采用支持性心理治疗、认知治疗和家庭治疗，以帮助患者调整有缺陷的个性系统，加强和重建其社会支持系统，建立有效的心理应对方法，提高适应能力。药物治疗可酌情使用抗精神病药、抗抑郁药及苯二氮䓬类抗焦虑药进行对症治疗，但应注意药物剂量不宜过大，疗程也不宜过长。对有严重自杀企图或有自杀行为的患者，以及严重兴奋躁动的患者，也可以使用电休克治疗。

（二）预后

一般来说，对于应激相关障碍的患者，致病因素一旦消除或改变发病时的处境，并给予适当的治疗，精神症状即可恢复正常，预后良好。少数心理素质有严重缺陷，或精神应激程度过于强烈的患者，可能迁延不愈。

案例 1

女性，26 岁，已婚，农民，小学文化程度。2000 年 6 月 12 日上午因一些小事与邻居吵架，邻居带着一帮家人找来，争吵之后双方动了手，因邻居是有备而来，故患者及家人均被打，患者被打倒在地，自述当时不省人事，好久才回转醒来。之后很气愤、哭泣，于第 2 日出现呆坐，目光呆滞，自语，内容零乱，双手乱舞，以急性应激障碍收住院。入院后夜眠差，哭泣，常想被打经过，担心害怕，见别的患者争吵则紧张、恐惧，尽量回避。给予镇静及心理疏导治疗 34 日，疗效显著而出院。出院后夜眠差，经常出现创伤性内容的噩梦，对他人疏远，对亲人也显得冷淡。对自家生活缺乏计划，主动性差。有时显得急躁、不安，遇到别人高声说话就紧张、心慌、出汗等。在家服药效果差，故再次住院治疗。

精神检查：意识清楚，接触好，应答切题，情绪低，哭泣。自诉头痛，是邻居踢坏了自己的大脑。提及被打经过即心慌、心烦、恐惧。夜里常做噩梦，内容多与被打有关。认为自己委屈，总想找说理的地方说理。未发现思维联想及内容障碍，问及为何不与人交往时，则称村里人瞧不起自己，派出所里没认识人，出不了这口气，心里烦，没有心情。愿意接受治疗。

诊断：创伤后应激障碍

经过 1 个月的支持性心理治疗、认知行为治疗和日常生活指导，以及同时给予小剂量安定药物，患者的情绪明显改善，精神症状消失。

案例 2

女性，19 岁，大学一年级学生。患者从小在生活上受到家人的宠爱，想吃什么家人就给买什么，但对其学习和行为却要求严格。到了中学，更是不让患者做任何家务事，衣来伸手，饭来张口，整天看书学习。2000 年考入某大学，9 月由家人陪同入学，安顿好后，家人要回家，患者不让，经再三安慰劝说后方同意。开始患者表现尚正常，只是生活自理能力差。临近考试，患者忙于学习，经常吃不到饭，衣服也不洗，有时不梳头就去上课，考试成绩也不理想，受到父母的严厉批评。患者渐渐出现情绪低落，不愿与同学交往，常独自一人在宿舍里唉声叹气、哭泣，觉得自己没有能力，甚至对父母说不想读书，想退学。并出现失眠，表现为入睡困难，常辗转反侧久久不能入睡，次日感觉头昏脑胀，心烦，上课注意力不能集中。食欲差，食量明显减少，患者自诉没有胃口，不想吃。

个人史：患者足月顺产，生长发育正常。8 岁读书，学习成绩好。19 岁考入大学，与同学来往少。平素性格内向、胆小、顺从。

既往史及家族史无特殊情况。

体格检查:躯体及神经系统检查未发现阳性体征。

精神检查:意识清晰,接触合作,衣着整洁,年貌相符,定向准确,未引出幻觉、妄想。思维连贯性与逻辑方面无异常,情绪稍低。自诉在家什么都好,自从上大学后,什么都要自己做,感到力不从心,极不适应学校生活,经常想回家,不想继续读大学,爸爸、妈妈又不同意。自知力存在。

诊断:适应障碍

第二节　应激相关障碍患者的护理

【护理评估】

1. 身体方面　着重评估生命体征、食欲、营养、大小便、睡眠等状况,以及自主神经系统表现和有无躯体疾病。

2. 心理方面　主要评估①情绪状态:判断患者焦虑、抑郁、惊惧的程度,有无自杀的潜在危险。②认知表现:有无幻觉、妄想,以及幻觉妄想的种类、内容、与精神创伤的关系。另外,要注意评估患者对疾病和创伤事件的认识,以了解患者的应对能力和所使用的防卫机制,这对开展心理治疗和护理都十分重要。③意志行为改变:观察了解患者有无兴奋、冲动、伤人、毁物、木僵等异常行为。④意识情况:了解患者对周围环境能否清晰感知、定向力如何等。

3. 社会方面　主要评估①患者的应激源、角色功能、人际关系、家庭状况等,了解精神刺激的种类、强度、持续时间,以及疾病发作与精神创伤的关系。②同时要了解患者家属对本病的认识情况,以及家属对患者所持的态度。③了解患者与家人、朋友间的人际关系,以及可利用的社会资源,因为社会和家庭的支持是缓解应激反应的重要支持力量。

4. 其他方面　包括患者的个人史(如职业、文化、爱好、信仰、个性特点、生活方式等)、家族史(主要为精神病家族史)、既往史(如有无药物过敏史、其他躯体疾病情况等)。

【护理诊断】

护理诊断常见的有以下几个方面。

1. 潜在或现存的营养失调,低于机体需要量　与情绪低落等有关。
2. 睡眠型态紊乱　与极度悲伤、恐惧、焦虑、激动等有关。
3. 生活自理缺陷　与意识障碍、兴趣低下、抑郁、木僵有关。
4. 有暴力行为的危险,对自己　与失望,无助,自卑有关。
5. 有暴力行为的危险,对他人　与创伤事件造成的挫折、愤怒有关。
6. 焦虑　与创伤事件的冲击和害怕回忆有关。
7. 抑郁　与自卑和创伤事件造成的丧失或挫折有关。
8. 言语沟通障碍　与情感麻木、木僵状态有关。
9. 社会退缩　与自卑、情感麻木、抑郁等有关。
10. 个人应对无效　与明确的应激源引起的抑郁反应或心理应对方式有缺陷有关。

【护理目标】

(1) 患者安全感增强,焦虑、惊惧等情绪减轻。
(2) 患者能认知触发创伤体验的情境。

(3) 患者能现实面对创伤事件，应用所学应对压力技巧控制身体症状和情绪。

(4) 患者不发生伤害自己或他人的行为。

(5) 患者的营养、睡眠，以及个人卫生情况保持良好。

【护理措施】

1. 一般护理

(1) 持续评估患者的健康状况、生理需要，为患者制定适宜的护理计划。

(2) 加强饮食护理，必要时鼻饲流质饮食，保证营养需要。

(3) 做好睡眠护理，具体护理措施参照第四章第一节中有关内容。

(4) 对生活自理能力下降的患者，帮助其满足基本需要，如沐浴、洗漱、如厕等个人卫生。

(5) 对生活不能自理者应给予全面护理。

(6) 按医嘱给予相应的药物治疗，注意观察药物疗效和不良反应，并让患者知道和学会观察药物的作用及副反应。

2. 心理护理

(1) 建立良好的护患关系，主动耐心地倾听患者的感受，态度温和诚恳，接纳患者的焦虑、抑郁感受。

(2) 增加与患者接触的次数，通过言语沟通，鼓励患者倾诉自己内心不愉快的感受，与患者共同分析应激相关障碍的症状和恶劣心境的原因及危害。

(3) 采用支持性心理护理，根据患者的具体情况给予安慰和疏导，并给予积极暗示性语言，帮助患者渡过困境。

(4) 根据患者的耐受力，鼓励患者参加合适的活动，如集体进餐、娱乐活动等，并多与他人交往，以分散患者对创伤体验的注意力，减轻孤独感，消除回避他人、环境的行为。

(5) 指导患者学习适应性技巧，如深呼吸、松弛训练、转移注意力等，控制情绪和症状。并配合医生做好认知治疗、行为治疗等。

(6) 帮助患者认识和正确对待致病因素和疾病发生，训练有效的心理应对方法，克服个性中的不足，提高自我康复的能力。

(7) 当患者开始应用所学技巧控制情绪和症状时，给予真实的反馈和赞扬。

3. 安全护理　由于患者情绪、认知、意志行为等心理方面的异常表现，会导致患者出现自杀、冲动等危害其安全的行为，故应做到以下几个方面。

(1) 连续评估自杀、自伤及冲动伤人的危险，直至危险消失。

(2) 提供安静、舒适、安全的环境，减少外界刺激，加强不安全因素和危险物品的管理。

(3) 与患者要保持严密接触，每 10～15 min 观察患者的活动一次，必要时专人守护。

(4) 关心患者，鼓励患者说出自己不愉快的感受和自杀、自伤的信息，并给予及时的帮助与支持。

(5) 当患者出现严重的精神运动性兴奋，行为紊乱，冲动行为时，可给予适当的约束，以保证患者的安全。

(6) 对有意识障碍的患者，应注意防止走失和跌伤。

4. 健康教育

(1) 帮助患者和家属学习应激相关障碍的有关疾病知识，使他们对本病的发生有正确的认识，以消除因知识不足而引起的不必要的焦虑和抑郁，并消除对本病会变成精神病的误解。

(2) 指导患者的家属及朋友理解患者的痛苦和困境，要多支持和关心患者，如条件允许可共同参与到治疗护理中。

(3) 协助患者和家属制定切实可行的生活目标,合理安排工作、学习、生活,指明未来希望,促使早日康复,恢复社会功能。

【护理评价】

根据护理目标,护理评价应从下面几个方面进行。

(1) 患者安全感是否增强,焦虑、惊惧等情绪是否减轻。

(2) 患者是否能认知触发创伤体验的情境。

(3) 患者是否能现实面对创伤事件,并应用所学应对压力技巧控制身体症状和情绪。

(4) 患者是否没有发生伤害自己或他人的行为。

(5) 患者的营养、睡眠,以及个人卫生情况是否保持良好。

第十章

精神活性物质所致精神障碍与护理

教学要求

精神活性物质所致精神障碍种类很多，本章介绍乙醇(酒精)、阿片类、镇静催眠抗焦虑药所致精神障碍。通过本章的学习，掌握以下内容。

1. 明白精神活性物质、毒品、滥用、依赖、耐受性、戒断综合征等相关概念。

2. 了解精神活性物质的分类、精神活性物质依赖的病因与发病机制。

3. 掌握乙醇所致精神障碍，包括急性酒中毒、酒滥用、酒依赖、酒依赖所致精神障碍的临床表现。

4. 掌握阿片类物质所致精神障碍，包括阿片类急性中毒、阿片类依赖、阿片类戒断综合征的临床表现。

5. 熟悉镇静催眠药或抗焦虑药所致精神障碍，包括镇静催眠抗焦虑药急性中毒、镇静催眠抗焦虑药滥用和依赖、镇静催眠抗焦虑药戒断综合征的临床表现。

6. 参考本章案例 1(①酒依赖；②乙醇所致精神障碍，戒断综合征)，在教师的指导下，确定患者的护理诊断，并制定出护理措施。

7. 参考本章案例 2[阿片类(海洛因)依赖]，在教师的指导下，确定患者的护理诊断，并制定出护理措施。

8. 参考本章案例 3(抗焦虑药依赖)，在教师的指导下，确定患者的护理诊断，并制定出护理措施。

第一节　概　　述

当今世界，各种毒品、药品、生活嗜好品的滥用成瘾愈演愈烈，相关疾病与日俱增，相关犯罪有增无减，严重地影响生产发展与社会安全；并可破坏家庭幸福，导致家贫如洗，甚至妻离子散、家破人亡；对成瘾者本人造成全面的整体的损害，包括躯体损害、精神损害、社会损害(引起人格、道德感、责任感的改变)；更为严重的是，毒品滥用已经成为艾滋病的重要播散源，危及人类健康与生命。

实事求是地说，现代社会精神活性物质滥用及依赖已经泛滥成灾，吸烟、饮酒、吸毒，涉及人口都是数以亿计。2002年，联合国估计，全世界大约有2亿多人吸毒，其中1.63亿人使用大麻，0.56亿人使用中枢神经系统兴奋剂(其中0.34亿人使用苯丙胺，0.14亿人使用可卡因，0.08亿人使用摇头丸)，0.15亿人使用阿片类(其中0.1亿人使用海洛因)。

一、相关概念

1. 精神活性物质 精神活性物质，又称成瘾物质，是指来自体外，主要作用于中枢神经系统，能够影响人类精神活动，并且能够形成依赖的物质。

毒品是社会学概念，指的是精神活性物质中具有很强成瘾性，并被主流社会禁止使用的物质。在我国，毒品是指阿片、海洛因、吗啡、大麻、可卡因以及国务院规定管制的其他能够使人形成瘾癖的麻醉药品和精神药品。

2. 精神活性物质的滥用 精神活性物质的滥用又称物质滥用、药物滥用，简称为滥用。是指非医疗所需的强制性地自行反复使用精神活性物质，至少历时1个月，并且由此引起了影响工作学业、损害身心健康、导致法律问题等不良后果。此时，滥用者虽有自知之明(知道上述不良后果是由药物滥用引起的)，但无自控之力(仍继续滥用药物)；虽未达到依赖状态(没有明显的耐受性增加和戒断症状)，但容易发展为依赖形成。

3. 精神活性物质的依赖 精神活性物质的依赖又称药物依赖、药物成瘾，简称为依赖。是指非医疗所需的被迫强制性地自行长期反复使用精神活性物质，借以满足渴求、获得快感、避免断药痛苦的一种心理和躯体的病理状态。

一般将依赖分为心理依赖和躯体依赖。心理依赖又称精神依赖，指的是多次用药导致对所用药物的一种主观渴求(渴求状态)和继续使用该药的强烈欲望(强制性觅药行为)。人们常说的“心瘾”，就是心理依赖的具体表现。躯体依赖又称生理依赖，指的是由于长期反复使用药物造成的机体生化、生理过程异常或紊乱的状态。主要表现为随着时间延长而需不断增加用药量才能达到原有药效作用(耐受性)，一旦停药身体便会出现一系列痛苦难忍的症状(戒断综合征)。

4. 耐受性 耐受性是指长期反复使用某种精神活性物质后，机体对该种物质产生药理上的适应状态。表现为使用原来的剂量则达不到用药初期的效果(效应降低)，如想获得与用药初期相同的效果则必须加大剂量(药量增加)。酒、阿片类物质和镇静催眠抗焦虑药一样，在长期使用中都会产生药理上的耐受性。

5. 戒断综合征 戒断综合征是指药物依赖者在滥用精神活性物质时日较久出现耐受性后，一旦减少、中断药物，或使用相应的拮抗剂，就必然会出现的包含主观症状与客观体征在内的痛苦难忍的特殊症状群。

二、精神活性物质的分类

1. 中枢神经系统抑制剂 如乙醇(酒精)、巴比妥类、苯二氮䓬类等。

2. 中枢神经系统兴奋剂 如苯丙胺、甲基苯丙胺(冰毒)、3，4-亚甲二氧基甲基安非他明(摇头丸)、可卡因、crack(快克)、咖啡因等。

3. 麻醉性镇痛剂 阿片类，包括阿片、吗啡、海洛因、哌替啶、美沙酮、二氢埃托啡、丁丙诺啡等。

4. 大麻 含400多种成分，对中枢神经有明显作用的主要成分为Δ^9-四氢大麻酚。

5. 致幻剂 如麦角酰二乙胺(LSD)、仙人掌毒素(麦色卡林)、苯环己哌啶(PCP)等。

6. 挥发性有机溶剂 如汽油、模具黏合剂、发胶、干洗剂、油漆稀释剂、指甲油、涂改液、醇类、亚硝酸类气雾剂等。

7. 烟草　具有依赖潜力的物质主要是其中的烟碱(尼古丁)。

常见的精神活性物质见图 10-1。

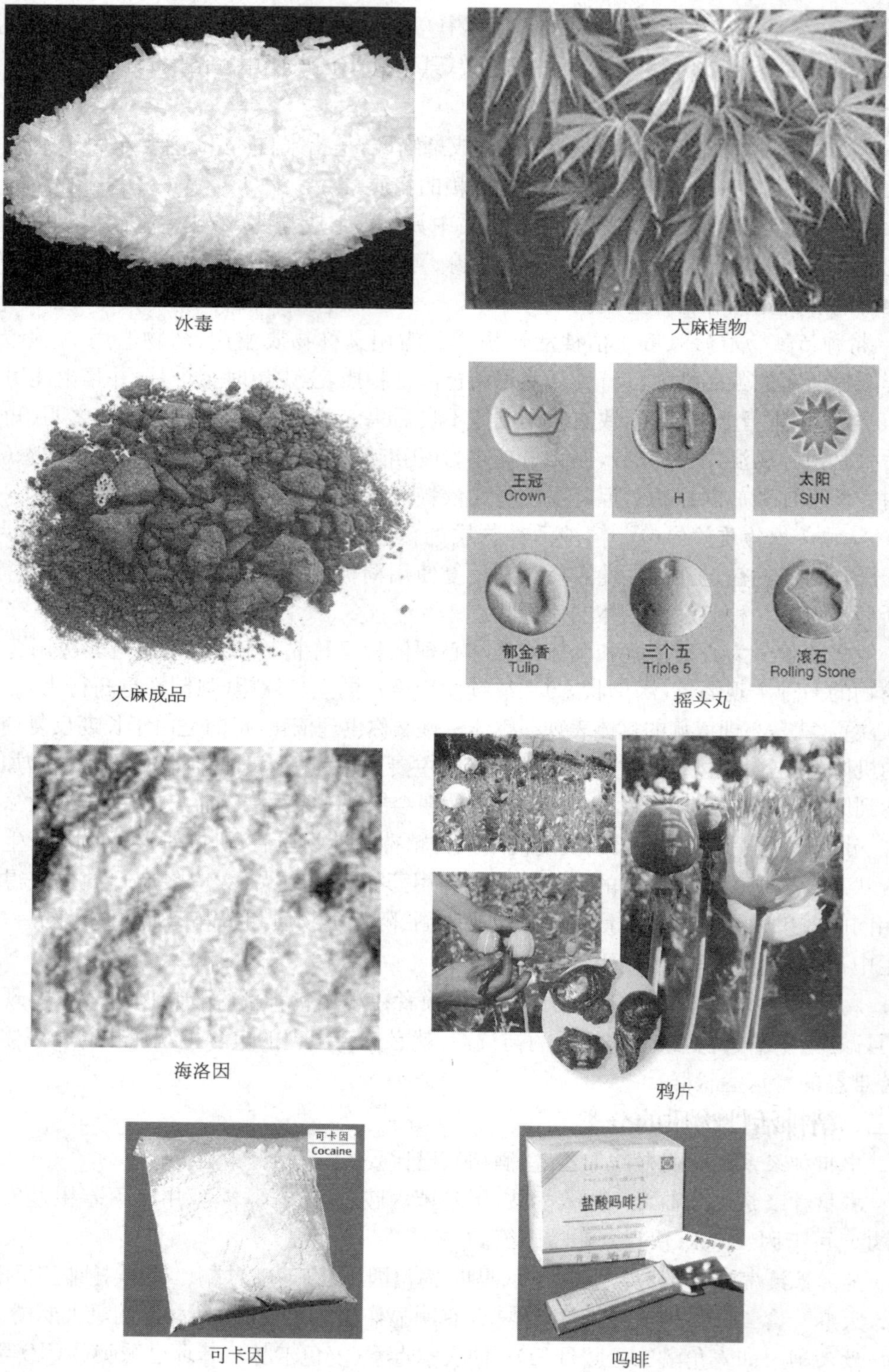

图 10-1　精神活性物质

三、病因与发病机制

1. 精神活性物质依赖的病因

(1) 外在因素　包括：①精神活性物质的现实存在，可以获得。②社会环境。③文化背景。④生活节奏。⑤不良同伴影响。⑥家庭因素等。

(2) 内在因素　包括：①个性问题，如品行障碍、情绪容易冲动、喜欢冒险、逆反心理、反叛性格、反社会性。②心理状态，如好奇心、尝试新奇、寻找刺激、寻求享乐。③盲目追风、从众、摆阔。④对生活挫折忍受力差，以酗酒、吸毒求解脱。⑤躯体疾病，医源因素，职业便利。⑥对毒品的无知。⑦对于同伴的不良影响，缺乏合理应对技巧。⑧遗传因素，生物易感性、代谢速度。⑨精神活性物质的正性强化作用（如吸毒后的快感）使依赖者欲罢不忍，而精神活性物质的负性强化作用（如断药后的痛苦）使依赖者欲罢不能。

2. 精神活性物质依赖的发病机制　包括：①受体学说。②多余通路学说。③细胞内传递理论。④神经元超敏感学说。⑤酶诱导学说。⑥代谢耐药性和细胞耐药性。⑦生物活性胺作用。⑧神经内分泌作用。⑨犒赏作用等。

总之，关于精神活性物质依赖发病机制的学说很多，但尚无定论。科学家们深信，药物依赖的形成涉及多重机制，而每一种研究或学说可能反映出某一侧面。

第二节　常见的精神活性物质所致精神障碍

一、乙醇所致精神障碍

乙醇又名酒精，是酒的有效成分，存在于白酒、葡萄酒、啤酒、甜酒，以及各种含有乙醇的饮料中。乙醇是中枢神经系统抑制剂，过度饮酒可导致酒中毒、酒滥用、酒依赖，造成躯体、心理、社会等方面的严重损害，甚至引起死亡。

饮酒是一种历史悠久极为普遍的世界性的公众行为，古今中外人们对酒的评价毁誉参半。现在，大多数人认为，饮酒的害处远远超过其有限的益处。车祸、犯罪、自杀、家庭破裂与酒中毒及酒依赖有密切关系，构成严重的社会及公共卫生问题，已引起日益关注。

(一) 临床表现

1. 急性酒中毒

(1) 普通醉酒　是指一次过量饮酒后引起的急性酒中毒。表现为兴奋、话多、无拘无束，继而欣快、放纵、运动兴奋、自制力减弱，严重时出现构音不清、步态不稳、嗜睡、昏睡、昏迷，甚至死亡。

(2) 复杂性醉酒　是指一次过量饮酒过程中迅速产生非常强烈并且急速加深的意识混浊。醉酒的全过程比普通醉酒更激烈，精神运动性兴奋更强烈，持续时间更长；正常礼仪紊乱，人格丧失原型，行为与平时完全不同，形成明显对比；易于激惹和冲动，多出现激惹性报复行为；出现口齿不清、蹒跚步态，兴奋减轻后，又可由周围环境的刺激再次兴奋，这与普通醉酒进入麻痹期后兴奋即刻消失有明显区别。另外，对环境多保持粗略的定向力，记忆大多是概括记忆，这两点可与病理性醉酒相区别。

(3) 病理性醉酒　是指极少数人在一次少量饮酒后引起的严重而短暂的精神障碍。表现为意识混浊，定向力丧失，不能辨认周围的人物和地点，出现片断性恐怖性幻觉妄想，剧烈兴奋，强烈的攻击性行为，持续几分钟到几小时，酣睡后结束，醒后遗忘。脑炎、脑外伤、癫痫、肝功能障碍、高热、重病以后、精神创伤、严重失眠、过度疲劳，常是促使病理性醉酒发生的因素。

2. 酒滥用　又称为问题饮酒。此类饮酒常常给个体带来种种不利影响，如经常因饮酒迟到、早退、旷工、旷课（影响工作学业），常因酒后开车被罚款或者造成交通事故（导致法律问题），或因饮酒造成躯体或精神损害（有害性饮酒），但该个体仍继续饮酒，不能自控。

3. 酒依赖

（1）酒瘾　是指患者对酒存在较为强烈的精神依赖，表现为难以自制地渴求饮酒，必须定时饮酒。患者常随身携带一瓶酒，私下饮用。

（2）饮酒失控　凡事饮酒为先，醒后第一件事便是饮酒或睡前饮酒，喜欢空腹饮酒，患者往往每饮必醉，一醉方休，而不论场合，并常常因此而耽误原本安排好了的事情。对饮酒行为失去控制，这是酒依赖的突出表现之一。

（3）耐受性　反复饮酒一段时间后，需要不断增加用量，才能达到预期的效果。研究发现，对于乙醇已经形成耐受性的人，血中乙醇浓度可以很高，但却没有出现醉酒的表现。然而，到后期阶段，大多数人的耐受性会有所降低，患者只要少量饮酒也会导致步态蹒跚、口齿不清、眼球震颤等酒精中毒征象。一般认为，这种耐受性的形成，是大脑对长期、反复饮酒的适应性改变，使得机体发生急性酒中毒的阈值相对来说不断升高。

（4）戒断反应

1）常见戒断症状　发生于断酒后 12～72 h。最常见的早期症状为急性发生的四肢及头面、躯干的粗大震颤，患者不能静坐、扣纽扣、稳当地握杯；常见恶心、呕吐、厌食、出汗、失眠、躯体不适；害怕他人，害怕过马路，焦虑、抑郁，容易激动和惊跳。进一步发展，可有短暂的幻觉（以幻听为主），继发性妄想，视物变形，发音不清，断续狂叫、唱歌。但无定向障碍和意识障碍。

2）震颤谵妄　又称戒酒性谵妄、撤酒性谵妄、伴谵妄的戒酒综合征等。常发生于断酒 72 h 后，一般持续 3～6 日。临床主要表现为震颤及谵妄。患者突然发生手指、面部、舌头等部位的粗大震颤，常常伴有共济失调、反射亢进。定向力丧失，注意力及近记忆明显受损；伴有各种各样生动的幻觉（以幻视为主），如看到蛇、鼠爬到自己身上，错觉也较为常见，可出现被害妄想；常见情绪紧张、焦虑，甚至惊恐发作，可以突然从床上跳起往外奔跑，或跳窗而逃，因此常需保护性约束；症状昼轻夜重，对病中经历一般不能回忆。无并发症者经及时处理，预后较好；有并发症者，病死率会明显升高。

4. 酒依赖所致精神障碍

（1）酒相关性人格改变　长期大量饮酒可以导致人格改变，使得夫妻关系、家庭关系、人际关系恶化。男性酒依赖者往往有性功能障碍，他们常常无端怀疑妻子对自己不忠贞。大部分酒依赖者既不能很好地照料自己（饮食无规律、衣衫欠整洁），也不关心体谅别人甚至亲人。为人处世变得自私、虚伪、言而无信，不负责任。情绪不稳，易激惹，动辄大发脾气，常常撒酒疯，出现冲动、攻击行为。不讲伦理道德，为了得到酒，不顾家庭生计及妻儿生活，甚至不择手段地进行偷窃（偷酒喝、偷钱买酒）、诈骗、抢劫。

（2）酒相关性幻觉症　长期大量饮酒可以导致幻觉症，常在突然停饮或减少饮酒之后 48 h内发生，持续几小时、几周或几个月（但不超过 6 个月）。一般先出现耳鸣，再伴发非言语性幻听（如嗡嗡声、隆隆声），渐渐转变为言语性幻听，内容对患者不利，如谴责、威胁、侮辱、诽谤，可继发被害妄想。幻视常为原始性或各种昆虫、小动物。本症没有意识障碍、定向障碍，可与戒酒性谵妄区别；本症出现的妄想乃继发于幻觉而非原发性妄想，也没有思维障碍及情感失调，可与精神分裂症相鉴别。

(3) 酒相关性妄想症　本症起病缓慢，病程迁延，多见于男性中年酒依赖者。表现为嫉妒妄想及被害妄想。如患者坚信妻子有婚外性行为，怀疑妻子把性病传染给他或用某种方法使他阳痿，怀疑妻子与"第三者"合谋害他。因此，可引起"控诉"、攻击、凶杀等行为。本症发病年龄较晚、有嗜酒史、无感知觉障碍，可与精神分裂症及偏执性精神病相区别。

(4) 酒相关性情感障碍与自杀　不少人开始纵饮是因为有情绪困扰，但过度饮酒又很容易使情绪障碍变得更严重，更难解脱。饮酒可使情绪消沉者稍有振作，但过度纵酒则只能是雪上加霜。正所谓，举杯浇愁愁更愁。Weissman 等(1980 年)研究发现，约 70%的酒依赖者患有其他精神障碍(最常见者是抑郁症)；Glass 和 Mashall(1990 年)研究发现，酒依赖者戒酒治疗后，抑郁症的发生率为 3%～96%。在精神病患者自杀中，酒依赖占第二位，仅次于抑郁症。Ritson(1982 年)认为，酒依赖者中 6%～20%有自杀企图或自杀行为。

(二) 治疗

1. 中毒治疗　无特异性拮抗剂，主要采取对症支持治疗。

2. 脱瘾治疗

(1) 硬性戒断　指硬性停酒，让戒断症状自然发展，自然消退。但老年、体弱者不适用，因有时可能出现危及生命的情况。

(2) 替代递减戒酒法　因苯二氮䓬类药物与乙醇有交叉耐受性，故临床常用此类药物如地西泮进行替代治疗。

(3) 厌恶疗法　使用阿朴吗啡或吐根碱与酒合用催吐，或使用戒酒硫加入酒中，使酒瘾者对酒敏感，产生难受反应，最终对酒产生厌恶而断酒。

3. 支持治疗

(1) 精神症状的治疗　对乙醇所致精神障碍的精神症状，常根据其不同表现而相应选用抗精神病药、苯二氮䓬类抗焦虑药等予以对症处理。

(2) 营养支持治疗　加强营养，注意补充维生素尤其是 B 族维生素，如维生素 B_1、烟酸等。

(3) 心理、社会支持治疗　方法多样，如支持性心理治疗、放松疗法、工娱疗法、自信训练等。可鼓励患者参加匿名戒酒者协会，可有效防止患者再次饮酒。

案例 1

周某，男性，50 岁，汉族，初中文化，工人，已婚。因习惯性饮酒 30 年，严重嗜酒 5 年。近 2 日停饮，出现失眠、焦虑、震颤、幻视，于 2004 年 5 月 3 日来诊。

患者 30 年前开始喝酒，每日约喝 150 g 白酒(30°～40°)。以后，酒量逐渐增加，每日约喝 500 g 白酒。近 10 年来，晨起饮酒，睡前饮酒，半夜起床小便也要偷偷喝几口。甚至到亲戚家里做客时，趁主人外出买菜之机，找到白酒后也会独自喝掉大半瓶。曾多次喝酒过量，醉倒在路上。近 5 年来，酒量稍降低，每日喝 400～500 g 白酒。家属强烈劝其戒酒，则公然反对；亲友劝说，则默不作声，或当面答应，事后依然故我。家属为控制患者饮酒，不给他钱，患者则想方设法偷钱买酒，或借钱买酒，或赊酒，将酒到处藏，家属稍有疏忽，患者即偷偷饮酒。近 2 日家人放假，患者饮酒明显减少，出现失眠、焦虑、震颤、易怒，说能看到小虫子在爬，看到有断胳膊、断腿的人拿刀要杀他，为此紧张、害怕，而来院就诊。

既往史：曾有肝功能损害(酒精性肝炎)，服中药后好转。否认药物过敏史。

个人史：胞 5 行大，幼年体弱，初中毕业后工作。

家族史：父亲嗜酒，2000 年暴卒。母体弱仍在。两个妹妹两个弟弟均不嗜烟酒。

体格检查：面色潮红，吐字不清，步态不稳。B超示肝硬化。神经系统检查双手有细微震颤，余无异常。

精神状况检查：意识较清，定向尚可，貌大于年，自知力欠完整。自已诉说看到小虫子在爬，有断胳膊、断腿的人拿刀要杀他，紧张、害怕，怀疑周围的人要害他，对周围环境警惕性较高。承认饮酒多年，已成习惯；每天必喝，不喝就难受，站也不是，坐也不是，什么事都干不了。意志活动正常，智能无缺损。

诊断：1. 酒依赖；2. 酒精所致精神障碍，戒断综合征

二、阿片类物质所致精神障碍

第二次世界大战后，很多国家的海洛因成瘾人数剧增。20 世纪 80 年代末期，我国出现毒品滥用问题。目前，境外毒源有增无减，国内吸毒人数不断增多。据统计，我国登记在册的吸毒人员达 105 万人，艾滋病病毒感染者 84 万人，而在艾滋病感染者中约 70%是吸毒者（全国人大常委会副委员长韩启德院士在"第六届中国禁毒、肃毒科普研讨会暨吸毒与艾滋病防治关爱行动"大会上的讲话，2004 年）。对此严峻形势，必须清醒认识。

（一）临床表现

1. *阿片类急性中毒*　据国外资料，阿片类成瘾死亡病例中，40%为过量用药急性中毒死亡。过量中毒是吸毒者最常见的死因，1990 年全世界吸毒过量死亡者高达 10 万人。经过脱瘾治疗的吸毒者重新开始吸毒时，由于心瘾很大而耐受性已经降低，沿用过去的高剂量很容易发生急性中毒，往往一针下去甚至来不及拔针便气绝身亡。静脉注射吸毒者比较容易过量中毒，他们常常过高估计自己的耐受能力而用药过量。急性中毒临床表现为中枢神经系统抑制、呼吸抑制、瞳孔缩小三联征。患者意识不清，昏迷；呼吸减慢，甚至每分钟 2～4 次；瞳孔呈针尖样（缺氧严重者瞳孔可散大），此点具有特征性。常因呼吸抑制、昏迷、缺氧、肺水肿、休克而死亡。

2. *阿片类依赖*　海洛因被称为"毒品之王"，其药效和毒性是吗啡的 3～5 倍，成瘾性强烈，大多于吸食 1 个月后产生依赖。依赖者对阿片类产生心理依赖，持续性地或周期性地渴望体验药物的心理效应（渴求状态）；这种愿望可以压倒一切，为了得到药物可以不择手段（强制性觅药行为）。依赖者对阿片类还会产生生理依赖，对药物产生程度不等的耐受性（耐受性增加），如果断药就会产生痛苦难忍的躯体症状和精神症状（戒断综合征）。依赖者常常有持久存在的精神和躯体功能障碍，如明显的人格改变，情绪不稳定，反应迟钝，注意力不集中，记忆力下降；厌食，便秘，消瘦，缩瞳，震颤，步态不稳、睡眠障碍等。

3. *阿片类戒断综合征*　海洛因、吗啡等短效药物，一般在停药后 8～12 h 出现戒断综合征，48～72 h 最严重，持续 7～10 日后逐渐消失。用拮抗剂纳洛酮诱发的戒断症状，出现很快（30 min 症状达高峰），症状常较重。阿片类戒断综合征临床表现包括：①主观症状，如恶心、厌食、疲乏、无力、发冷、发热、焦虑、不安、激越，强烈渴求用药，出现性兴奋、广泛性疼痛等。②客观体征，如多汗、流涕、流泪、喷嚏、呕吐、腹泻、失眠、鸡皮疙瘩，体温和血压升高，脉搏和呼吸加快、瞳孔扩大、双手微颤、自发泄精等。

（二）治疗

1. *中毒治疗*　缓慢静脉推注纳洛酮 0.4 mg，可见患者呼吸转佳、意识恢复。必要时每 2～3 h 重复注射。

2. *脱瘾治疗*

（1）自然戒断法　即硬性停掉毒品，让戒断症状自然发展，自然消退。当戒断症状出现

时，汗毛竖起，浑身鸡皮疙瘩，状如火鸡皮，故该戒断法又有“冷火鸡疗法”之称。此法是曾应用数十年的传统戒毒手段。该方法对于吸毒时间不长、用量不大、毒瘾不严重者和有坚强毅力自愿戒毒者可以应用，而对严重毒瘾者并不适用。对于老年、体弱者因一些戒断症状有时可危及生命，故亦不适用。

(2) 替代递减戒毒法　是临床治疗中最传统的又是最常用的和最有效的方法。即采用依赖性潜力低、作用时间长的阿片类药物来替代海洛因等成瘾性大的毒品，并逐日减少戒断药的用量直至脱毒，常用的有美沙酮、丁丙诺啡等。

3. 对症治疗　针对各种戒断症状可选用可乐宁、洛非西丁等 α_2 受体激动剂，氯丙嗪人工冬眠或氯硝西泮等抗焦虑药等。

4. 巩固治疗　阿片类拮抗剂纳屈酮对预防阿片类药物依赖者脱毒后复吸有一定的辅助作用。

5. 支持治疗

(1) 营养支持治疗　加强营养、水分及各种维生素的供应，增强机体抵抗力。

(2) 心理、社会支持治疗　主要采用心理疏导、正面教育、家庭及社会帮助等方法，矫正个体的不良心理、行为方式，帮助患者消除心瘾，增强战胜毒魔的信心，使戒毒者能够重返社会。

案例 2

刘某，女性，48 岁，汉族，高中文化，无业，已婚。因吸食海洛因成瘾 6 年半，于 2004 年 7 月 21 日入院。

患者于 1997 年底因贩毒者教唆，开始吸食海洛因，吸用后感到舒适。1 个月左右成瘾，停用则烦躁，情绪不稳，失眠，全身疼痛，哈欠连天，涕泪交流，畏寒发热，腹泻。4 年后，吸食方式由烫吸改为静脉注射，每日用量约为 0.3 g。无海洛因时，找哌替啶替代。伴有食欲不振、便秘、消瘦、劳动能力降低。曾先后在广州、深圳等地戒毒所戒毒 4～5 次，出院后复吸。此次因身体差、家庭经济困难而来医院自愿戒毒。

既往史、个人史、家族史均无特殊。

体格检查：患者发育正常，营养较差，消瘦。上下肢表浅静脉消失，两大腿外侧、臀大肌、双上肢三角肌等处可见多个瘢痕，患者诉此为自己肌内注射感染后切开排脓所致。

诊断：阿片类(海洛因)依赖

三、镇静催眠药或抗焦虑药所致精神障碍

镇静、催眠、抗焦虑药属于中枢神经系统抑制剂，小剂量产生镇静作用，中等剂量产生催眠作用；过大剂量能引起急性中毒，长期使用可导致依赖，依赖者突然停药可发生戒断综合征。此类药物品种很多，目前临床常用者可分为两大类：苯二氮䓬类及巴比妥类。

(一) 临床表现

1. 镇静、催眠、抗焦虑药急性中毒　急性中毒常为蓄意自杀或误服大量药物所致，有些人服药稍微过量意识模糊之际，糊里糊涂又抓起药来吃，导致过量中毒的情况并不少见。过量中毒苯二氮䓬类最为多见，中毒后果巴比妥类更为严重。

(1) 苯二氮䓬类急性中毒　此类药物安全性较高，口服过量相对安全，作为自杀手段多不成功，中毒症状较轻，比较容易抢救过来。单纯服用此类药物，罕见产生严重中毒后果；如果静脉用药或同时大量饮酒或联用其他精神药物，则中毒反应显著加重。轻症中毒出现倦怠、乏力、嗜睡、构音不清、眼球震颤、肌肉松弛、共济失调、肌张力降低等表现。重症中毒呈现昏迷状态，腱反射减弱或消失，有不同程度的呼吸抑制。

(2) 巴比妥类急性中毒　主要表现为中枢神经系统、心血管系统及呼吸抑制。意识障碍是最显著的症状，轻症出现嗜睡、意识模糊、类似醉酒酩酊状态(安眠酮中毒多见)、精神错乱状态，重症表现昏迷、体温下降、腱反射减弱至消失、瞳孔缩小晚期扩大。呼吸抑制是中毒致死的主要原因，呼吸急浅、减慢或呈潮式呼吸，出现发绀、呼吸性酸中毒、呼吸停止。也可导致心肌损害，低血压，休克。还可出现大疱状皮肤损害。

2. 镇静、催眠、抗焦虑药滥用和依赖　值得重视的是，镇静、催眠、抗焦虑药依赖人数之多，远远超过毒品依赖人数。由于苯二氮䓬类安全、有效、用途广，较之巴比妥类应用更为广泛，因此苯二氮䓬类滥用和依赖更为多见。依赖形成的原因，主要是使用不当导致的医源性依赖；其次是与酒、毒品共同滥用(多药滥用)形成的依赖。依赖者有使用药物的强烈意愿(心理渴求)，一旦减少或中断用药即失眠加重、噩梦频繁而被迫继续用药(强制性觅药)，只有增加用量才能达到原先剂量的药物效果(耐受性增加)，停止用药就会出现特征性的戒断症状。长期使用苯二氮䓬类药物，可出现面色苍白、消瘦、性功能低下、肌无力、步态不稳、腿软、易摔倒或骨折、人格改变(易激惹、说谎、骗人、缺乏责任感、偷窃)。长期使用巴比妥类，可出现智能下降、人格改变、面色青灰、食欲不振、消瘦、性功能减退等。

3. 镇静、催眠、抗焦虑药戒断综合征

(1) 巴比妥类戒断综合征　巴比妥类戒断症状相当严重，严重程度取决于滥用剂量的大小和滥用时间的长短。最严重者有生命危险，不可忽视。在突然停药 12～24 h 后，陆续出现戒断症状，表现为厌食、虚弱、无力、不适、难受、焦虑、不安、多汗、失眠、头痛、眩晕、震颤，继而出现恶心呕吐、体重锐减、心动过速、血压下降、震颤加重、反射亢进、全身抽搐、高热谵妄、癫痫大发作。死亡原因多为高热、循环衰竭。

(2) 苯二氮䓬类戒断综合征　戒断症状出现的时间，短效药物一般在停药后 12～24 h，长效药物在停药后 5～6 日。轻者表现为紧张、焦虑、失眠、不适、口有金属味、头痛、眼痛、畏光、视力模糊、共济失调、眩晕、哆嗦、震颤，重者表现为激越不安、偏执、抑郁、感知觉障碍、抽搐、癫痫大发作。

(二) 治疗

1. 中毒治疗　无特效解毒剂，主要采取催吐、洗胃、输液等促进排泄的方法。

2. 脱瘾治疗　采用递减撤药法，即逐渐减少成瘾药的剂量，直至最终达到停用成瘾药物。戒药过程中，减量速度宜慢，使之略有不适，但能耐受，不出现明显的戒断症状为宜。

3. 对症治疗　对于出现的戒断症状给予对症支持治疗。

4. 心理治疗　宜经常鼓励和支持患者，增强自信，坚持治疗。

案例 3

李某，男性，42 岁，汉族，中专文化，干部，已婚。因服用安眠药 2 年，不能停药而于 2000 年 4 月 23 日前来就诊。

患者 2 年前因受到惊吓开始出现严重失眠，情绪低落，烦躁易怒等表现，遂开始服用安眠药。最初只在入睡困难时口服地西泮 1 片；以后必须每晚服用，否则根本不能入睡；药量也逐渐加大，否则不起作用。为了达到满意的睡眠效果，同时也为避免安眠药成瘾，因而尝试使用多种药物，使用过地西泮、艾司唑仑、氯硝西泮、阿普唑仑等药。后来所需药量越来越大，少服一次都难受。如果睡前不服安眠药，就会通宵不眠，焦虑，紧张，头痛，脾气暴躁，工作能力明显降低，夫妻不能和睦相处。

既往史、个人史、家族史均无特殊。

体格检查：未见异常。

诊断：抗焦虑药依赖

第三节　精神活性物质所致精神障碍患者的护理

精神活性物质所致精神障碍患者对其所依赖的药物有着生理和心理渴求，一旦停药就会发生戒断症状。由于渴求药物，患者丧失人格尊严，可以不择手段，甚至铤而走险。同时，患者的心理和躯体遭受毒物侵害，可以出现精神障碍，并发感染多种躯体疾病。一般认为，对这类患者的护理难度较大。

【护理评估】

1. 身体方面　评估患者有无营养不良、极度消瘦等；有无感染、消化道疾病、肝肾功能障碍、性病等并发症；有无出汗、发冷、疼痛、失眠、恶心、呕吐、焦虑、激惹等戒断表现，以及患者的生活自理状态等。

2. 心理方面　评估患者有无幻觉、妄想、情绪低落、焦虑、自责、自伤、自杀、兴奋、躁动等表现；有无说谎、欺骗、藏匿、出走、偷窃等不良行为及觅取行为；有无学习、工作，以及社会适应性降低，以及应对应激的能力与方式如何等。

3. 社会方面　重点评估患者的家庭成员中是否有物质滥用及依赖者；经济情况如何；家庭、朋友关系如何；家庭成员及朋友对患者的态度；是否因好奇心驱使、追求刺激、同伴不良影响、治病需要用药；是否经受过挫折与失败、近期有无负性生活事件等。

4. 其他方面

(1) 患者滥用物质及依赖的情况　开始使用成瘾物质的时间、种类、方式、用量、间隔时间，以及成瘾时间、成瘾后使用成瘾物质情况等。

(2) 个人史　如职业、爱好、信仰、个性特点、生活方式等。

(3) 既往史　既往是否有过物质滥用或依赖情况、戒断情况、以往身体健康情况，有无其他躯体疾病，使用过何种药物，有无药物过敏史等。

(4) 家族史　重点了解家族中是否有其他物质滥用或依赖者，以及其他精神病家族史。

(5) 实验室及其他辅助检查　如各项常规、血生化、心电图等的结果。

【护理诊断】

护理诊断常见的有以下几个方面。

1. 营养失调，低于机体需要量　与消化吸收功能障碍、长期进食过少有关。

2. 急性意识障碍　与乙醇(酒精)或药物严重中毒有关。

3. 感知改变(特定的)　与乙醇或药物严重中毒、乙醇或药物依赖影响中枢神经系统、出现戒断症状有关。

4. 焦虑　与个体应对机制不良、需求未获得满足、断药后难以忍受戒断症状、认识到使用物质的后果有关。

5. 有暴力行为的危险，对自己或他人　与乙醇、药物中毒或戒断反应所致中枢神经系统兴奋有关。

6. 自尊紊乱，低自尊　与自我的发展迟缓、常感受到失败、不良的社会支持系统有关。

7. 个人应对无效　与不当的调适方法、病态的认知有关。

8. 家庭应对无效　与家庭成员有物质滥用或依赖、患者执意吸毒、嗜酒，屡教不改，而致家庭人际关系紧张、经济状况恶劣、家人内心压力增加有关。

9. 不合作，拒绝治疗或出现不同程度的觅取行为　与患者出现幻觉妄想、难以忍受戒断症状、追求用药后的体验有关。

【护理目标】

(1) 患者营养状况改善。

(2) 患者的戒断症状得到控制，无并发症发生。

(3) 患者能控制自己的情绪及觅取行为。

(4) 患者不正确的认知得到纠正，能主动参与戒瘾。

【护理措施】

1. 一般护理

(1) 正确对待患者　护理人员一定要真诚地接纳物质依赖患者，就像接纳其他患者一样。但必须指出的是，不是要接纳患者的不正当的社会行为，而是要将患者从成瘾物质的毒害中解救出来。要尊重患者，但决不迁就患者觅药、觅酒的行为。

(2) 做好接诊处理　要宣传、讲解病房规章制度，要求患者切实遵守。对于阿片类依赖的患者，要更换患者衣服，严防暗藏毒品带入病房。同时，要检查患者皮肤有无破损和感染。

(3) 饮食护理　因物质依赖患者大多有食欲减退、厌食等消化道症状及营养不良，故应给予患者易消化、高营养饮食，保证患者充足营养及水分的摄入，必要时鼻饲或静脉给予营养支持。

(4) 睡眠护理　因物质依赖患者大多有失眠、睡眠质量差或睡眠节律颠倒，故应鼓励患者白天参加各种工娱活动，并为患者提供安静、舒适的环境，以促进晚间的睡眠。

(5) 日常生活护理　为患者制定日常生活时间表，鼓励参加活动并自理生活，规范其行为，培养其良好生活与卫生习惯。

(6) 药物治疗护理　按医嘱给予相应的药物治疗，注意观察药物疗效和不良反应，并为患者做好卫生宣教。

2. 安全护理

(1) 营造安全而良好的病房环境　严格执行安全管理与检查等规章制度，严格防止精神活性物质流入病房。对于阿片类依赖的患者，最好实行封闭式治疗和管理，安排患者住单间病房，禁止探视，与其他患者隔离，严防他们分享暗藏的毒品。对于酒依赖者，要求其家属给予配合，不许偷偷带酒进入病房。同时，要注意工作人员自身安全。

(2) 及时发现并处理危险情况　严密观察患者的精神症状及行为表现，防止出现自伤、自杀、伤人等情况。如护理人员要了解和掌握患者幻觉或妄想出现的时间、内容，对患者的影响，意识障碍的程度，及时报告医生，给予相应的治疗与护理，防止发生意外。对于兴奋躁动者要给予隔离等保护性约束。有明显觅取行为者，易与他人发生冲突，要注意班班交接、严加防范，保护患者及工作人员的安全。

3. 心理护理

(1) 尊重患者人格，保持非批判性态度，与患者建立真诚、友善、信赖的护患关系。

(2) 鼓励表达内心感受，并适度提供安全保证，以减轻其焦虑。

(3) 帮助患者认识物质依赖的有关问题，调动其改变成瘾行为的意愿。

(4) 鼓励患者参与活动，扩大社会交往，并对其每一个进步予以表扬。帮助患者改变消极的认知，与其共同建立现实目标，以积极的态度看待生活、看待自己。同时要争取家庭、社会对患者的关心、理解和支持，从而协助患者增强自尊，树立信心。

(5) 协助患者学习应对压力的技巧。

4. 特殊护理

(1) 合并症护理　物质依赖患者往往伴有躯体合并症，对躯体症状的处理应列为第一考虑。对此，护理人员要认真进行对症护理，以便解除患者痛苦，使其安心住院治疗。

(2) 戒断期间护理　密切观察戒断症状的出现，适时用药。注意识别患者夸大症状。戒断症状出现时常有失眠、厌食、呕吐、腹泻、出汗、疼痛等多种不适甚至难忍的表现和主诉。一定要做好对症治疗护理，严密观察，防止意外和衰竭。患者在戒断反应期间应卧床休息，减少体力消耗。在脱瘾阶段，患者对药物有强烈渴求，往往会乞求药物，如未遂愿则会故意吵闹。护理人员必须认清患者的生气与自己的行为无关，必须注意患者以“生气”作为再度使用成瘾物质的借口。各班医护人员要采取一致的坚决态度，拒绝患者不合理的要求并耐心予以说服；如不奏效，则应果断控制患者的有目的的无理取闹行为。

(3) 急性中毒护理　急性中毒患者，多系急诊入院者，有时为在住院戒毒过程中偷服毒品者。此类患者病情严重甚至危重，护理人员要严密观察其生命体征及意识情况，积极配合医生抢救、治疗、护理，并及时做好相关记录。平时要在病房内备好抢救药品及器材。

(4) 康复阶段护理　经过 3～4 周脱瘾治疗，即进入为期 6～12 个月的康复阶段。此期，要加强法制教育、科普宣传，教导患者深刻认识毒品危害，摆脱旧日瘾友缠扰，面对现实，重新做人。指导患者进行有效的情绪调控，努力克服“心瘾”。同时及时发现和正确处理迁延性戒断反应。鼓励患者改变生活方式，积极参加体育锻炼和健康的娱乐活动，过有规律的正常人的生活。培养自理、自立的能力。争取患者家庭及社会的关心与监督，以巩固疗效，为重返社会做好准备。

5. 健康教育

(1) 利用音像、展览等各种方式对患者及家属进行相关知识的宣传和教育。

(2) 组织患者小组活动，共同学习和讨论疾病的相关知识、对自己身心以及家庭和社会所带来的不良影响，认识复染的高危因素，并相互交流体会。

(3) 介绍患者参加自助团体，如匿名戒酒会(AA)。

(4) 由有经验的工作人员做家庭咨询，帮助家属认识患者疾病，树立帮助患者战胜疾病的信心和耐心，为患者提供良好的家庭环境并起到监督、扶持的作用。

【护理评价】

根据护理目标，护理评价应从下面几个方面进行。

(1) 患者营养状况是否改善。

(2) 患者的戒断症状是否得到控制。

(3) 患者是否没有并发症发生。

(4) 患者是否能控制自己的情绪及觅取行为。

(5) 患者不正确的认知是否得到纠正，并能主动参与戒瘾。

第十一章

脑器质性精神障碍与护理

教学要求

本章的目的之一是向学生介绍脑器质性疾病所致的精神障碍及临床特点；目的之二是通过学习本章，使学生掌握脑器质性精神障碍的两个重要的综合征，即“谵妄”、“痴呆”的基本知识及护理措施。

随着学习本章，请回答以下问题。

1. 用你自己的话解释下列名词

急性脑病综合征	慢性脑病综合征
脑衰弱综合征	谵妄
痴呆	意识障碍
知觉障碍	思维障碍
不自主运动	阿尔茨海默病
记忆障碍	自主神经功能障碍

2. 叙述痴呆的早期、中期和晚期的临床表现。
3. 如何评估患者的认知活动？
4. 想了解患者的情感和意志行为活动情况，重点观察什么？
5. 叙述脑器质性精神障碍常见的护理诊断及相关因素。
6. 脑器质性疾病所致精神障碍的患者，常常出现睡眠障碍，实施哪些护理措施可以帮助患者睡眠？
7. 叙述对有受伤危险患者的护理？
8. 对受幻觉、妄想支配而易发生伤人、毁物、自伤等异常行为的患者，应实施哪些护理措施？
9. 叙述脑器质性疾病所致精神障碍患者的饮食护理。

脑器质性精神障碍是一组由脑变性、脑血管病变、颅内感染、颅脑创伤、颅内肿瘤或癫痫等器质性因素直接损害脑部所致的精神障碍。其特点是脑部存在肯定的病理性或损伤性结构变化。这种变化与精神异常之间的因果关系一般比较明显与确定。

第一节　脑器质性精神障碍的常见综合征

(一) 急性脑病综合征

急性脑病综合征是由脑部弥漫性、暂时的病变所引起，以意识障碍为主要特征的综合征。表现为意识、感知觉、思维、记忆、情感和行为等障碍。意识障碍，常有昼重夜轻的特点，患者思维和记忆受损、注意力涣散、理解困难、丧失定向力，情绪抑郁、焦虑或易激惹，也可出现形象生动的幻觉和错觉、情绪恐惧、行为紊乱，此为谵妄状态。

(二) 慢性脑病综合征

常见于缓慢发展的脑器质性疾病或损伤之后，亦可因患者急性期处理不当，昏迷时间过长，病情恶化，脑部发生严重不可逆病变而导致。通常不伴有意识障碍。主要表现为遗忘综合征、人格改变和痴呆综合征。

1. 遗忘综合征　临床表现以对近期发生的事情特别是近期接触过的人名、地点和数字产生遗忘为主，常伴错构和虚构。

2. 人格改变　可表现为不注意个人卫生、不讲礼貌、不关心周围发生的事件，对工作不负责、对他人缺乏同情心，甚至出现偷窃或放纵的性行为等反社会行为；也可表现为情绪不稳、易激惹或对人过分热情，但行为不得体；还可表现为原有人格特征进一步加重，如更加多疑、自我中心、焦虑不安、强迫行为等。

3. 痴呆综合征　为全面的智能减退，包括记忆、思维、理解、计算等能力的减退，不伴意识障碍，多伴有人格改变。

(三) 脑衰弱综合征

常见于脑器质性疾病及损伤的初期或恢复期，有时也可见于慢性过程中。主要临床表现类似神经衰弱的症状，可有头痛、头晕、感觉过敏、精力缺乏、易疲劳、情感脆弱、易激惹、注意力不集中、睡眠障碍、食欲不振等。

第二节　脑器质性精神障碍的临床特点

脑器质性精神障碍以急性脑病综合征、慢性脑病综合征、脑衰弱综合征为常见表现，其中，意识障碍是急性脑器质性常见精神症状，而又以谵妄多见，而痴呆为慢性脑器质性常见精神症状之一，故本章重点介绍谵妄和痴呆。

一、谵妄

(一) 概述

谵妄是急性脑器质性反应中最常见的表现，是以意识障碍、感知觉障碍、显著兴奋躁动为主要特征的一组器质性精神障碍症状群。临床中引起谵妄的因素除了颅内感染、外伤、肿瘤等脑部疾患外，还有中毒、新陈代谢及内分泌障碍等躯体疾患。另外，一些特殊情况也易导致谵妄的发生，如婴幼儿和老年人、长期使用成瘾物质者、过度疲劳和紧张、环境过于单调或恐惧等。

(二) 临床表现

谵妄大多在短时间内急性起病，突然发生。少数患者有1～2日的前驱期，表现为怠倦、焦虑、恐惧、失眠、多梦等。谵妄期患者可有多种表现，并有昼轻夜重的特点。

1. 意识障碍　主要是意识清晰度水平下降，以及对外界的感觉与注意减退。

2. 知觉障碍　有错觉、幻觉。错觉中以错视最常见，其次为错听。幻觉中以幻视最多见，内容形象、生动、鲜明，并常具有恐怖性，如猛兽、神鬼、战争场面等。

3. 思维障碍　注意力松散、凌乱，无法集中；推理、判断能力受损；常有继发于幻觉或错觉的妄想，这些妄想系统性差，持续时间短，呈片段性，有别于功能性精神病的妄想。言语增多，但内容贫乏、不连贯。

4. 定向障碍　定向障碍根据谵妄的严重程度从轻到重依次累及时间、地点、人物、自我定向。

5. 情绪障碍　情绪方面常见有情绪不稳、焦虑、抑郁、恐惧、不安等表现。

6. 睡眠障碍　主要表现为白天嗜睡，夜晚失眠。

7. 精神运动障碍　常有不协调的精神运动性兴奋，如无目的的摸索、喊叫、扭动、翻滚，或出现职业性的重复动作。少数患者可出现精神运动性抑制。

8. 可有神经病学症状性质的不自主运动，如震颤、扑翼样运动、多发性肌阵挛等。

9. 还可出现自主神经功能障碍，如脉搏、呼吸加快，出汗等。

患者多无自知力，近期及长期记忆受损，对病中经过大多不能回忆。

（三）治疗原则与预后

谵妄的治疗包括针对病因的治疗、支持疗法、对症治疗。支持疗法主要包括补充营养与足量的维生素，维持水及电解质平衡；对症治疗主要针对伴有的精神症状，如兴奋躁动、激越不安，可给予抗精神病药，如氟哌啶醇或抗焦虑药安定类等，以减轻症状。

谵妄若能确认病因，恰当治疗，其预后一般良好，病程短暂，多数持续数小时，数天缓解，极少数超过1个月。但如果原发病严重或治疗失当或延误治疗，使脑部发生不可逆的病变，或较长时间兴奋躁动，亦可使症状持续恶化，甚至可导致死亡。

二、痴呆

（一）概述

痴呆是在脑部广泛性病变的基础上出现的一种常见综合征，表现为记忆、智能、人格等呈慢性、渐进性的缺损。可累及记忆力、思考能力、理解、判断、计算乃至言语能力都受到损害，并因此而严重影响其职业或社会功能。病变常不能恢复或不能完全恢复。患者无意识障碍。

引起痴呆最常见的病因是脑组织变性引起的疾病，其中以阿尔茨海默病最常见；其次是多发梗死性痴呆。其他如脑外伤、脑肿瘤、药物中毒、代谢障碍等也可引起痴呆。此外，新近丧偶、家庭破裂、单身独居、经济窘迫、生活颠沛等因素可诱发本病的发生。

（二）临床表现

痴呆的发病多缓慢而渐进，主要表现有记忆、智能的减退，定向力障碍，情感障碍，人格改变等。按其发展过程大致可以分为三期。

1. 早期表现　健忘，难以记住新东西；兴趣及主动性下降，活动减少，动作缓慢；话多、唠叨；情绪不稳、忧郁、易怒。此期的表现往往不易辨别，常被误认为是老化现象。

2. 中期表现　出现典型的痴呆症状。

(1) 记忆力障碍　瞬时记忆和近事记忆首先发生障碍，进一步发展而累及远事记忆，虽然开始对过去事物的内容还能正常地描述，但日期、时间却是错误的。

(2) 智能障碍　可累及计算、理解、判断能力以及一般知识的使用等多方面。患者计算常出错，或不能运算。无法妥善处理生活事件，自理能力减退，严重时出现运用不能(失用)，如不会穿衣、不会用筷子等。也可出现认识不能(失认),如不认识镜中的自己等。

(3) 定向力障碍　先由对时间的定向发生障碍开始,随着病情的发展,对地点、人物的定向也发生障碍。最终对自我的定向亦丧失。

(4) 情感障碍　患者情感显得平淡、呆滞,漠不关心。也有的患者可表现出欣快、情绪失控等。

(5) 精神病性症状　大多可伴有幻觉、妄想,以幻视、幻听和被害妄想最为多见。

(6) 人格改变　患者可变得孤僻、固执、多疑、自私,行为与身份、素质和修养不相符合,如不讲卫生,藏污纳垢以为稀世之宝,乱取他人之物据为已有,与他人争吃抢喝等,对亲人漠不关心,打骂家人,缺乏羞耻及伦理感,当众裸体,甚至发生性犯罪、偷窃等违法行为。

(7) 语言障碍　患者说话内容贫乏,常会中断、不连贯,缺乏逻辑性,可出现重复言语、刻板言语,到后期一句整话也说不出来,只能说简单的 1～2 个字,如"不"、"好"等。

(8) 动作、行为障碍　行走时速度慢,脚步不稳,小碎步。有的患者会间歇发生一些危险行为,如躁动不安、攻击行为或漫游等。

3. *晚期表现*　智能完全减退,情感淡漠,对语言不能理解、失语,无自主运动,多处于长期卧床状态,常伴有大小便失禁,生活完全不能自理。

(三) 治疗原则与预后

1. *治疗原则*

(1) 尽早发现可逆性痴呆,在造成脑部不可逆性损害之前给予充分治疗。

(2) 注意对伴发的精神症状如焦虑、抑郁、幻觉、妄想等,给予对症处理。

(3) 对不可逆的痴呆,一旦确诊,即应实施康复训练及护理,以维持残余功能,减轻或延缓其功能残缺。

(4) 可给予促脑代谢药,血管扩张药,神经肽类等药物治疗,但效果不肯定。

2. *预后*　痴呆的预后较不乐观,仅有少数能消除病因者,在获得恰当的治疗后,病情可得到缓解,甚至痊愈。其余的则会呈缓慢、渐进且不可逆的恶化,尤其是阿尔茨海默病,目前仍未发现特效的治疗方法,最终常因异物吸入气管、感染及跌倒之意外事件而引发患者死亡。

附:阿尔茨海默病

(一) 概述

阿尔茨海默病是一种原因不明的中枢神经系统原发性退行性变性疾病,主要表现为痴呆综合征,起病于老年或老年前期,病情进行性发展。最常见病因为遗传因素,慢性病毒感染,免疫功能低下,铅、硅或铝等物质的脑内蓄积中毒及脑外伤等。病理改变有弥漫性的脑萎缩、神经细胞变性,以及特征性老年斑和神经原纤维缠结、颗粒性空泡小体等病变,胆碱乙酰化酶及乙酰胆碱含量显著减少。

(二) 临床表现　大多隐匿起病,缓慢发展,60 岁后发病率高,女性多于男性,约 3∶2。起病于 65 岁以前者,还往往有类似痴呆的家族史,且大多病情恶化较快,颞叶及顶叶损害明显,可较早出现失读、失语、失写、失用、失认等症状。有的患者也可出现帕金森病、癫痫发作等。

1. *记忆障碍*　早期以记忆障碍为首发症状,经常丢三落四、找不到东西、言语啰苏重复。以后随病情发展,可逐渐出现进行性加重的全面性痴呆症状,如外出找不到家门、叫不出家人的名字、进食不知饥饱,甚至不知道自己叫什么、多大年龄、是否已结婚等。

2. *其他认知障碍*　在发病期间还可出现错构、虚构,片断被窃妄想、嫉妒妄想或兴奋冲动等。

3. *自知力丧失及人格改变* 患者的自知力丧失和人格改变亦发生较早，如不知羞耻，当众手淫；不讲卫生，随地大小便；常收集破烂，甚至后期则可变得终日卧床不起、大小便失禁、口齿不清、言语杂乱无章。

4. *情感障碍* 患者的情感多表现为淡漠或欣快，也可表现为抑郁或焦虑。

5. *意识障碍* 部分患者在其病程中还可因精神症状恶化，出现意识障碍，如意识模糊或谵妄状态等。

（三）治疗原则

1. *一般治疗* 注意饮食、加强营养、维持水、电解质平衡并预防感染。

2. *改善认知功能* 促大脑代谢药如吡拉西坦（脑复康）、吡硫醇（脑复新）和甲氯芬酯（氯酯醒）；扩血管药罂粟碱及环扁桃酯；中药石杉碱甲和神经营养因子可望改善认知功能。

3. *对症治疗* 小剂量奋乃静、氟哌啶醇可控制幻觉妄想。抗抑郁及抗焦虑药可治疗情感障碍。

案例

郑某，女性，70岁，家庭主妇。因6年来行为表现异常，自言自语，打骂家人，逐渐加重，生活不能自理而入院。既往有咳喘史。45岁绝经，无流产史。性格孤僻，寡言，勤劳。家族中无精神病患者。

6年前丈夫去世后变得迟钝，常呆坐不语，记忆力减退，外出后找不到家门。刚刚吃过饭离开，几分钟后转回来，看到餐桌上有饭菜，就又坐下来吃饭。对女儿出差离家表现无所谓，回来时也表现冷淡。之后出现白天昏昏欲睡，从晚上9～10点钟开始穿衣、洗漱、叠被，一直坐到天明，家人劝说无效。自言自语，称弟弟（已故）来了，让家人招待。常听到有人骂她，因而与之对骂（其实无人）。对久别归来的儿子表现淡漠，称"不认识"。常将厕所用过的手纸捡回藏在自己的被子里，废塑料袋、纸盒也常捡回，家人帮助清理时易使患者情绪波动，打骂家人。常在数周内反复讲一句或一件事。分不清子女的长幼。生活自理困难，不知饥饱，穿衣不知上下和反正，将2只袜子穿在一只脚上，给予纠正后，仍穿在一起。近3年来病情加剧，不主动进食，不认识女儿，分不清时间早晚，大小便解于裤中。多卧床，因长期刻板地以手拍腿，致腿部受伤。言语日趋减少。入院前数日拒食。

入院检查：患者卧床，老年病容。头发稀少花白，皮肤干而多皱，呈轻度脱水状。仅存3枚牙齿。四肢肌张力高，挛缩。表情呆板，姿势不自然。时时舐唇，双手不停地拍打腿部。不停地自语，注意力难唤起，偶尔回答问题，言语缓慢。定向力差，知道自己的姓名，称自己是"65岁"，"60岁"不定。结婚年龄是"65岁"。不知上午和下午，不知道自己有几个孩子，不认识自己的子女。对检查欠合作。胸透两肺上部浸润性肺结核。血、尿、便常规及肝功能均正常。脑脊液压力及细胞数正常，脑脊液蛋白59 mg%，葡萄糖5.32 mmol/L（95 mg%）。气脑造影显示侧脑室及第三脑室一般性扩大，无移位及压迫现象。右额部有一局限性充气区，可能系脑憩室引起。

诊断：阿尔茨海默病

第三节　脑器质性精神障碍患者的护理

【护理评估】

1. *身体方面* 注意评估生命体征、饮食、营养、大小便、睡眠、生活自理能力等状况，以及自主神经系统表现和其他身体不适。

2. 心理方面

(1) 意识情况　①有无意识障碍,意识障碍的程度。②与周围环境接触如何,对周围的事物是否关心。③主动接触能力、被动接触能力及合作情况。

(2) 认知活动　①有无错觉、幻觉(特别是幻听)及其内容、出现的时间、频率、对患者的影响等。②思维活动有无受损,如思维迟缓、反应迟钝、注意力涣散、理解困难、逻辑障碍,是否敏感多疑,有无妄想。③定向力如何,包括对时间、地点、人物、周围环境的定向能力及自我定向(姓名、年龄、职业等)。④识记、近期记忆力及远期记忆力有无减退,有无遗忘,以及有无虚构和错构。⑤智能方面,有无智能减退或痴呆。⑥有无人格改变,将患者发病前后的人格加以比较,以了解此情况。

(3) 情感活动　观察患者有无情绪低落、焦虑、忧郁、紧张、恐惧;或对环境漠不关心,以及情绪不稳、易激惹等。

(4) 意志行为活动　观察患者有无兴奋躁动、吵闹不休,甚至冲动伤人或自伤行为。

3. 社会方面　评估患者的人际关系、社交能力、家庭环境、经济状况、工作环境、受教育情况及社会支持系统等。尤其应注意评估家属对本病的认识情况及家属对患者所持的态度;家庭中所存在的问题,如是否有安全、舒适的空间供患者活动,负责照顾患者的家人是否觉得负担过重、有无厌烦心理,家庭的经济能否支付治疗费用等,以及患者近期有无生活压力事件、压力事件对患者的影响、患者对压力事件的看法和感受及其应对方法。

4. 其他方面　①现病史:了解有无脑器质性疾病,与精神障碍的关系;了解发病的环境背景及与其有关的心理社会因素;患者的情绪状况;社会关系及经济状况等。②个人史:了解患者生活经历、性格特点、职业、文化层次、生活方式及习惯爱好等。③既往史:了解患者有无发热、抽搐、昏迷、药物过敏史。既往的诊断、治疗、用药及疗效。④家族史:了解有无精神病家族史。⑤躯体检查:体温、脉搏、呼吸、血压、面容与表情的变化。⑥与本疾病相关的神经系统症状和体征,如震颤、口齿不清、瘫痪、共济失调、抽搐发作、肌张力增高、步态不稳、锥体束征阳性等体征。⑦了解实验室及其他辅助检查的结果。

【护理诊断】

护理诊断常见的有以下几个方面。

1. 急性意识障碍　与各种原因所致脑组织损害有关,如颅内感染、脑血管疾病、颅脑损伤、颅脑肿瘤和癫痫等。

2. 有受伤的危险　与意识障碍、智能障碍、癫痫发作状态、肢体活动或躯体移动障碍,以及感觉减退、反应迟钝有关。

3. 有暴力行为的危险　与幻觉、妄想有关。

4. 生活自理缺陷　与意识障碍、认知功能障碍,或神经、肌肉功能障碍,运动能力下降有关。

5. 睡眠型态紊乱　与精神症状如焦虑、恐惧、兴奋、抑郁等有关,或与治疗、白天睡眠过多、生活环境改变有关。

6. 社交障碍　与思维过程改变、认知改变、记忆力减退、智能缺陷、判断力,以及定向力障碍有关。

【护理目标】

(1) 患者无受伤或伤人毁物行为。

(2) 患者睡眠获得改善。

(3) 患者定向障碍好转或不恶化。

(4) 患者生活自理能力和社会功能得以增进或不恶化。

【护理措施】

1. 一般护理

(1) 持续评估患者的健康状况、生理需要、自理缺陷程度及其进展情况，为患者制定适宜的护理计划。

(2) 除为生活完全不能自理的患者提供全面的护理照顾外，应尽量让患者自己做事情，尤其对于痴呆患者，护理人员可从旁给予指导，并适时给予称赞，以保持患者自尊，延缓功能衰退。

(3) 饮食护理　①满足患者的营养需求，提供充足的营养、水分及电解质，维持水、电解质平衡。可给予营养丰富、高热量、软质或流质、易消化的饮食，并多选择患者喜欢的食物。②进食时间应有规律，在进食过程中，护理人员应加强巡视，注意观察患者的进食情况，防止噎食发生，同时要注意患者不能吞吃非食物东西。对有协调障碍或吞咽困难的患者应专人护理。③对于不知进食、捡食秽物的痴呆患者，护理人员不可对其过分指责，应给予患者良好的进食环境，安排患者定时与他人一起进餐，以增加食欲，保证其入量，并注意监督患者，做好解释，防止患者捡食秽物。④对于不知饥饱、不断索食的痴呆患者，护理人员不可对其要求置之不理，可安置患者单独进餐，并在正餐时不给予太多食物，将部分食物留待患者要求时再给予，并为患者安排规律的生活和适当的活动，可借此转移其注意力。

(4) 排便护理　①观察患者排便情况，评估记录大小便的形态和次数，尽量减少或去除导致排便异常的相关因素。②应为患者制定排便时间表，定时督促、带领患者入厕或给予便器，如早晨起床后、饭后、临睡前和每隔 2～3 h，直到患者养成定时排便的习惯，这对于有排便异常的患者尤为重要，同时对于痴呆患者也是维持功能、延缓衰退的一项重要的训练手段。③对于便秘患者，还应鼓励多做适当的活动，如散步等；多吃富含粗纤维的食物；指导或给予患者进行腹部按摩(按结肠的走行方向呈顺时针螺旋按摩)；必要时与医生联系给予药物或灌肠。④对于尿潴留的患者，可利用条件反射诱导排尿，或采用热敷、按摩、针灸等方法，必要时可导尿。⑤对于大小便失禁的患者，护理人员应表示同情和理解，切忌责备、嘲笑、厌恶患者，以免加重患者的思想负担。并向患者解释失禁的原因，说明如何避免再次失禁，减少因失禁引起的烦躁情绪。应为患者选择宽松易脱的内裤；提醒患者睡前尽量少饮水并先排尿，避免食用刺激性强，以及含粗纤维的食物及饮用刺激性饮品，以减轻对肠道和膀胱的刺激；患者的床单位，尽量接近洗手间，通往洗手间的路要有充足的照明及清楚的指示，对行走困难、卧床及使用脱水剂的患者，应把便器放在患者伸手可及处并及时递送；并应保持床单位干燥、整洁和个人卫生，注意及时更换床单、湿衣裤，注意外阴皮肤护理，防止皮肤损伤。

(5) 日常生活护理　①提醒、督促或协助患者穿衣、洗漱、剃须、剪指甲、洗澡等日常活动，并尽量让患者独立完成。②有的患者，尤其是痴呆患者，常不知冷暖，应根据气候变化及时让患者增减衣服。

(6) 睡眠护理　①为患者创造良好的睡眠环境。②为患者建立有规律的生活，白天为其安排适当的活动。③避免睡前引起兴奋的饮料或活动。④晚饭不宜吃得过饱，饮水过多。⑤教会患者一些利于入睡的方法，如：温水泡脚、全身放松、依次计数等。⑥做好睡前心理护理，对于紧张、焦虑的患者，护理人员可在其视线内活动，让患者有安全感。如患者在半夜醒来，应给予轻声安慰，有助于患者再次入睡。⑦必要时，遵医嘱给予药物辅助入睡。

（7）鼓励参加活动　积极组织患者参加简单、适量的劳动，开展适宜的文体活动。

（8）按医嘱给予相应的药物治疗，注意观察药物疗效和不良反应，并让患者知道和学会观察药物的作用及副反应。

2. 安全护理

（1）监测患者的生命体征、意识等生理变化，如有危险情况发生，及时报告并配合医生予以处理。

（2）对有受伤危险的患者：①评估容易受伤的因素，如意识障碍、智能障碍、定向障碍、癫痫发作、年老体弱、感觉减退、动作迟缓、步态不稳等，并尽可能减少或防止危险因素的发生。②提供安全的治疗环境，如设置简单、床铺放低、墙上装置扶手、地上不能打滑或有障碍物等，必要时可安装双面门锁，并注意使易受伤患者远离有暴力行为的患者。③加强危险物品的管理。患者使用锐利的或可能会损伤患者的物品时，应有人指导并协助。减少环境中对患者有潜在危险的因素，清除环境中的障碍物，鼓励患者活动时寻求帮助。④对长期卧床的患者，应安装床档和适当给予保护性约束，防止坠床、摔伤；对意识模糊、定向障碍、行走不便及反应迟钝的患者，亦可适当限制其活动范围，患者下床活动、入厕、洗澡、外出时均需有人陪伴、搀扶，防止走失、跌伤。⑤对癫痫发作的患者，应立即使其平卧，避免摔伤。发作时，切勿用力按压患者肢体，以防止骨折或脱臼。应及时使用牙垫，防止舌咬伤。抽搐停止后，将其头偏向一侧，让患者充分休息。

（3）对受幻觉、妄想支配而易发生伤人、毁物、自伤等异常行为的患者：①做好病房的安全管理工作，清除所有危险品。②为患者提供舒适、安静的环境，减少不良刺激，③将躁动、易激惹的患者分开管理，将患者安置于重病室，并在工作人员的视线下活动，每 10 min 巡视 1 次，频繁接触患者，必要时专人陪护，严禁患者单独活动或独处。④护理人员应以温和、坦诚、尊重、接纳、冷静的态度对待患者，主动与其建立良好的护患关系。⑤严密观察患者的病情变化，全面掌握患者的思想动态和行为，正确识别暴力行为及自杀行为的先兆表现，及时采取有效的防范措施，尽早给予干预。⑥必要时遵医嘱给予保护性约束或药物控制。

3. 心理护理

（1）建立良好的相互信任的护患关系，关心爱护和尊重理解患者，了解患者的精神症状和心理活动特点，给予其心理上的支持和安慰。运用恰当的护理技巧。

（2）对情绪低落、焦虑、抑郁或自杀等消极情绪的患者，以耐心、缓慢或非语言的方式表达对患者的关心与支持；应用治疗性沟通技巧，使患者了解、认识其患病的性质，消除其精神上的痛苦及对疾病的恐惧，并鼓励患者表述他的想法。

（3）为患者提供每日社会活动的信息，增加其兴趣，并鼓励患者参与适合其认知水平的社会活动，多与社会接触，培养有益于身心健康的爱好或学习新的技能，使其最大限度地保持和恢复沟通能力和社会功能。

（4）鼓励家属来探视，鼓励患者回忆以往美好及有意义的往事与成就，使其情绪愉快。

4. 特殊护理　增强定向感的护理是护理人员在护理患者中亦应予重点关注的。

（1）在患者的房间应有大而明显的标记、大指针的时钟、日期分页的日历，让患者确认自己的床单位，并允许放置他所熟悉的个人物品。

（2）不应随意变更患者房间内的物品摆设。

（3）如条件允许应安排固定的照顾者。

(4) 尽可能随时纠正并重复指导患者熟悉现在的时间、地点、人物、事件。

(5) 鼓励患者读报或收听广播电视。

(6) 定期评估患者定向障碍及混乱的情况。

5. 健康教育

(1) 指导患者及家属了解和掌握已诊断疾病的治疗、护理及预防方法。告知用药计划及其必要性,讲解用药的注意事项及有关药物的副反应。

(2) 向患者及家属说明保持和获得自理能力的重要性及介绍如何适应大脑功能减退,以及后遗功能障碍,使患者掌握合理的活动程度。告知坚持全面康复治疗,可使身体功能得到最大程度康复,使残疾程度减低到最低范围的重要性。嘱患者多与社会接触交往,保持乐观情绪,增强战胜疾病的意志和信心。

(3) 教给患者进食、洗澡及个人清洁、入厕的技能及注意事项。鼓励患者在能力范围内自我料理个人生活,并有计划地进行生活能力的教育、培养和康复训练。

(4) 指导家属学会对患者最基本的生活护理和基础护理,并学会协助患者维持正常规律的生活、制定计划、反复培养训练患者的各种能力等。

(5) 告知家属,尤其是痴呆症患者家属,应有长期护理患者的心理准备,并指导家属学会适当排解身心压力的方法。

【护理评价】

根据护理目标,护理评价应从下面几个方面进行。

(1) 患者有无受伤或伤人毁物行为。

(2) 患者睡眠是否获得改善。

(3) 患者定向障碍是否好转或没有恶化。

(4) 患者生活自理能力和社会功能是否得到增进或没有恶化。

第十二章
儿童青少年精神障碍与护理

教学要求

儿童青少年精神障碍，是指发病于儿童青少年时期，由各种原因引起的精神障碍。本章讨论的内容：①儿童青少年的分期及各期的生理、心理特点；②儿童青少年精神障碍的临床特点；③儿童青少年精神障碍患儿的护理。

学习本章之前，你先考虑对下列问题的回答。学完后，根据学习所得更改或添加你的回答。

1. 你了解新生儿期、婴儿期、幼儿期、学龄前期、学龄期、青春期是怎样分期的吗？你知道每一生长期的生理、心理特点吗？

2. 你知道什么是儿童"精神发育迟滞"吗？通过学习，你将明白引起精神发育迟滞的原因、临床表现和治疗原则，便于你确定护理诊断及制定护理措施。

3. 你能解释"儿童孤独症"的基本概念吗？通过学习，你会弄清楚引起儿童孤独症的原因、临床表现和治疗原则，便于你确定护理诊断及制定护理措施。

4. 你听说过或见过"注意缺陷障碍"患儿是怎样的吗？通过学习，你将清楚儿童多动症的基本概念、原因、临床表现及治疗原则，便于你确定护理诊断和制定护理措施。

学完本章后，学生在教师的指导下，结合本章所给案例，能够讨论下列问题：

1. 参考案例 1、2(精神发育迟滞)，确定患儿的护理诊断，并制定护理措施。

2. 参考案例 3(儿童孤独症)，确定患儿的护理诊断，并制定护理措施。

3. 参考案例 4(注意缺陷障碍)，确定患儿的护理诊断，并制定护理措施。

儿童一直被认为是社会中最需要保护的人群。1959 年，联合国发表了《儿童权益宣言》，指出所有的儿童都应获得特别的保护，使他们可以在自由与尊严的环境下，获得身体、心理、道德、精神和社会各方面的健全与正常发展。

儿童在成长发育过程中，需要家庭、学校、社会等多方面的照顾，对于一个患病儿童来说就更应得到精心呵护，尽最大努力使他们健康成长。

第一节　儿童青少年生理、心理特点

一、新生儿期

从出生至生后满28日为新生儿期。在这一时期中，新生儿由寄居生活变为独立生活，不仅要适应母体外变化多端的环境，而且还要逐渐适应复杂的社会生活。许多研究表明，新生儿对环境刺激的反应有着很大的潜力。一方面，新生儿已具有视觉、听觉、嗅觉、味觉、触觉等多种感觉；另一方面，新生儿已能进行学习，并有一定的记忆能力。新生儿自出生后2～3日就能形成对声音的条件反射，在2周左右就形成了哺乳姿势的条件反射。尽管新生儿的确具有巨大的发展潜力，但是其对环境的适应能力和发展水平毕竟还是有限的，他的生理需要和心理需要都要依靠抚育者的帮助才能得到满足。所以在新生儿期，双亲与孩子的和谐、良好的关系对新生儿的心理、社会需要的正常发展至关重要。

二、婴儿期

从出生至满1周岁为婴儿期。婴儿在2个月左右就显露出情绪反应，母亲哺乳时应适当爱抚以满足婴儿的需要。安静、舒适、愉快的环境，和谐的气氛，动听的音乐等均可稳定、培养婴儿的良好情绪，而高声、强光等可引起婴儿的惊恐反应；婴儿的需要得不到满足时，可引起婴儿长时间啼哭，使肾上腺素分泌过多，影响婴儿大脑发育，造成婴儿情绪不稳定等。

在这个阶段，婴儿逐渐学会抬头、翻身、坐起、爬行、站立和行走，同时学会伸手抓取物体，摆弄它们，这有助于认识各种物体及其特性，了解外部世界。婴儿从出生的那一刻起就不仅有生存需要，而且对爱有着强烈的需要。在这一时期，婴儿与母亲建立起一种紧密的母子依恋关系，这种依恋关系对儿童今后的成长发展有重要的作用，通过这种联系（先是和母亲，后是和父亲，然后是其他人），儿童才能逐渐认识自我，认识自我价值，儿童才可以获得安全感，其个性、心理及社会化才能健康发展。因此，对婴儿来说，父母之爱极为重要。

三、幼儿期

1周岁末至3周岁末为幼儿期。该期是词汇量增长的最快时期，表现为对成人言语的理解逐渐完善，并逐渐形成自己的语言。2岁的儿童能认真听故事或童话，能理解直接交往范围以外的信息，这使他能够利用言语去认识直接经验所不能及的现实。幼儿期形象思维和初步概括能力逐渐形成，观察力、注意力及理解力也有发展，但有意识地控制自己的能力极其有限，难以按成人的建议去完成缺乏吸引力的行动。2岁时可显示大部分成人的情绪，3岁左右表现出一定的个性特征。

四、学龄前期

3周岁末至6～7周岁入学前为学龄前期。与3岁相比，7岁孩子的词汇量增长3～4倍。一般而言，3岁孩子的词汇量为800～1 000个；4岁为1 600～2 000个；5岁为2 200～3 000个；6岁为3 000～4 000个。学前儿童言语的表达逐渐由连贯性言语取代情境性言语，所谓情境性言语是指那些断断续续不连贯的，并附加许多手势和表情的叙述，别人需要结合当时的情境才能理解的语言。并在对话性言语的基础上开始发展独立言语。随着语言的发展，出现了简单的逻辑思维和判断推理，思维活动与婴儿期相比已开始摆脱动作的束缚，学会在动作之前就能在头脑中依靠表象进行思考，其认知模式具有直觉形象特点。对事物的概括也往往是具体而形象的概括，缺乏本质概括。推理和判断方面，可对生活中熟悉的事物进行正确的推理和判断，但因经验贫乏，有许多是不合逻辑的。随意与不随意注意都在发展，记忆主要是不随意记忆。在各种教育的影响下，随意记忆开始发展。学前儿童的情绪体验已相当丰富，情绪的表现形式有许多不同。其情绪表现完全是外显的，控制性差，有时会莫名其妙地发脾气或出现恐惧、害怕等情绪反应。开始出现一些高级的情感反应，如可根据成人的态度或教育而约束自己的行为，并对自己的行为产生积极或消极的情感体验。理智感表现为好奇、探究、喜欢拆玩具等。

3 岁以后，儿童的自我意识进一步发展，独立性日益增长，变得执拗、抗拒，儿童不仅拒绝过分的保护，而且常常玩弄禁止玩的东西，使得成年人在与儿童的关系上感到困难，容易发生冲突，这在心理学上称为"第一反抗期"或称"3 岁危机"，这就需要成人为儿童提供最大限度的独立性活动机会来满足儿童的要求。如果处理不当，会使其执拗、抗拒等消极行为持续下去，甚至影响个性的发展。同时，周围人对孩子积极肯定的评价往往会使儿童产生一种自豪、满足和自信的体验；而经常受到否定、消极评价的儿童易产生自卑、孤独、怀疑、犹豫不决等体验。总之，学龄前期在认知活动、情感活动、意志行为及个性心理特征等方面都有了一定的发展。学龄前期的生活经历及挫折对孩子日后的成人生活，会产生极大的影响，因此应特别重视学龄前期的教育和培养。

五、学龄期

6～7 周岁至 12～14 周岁为学龄期。该期儿童的生理特点为生殖系统处于缓慢发展阶段，神经系统及其他感观系统已经发育成熟。脑的形态发育基本完成，智能发育进一步成熟，观察力、注意力及记忆力大幅度进步，抽象思维和逻辑思维在学龄后期迅速发展，分析、理解、综合能力逐步完善，是掌握知识、接受科学文化知识教育的重要阶段。小学生动作行为进一步发展，社会交往进一步扩大，与同学、小伙伴、教师有关的社会性情感逐渐占重要地位。如理智感、荣誉感、友谊感、责任感及审美感等都有了一定的发展，具有较强的自我控制能力。儿童勇敢、果断、仔细认真、有组织性、有同情心及坚韧不拔的个性心理逐渐形成和发展，应特别予以重视。

六、青春期

青春期是指 12～16 周岁（或 17 周岁）的年龄阶段，是个体从童年期向青年期过渡的阶段，青春期既不同于儿童，也不同于成人，其最大的特点是，生理上的急剧变化和学习活动的变化使儿童的心理又出现一次飞跃。

个体从出生到成熟，生理发育有两个阶段处于增长速度的加速期，一个是出生后的第 1 年，另一个就是青春期。青春期生长发育的显著特征之一是身高体重剧增，身体的外形改变；特征之二是内脏系统的功能健全了；特征之三是出现第二性征和性成熟的开始，这是个体内部发育最晚的部分，它的发育成熟，标志着躯体的全部器官发育成熟。

青春期在心理上也有许多变化。首先是性意识的发展，由于内分泌功能的变化，性腺的发育成熟，青春期的孩子出现了性冲动和性要求，并且对性有好奇心和神秘感。对于女孩来说，尽管事先具有性的知识，但对于月经初潮的突然出现，也会感到强烈的不安和恐惧，有的还感到害羞；而对于男孩来说，在女孩面前好表现自己，对家长或教师在女孩面前批评自己非常反感。心理上愿意接近女孩，但行为上又故意疏远，处于矛盾心理状态。因该期的孩子出现了对异性的兴趣和神秘感，有必要对其进行性知识的教育，讲解青春期心理卫生常识，以纠正青少年对两性现象(如遗精、月经等)的不正确认识。其次是认知功能,该期抽象逻辑思维占主导地位,从经验型向理论型抽象发展;思维的独立性、批判性逐渐加强;同时富有创造精神,常有新的想法和见解,对周围人提出的论点一般不轻易相信和盲从,对事物的看法,有自己的认识和主见。由于抽象逻辑思维和推理能力的增强,提高了自我意识和对外界的批判能力,同时随着社会经验的积累及"成人感"的自我意识增强,出现了摆脱父母、要求独立的心理愿望,并形成了一定的价值观、人生观,此时躯体发育已逐渐接近成人,而心理发育还极不成熟,加上"成人感"的出现,易对家长或父母从感情上有所疏远,若父母或家长过分限制和干涉,易出现抵触情绪或逆反心理,从而易与家长发生矛盾或出现心理问题。因此,父母应尽可能地尊重孩子的见解,及时与孩子沟通,增加彼此之间的信任和情感联系,避免强行干涉、责打和辱骂,以免出现逆反心理,不利于问题的解决。第三是个性的发展,青春期是处于一个既成熟又不成熟、既独立又依赖的复杂矛盾时期。其行为往往带有一定的幼稚性和冲动性,对许多问题似是而非,难以完全理解。自我意识发展迅速,并具有"成人感",要求别人尊重自己,并用成人的标准进行评价,模仿成人的外表及行为。该期的孩子内心充满了矛盾,是一个不稳定的发展时期,教师、家长及医务工作者应注意把孩子旺盛的精力引导到学习上来,发展孩子个性成分中的优良品质,激励孩子健康发展,成为社会有用的人。

第二节 儿童青少年精神障碍的临床特点

一、精神发育迟滞

(一) 概述

精神发育迟滞是指最初发生在发育阶段的智力低下和社会适应能力不足为主要临床特征的一组疾病。流行病学调查表明该病为导致人类残疾的主要原因。该病在国内外均常见,1985 年 WHO 资料认为轻度精神发育迟滞的患病率约为 30‰,中、重度的患病率为 3‰~4‰。1987 年全国 29 个省市智力残疾调查结果报道该病患病率为 1.268%。在所有的流行病学调查的精神疾病中,精神发育迟滞的患病率高居第 2 位,且致残率也较高,对患者、社会、家庭的负面影响都相当严重。因此,对该病的防治仍是当前精神卫生工作的重点领域之一。该病病因复杂,常见病因简要分述如下。

1. *遗传因素* ①染色体异常,包括染色体数目异常和染色体结构异常,常见有唐氏综合征(21-三体综合征);性染色体多了一个 X,称先天性睾丸发育不全综合征。②单基因遗传疾病,如苯丙酮尿症、半乳糖血症等。③多基因遗传疾病,如小头畸形、颅骨缝骨化过早、先天性脑积水。

2. *母孕期及分娩期有害因素的影响* ①感染:母孕期受风疹病毒、单纯疱疹病毒、巨细胞病毒、艾滋病病毒和弓形虫感染,均可引起死胎、流产、先天畸形、智力低下等。②药物:如水杨酸类、抗精神病药、磺胺药等可影响胎儿发育而致畸。③毒物及化学毒素:如铅、汞、酒精中毒;吸烟、吸毒等也可影响胎儿发育,导致智力低下。④电离辐射、环境污染等可导致先天畸形。⑤母体健康状况:母孕期患有严重躯体疾病、营养不良、缺碘、缺氧、妊娠中毒症等都可能影响胎儿发育,导致智力低下。孕妇年龄大于 40 岁易导致染色体畸变。⑥分娩期因素:如宫内窘迫、出生时窒息、早产儿、极低出生体重儿、产伤、颅内出血等均可导致智力低下。

3. *出生后影响大脑发育的因素* ①中枢神经系统感染:如流行性脑脊髓膜炎、流行性乙型脑炎等。②颅脑外伤:严重颅脑外伤可直接损害大脑,引起智能障碍。③各种原因引起的脑缺氧:如中毒、高热、癫痫发作等引起惊厥超过 30 min 以上,可引起智力低下。④其他:如严重营养不良、甲状腺功能低下、重金属或化学药品中毒等均可导致中枢神经系统损害,产生智力障碍。

4. *社会心理因素* 后天教育和环境刺激是保证儿童智力正常发育的必要因素,如果婴幼儿时期与社会严重隔离、缺乏良性环境刺激、缺乏文化教育机会等均可造成智力发育受阻,导致精神发育迟滞。

(二) 临床表现

该病主要临床表现为智力低下和社会适应能力缺陷。WHO 根据智商(IQ)将精神发育迟滞分为四级,其临床特征如下。

1. *轻度精神发育迟滞* IQ 在 50～69 分之间,心理年龄 9～12 岁,占本病的 75%～80%。早期发育较正常儿童略迟,语言发育迟缓,上学后发现学习困难,读写、计算、记忆、理解、抽象概括能力差。能获得一定的阅读和计算能力,但不能完成小学学业。生活能自理,成年后可从事简单的手工劳动。一般无神经系统异常体征和躯体畸形。

2. *中度精神发育迟滞* IQ 在 35～49 分之间,心理年龄 6～9 岁,约占本病的 12%。语言及运动发育均明显落后于同龄正常儿童,词汇贫乏,只能学会简单的生活用语。记忆、计算、理解、抽象概括能力均很差,学习能力差。成年后可学会自理简单生活,在监护下可从事简单的体力劳动。少数患儿伴有神经系统异常体征和躯体发育缺陷。

3. *重度精神发育迟滞* IQ 在 20～34 分之间,心理年龄 3～6 岁,约占本病的 8%。语言及运动功能发育更差,只能学会一些简单的词句,无法进行有效的交谈。理解力、抽象概括能力极差,不能接受学习教育,生活不能自理,不知危险和防御,一切需人照顾。常伴有神经系统功能障碍和躯体畸形。

4. *极重度精神发育迟滞* IQ 在 20 分以下,心理年龄在 3 岁以下,占本病的 1%～5%。无语言或偶说简单单词,不知躲避危险,情感反应原始,无生活自理能力,终身需人照护。常有明显的躯体畸形和神经系统功能障碍。

(三) 治疗

本病一般应运用教育训练、照管、药物治疗等综合措施促进患儿智力和社会适应能力的发展。

1. *照管和教育训练* 对重度、极重度患儿,因其接受教育训练困难,主要是照管和养护。对于轻、中度患儿,在照管的同时,应加强教育训练,通过学校、家庭、社会的帮助使患儿学会生活自理或部分自理,并能在他人指导照顾下进行简单劳动。

2. *医学方面治疗* 可使用促进和改善脑细胞功能的药物,如脑复康、脑活素等,但疗效不肯定。癫痫患儿给予抗癫痫药物。苯丙酮尿症患儿给低苯丙氨酸饮食治疗,可以防止或减轻对智力的损害。

案例 1

王××,女性,9 岁半,因胆小怕事,喜怒无常,学习能力低下,不愿上学 3 个月而来院就诊。由母亲陪伴进入诊室,病史由母亲提供。

患儿自幼生长发育迟缓,出生后 8 个半月会翻身,1 岁半会坐,3 岁半能独立学步,近 4 岁才会行走;3 岁时开始说话,如叫爸爸妈妈等,7 岁时可讲简单的句子,但口齿不清。8 岁入学前班,9 岁上一年级,前半学期数学、语文还能及格,后半学期开始成绩下降,虽然十分努力也跟不上教学进度。近 3 个月来孩子表现胆小怕事,讲话时声音很低,有时情绪不稳,好哭泣,无故撕毁作业本或课本,不愿上学。因不能坚持上学,家长很着急,今日来心理咨询。

患儿足月剖腹产，当时因脐带绕颈发生胎儿宫内窘迫，剖腹产进展顺利。母孕期身体健康，分娩时25岁，曾发生先兆流产，后经保胎未再出现。父母非近亲结婚，父亲是机关干部，母亲是工人，家庭成员中无癫痫、痴呆及其他精神病史。

体检：心肺正常，未发现躯体畸形及功能障碍。

神经系统检查：各对脑神经未发现异常，四肢肌张力对称正常，未发现颅脑畸形及神经系统的病理性体征。

精神状态：意识清楚，衣着整洁；接触被动，回避医生的检查，经耐心解释和鼓励后，尚能回答医生提出的问题，但口齿欠清；未发现错觉、幻觉、思维及逻辑障碍。智能检查：不知道现在是什么季节，说不出一年有多少个月份，词汇贫乏，语言简单；理解力、判断力及抽象思维能力较差，说不出自行车与汽车、大象与猴子的区别，分不清上、下、左、右等方位；只能算出10以内的加法，对10以内的减法则不能计算；近事记忆尚可，远事记忆欠佳；情绪不稳，当提起为什么要撕毁作业本和课本时，表示不愿上学，因为同学常欺负她。随后哭泣，说她自己笨、不聪明等。

WISC-R结果　总智商：58分，语言智商：53分，操作智商：60分。

诊断：轻度精神发育迟滞

案例2

杨××，男性，12岁，藏族。以言语不能、日常生活不能自理为主诉入院。病史由父亲提供。

患儿出生后1年多，父母因感情问题离异，随母亲生活，1岁以内患儿发育尚可。其母亲离异后为了报复丈夫，把愤怒发泄在孩子身上，常将其锁在木箱内，不让与生父见面，经常打骂孩子，与孩子没有语言交流，饿了就给些吃的。十多年来患儿不能与外界接触，也不能与人交往，表现为不会说话，吃饱了就独居一处，表现孤独、迟钝，饿了就乱跑、抢食物吃，喜怒无常，有时伤害自己。日常生活不能自理，饮食、睡眠及大小便需人照顾，在街上行走没有意识躲避车辆。半年前其母将孩子送回生父身边，其父带孩子来院就诊。

患儿足月剖腹产，第一胎，1岁之内生长发育尚可，但具体情况不详。患儿未上过学，不会计数。其母精神状态可疑，性格古怪、残忍，好发脾气，与丈夫离婚后，就将患儿封闭起来，隔断了孩子与外界的交往，不与其进行语言交流。

体检：身材较矮，相当于8～9岁的儿童，营养适中，皮肤正常，未见躯体畸形，心肺检查无异常，四肢发育正常。神经系统的检查无阳性体征。

精神状态：意识清楚，仪表整洁，由父亲带入病室，更衣合作，饮食需人照顾，随地大小便，睡眠尚可，治疗不合作；对周围环境无陌生感，常低头呆坐，对医生的关心没有相应的情感反应，对家人无亲切感，无法与其进行情感交流；见到食物就抢着吃，得不到食物，就敲桌子、哭闹；无主动言语，偶有自语，但听不清内容，不能写字，偶发无意义的叫喊，无法与其进行交谈；易激惹，急躁时拍桌子，高兴时则亲吻家人；好撕纸张，休息玩耍时常弹纸片。智商无法测知。

诊断：重度精神发育迟滞

二、儿童孤独症

（一）概述

儿童孤独症是发病于婴幼儿时期的心理发育障碍性疾病，主要临床特征为社会交往障碍、语言和非语言交流障碍，活动内容和兴趣的局限及重复的刻板行为。多数患儿伴有不同程度的智力发育落后。预后较差。国外研究报道儿童孤独症患病率为0.02%～0.13%，男女比例为(2.6～5.7)∶1。国内尚无此方面报道。

本病病因尚不明确，目前大多数学者认为生物学因素占主要方面，包括遗传因素、脑器质性因素、神经生化因素及免疫学因素等。

（二）临床表现

本症起病于3岁之前，主要表现如下。

1. 社会交往障碍　在婴幼儿期，患儿表现为回避与他人目光接触，亲抱或父母离开时都无所谓，不期待被拥抱，对父母不能产生依恋。长大一些后仍表现呼之无反应，没有兴趣与其他儿童一起玩耍，缺乏情感反应及与人的情感交流，难以建立友谊。随着年龄增长，患儿可能对父母、同胞变得友好而有感情，但仍明显缺乏主动与人交往的兴趣和行为，对他人情绪也缺乏反应和理解。成年后，患者仍缺乏社交技能，不能根据社交场合调整自己的行为，不能建立恋爱关系和结婚。

2. 言语交流障碍　①言语发育障碍，如婴儿期咿呀学语减少，常发出尖叫声或无意义的音节；也有部分患儿2～3岁前曾有表达性言语，但以后逐渐减少，甚至完全消失。②言语理解障碍，如缺少对讲话的反应，常存在模仿言语、刻板重复言语、自语；语法结构、人称代词常用错，语调、语速、节律、重音等也存在异常。③言语运用能力障碍，如有的患儿虽然能背儿歌、背广告词，但不能提出和维持话题，无法进行应答式会谈。

3. 非语言交流障碍　患儿虽然倾向于用肢体语言进行交流，如拉着大人手走向他想要的东西，但却不会用点头、摇头表达自己的意思，表情也常显得淡漠。

4. 行为方式异常　①刻板重复的动作和奇特的行为，如长时间的蹦跳、摇手、击掌、旋转，或将手放在眼前凝视、用脚尖走路等；常要求日常生活固定不变，如饮食、物品摆放位置，行走路线一成不变等。②兴趣范围狭窄，甚至怪癖，如他们对玩具、动画片不感兴趣却迷恋于看广告及看转动的物品，反复听下水道的流水声等；对一些非生命物体，如瓶盖、玩具的轮子等可产生强烈依恋。

5. 智能和认知障碍　约3/4孤独症患儿存在智力低下，部分患儿在其一般智力发育落后的背景下表现出能力发展不平衡，常为机械记忆、计算能力及音乐、绘画相对较好。

（三）治疗与预后

强调早期诊断，早期综合治疗。约2/3预后差，成年后无法独立生活，需终身养护。

1. 医学方面治疗　目前尚无特效药物可以治愈孤独症，但某些药物，如抗精神病药物、抗抑郁药物、中枢兴奋药物、改善脑细胞功能的药物、维生素B_6和叶酸等，可以改善孤独症患儿的部分症状，促进患儿语言、交往和认知能力的发展。

2. 特殊教育训练和家庭治疗计划　特殊教育训练及行为治疗有着不可低估的作用。由教师以及父母对患儿进行特殊教育训练，包括生活习惯、言语运动技能的学习训练，矫正病态行为症状和其他不适应行为。家庭计划包括行为和发育指导、必要的咨询、帮助父母学会照顾和训练患儿的基本方法。以此促进患儿语言、交往、认知和生活自理能力等的发展，减少不适宜行为。

案例3

张××，男性，7岁半，因行为怪癖，智力低下，由父母陪伴来院就诊，病史由父母提供。

患儿自幼十分孤僻，对亲人不感觉亲。如在1岁左右，当父母走近他或向他伸手时，不曾以表情或姿态表示要父母抱他；平时一个人睡在床上不哭不闹，当时只认为他很乖。1岁半会走后，当父母下班回家，他从不迎上去表示高兴；家里来了客人，也无任何反应，既不理睬也不躲避。入托儿所后，从不理睬阿姨，对其他小朋友也不感兴趣。不论是在家还是在托儿所，常有意安排他与小朋友一起玩，但他对小朋友们的活动没有任何兴趣，只是一个人摆弄手中某种玩具，如果再三劝他与小朋友一起玩，就发脾气，甚至打人。现在已经7岁半了，没有朋友，从不用眼睛看人，从不喊人，偶尔喊一声“妈”，从未喊过爸爸。近一年来，已不去托儿所，一个人呆在家中，发现他常反复摆弄一件东西，如一个塑料袋或一个纸盒，可连续玩上几个小时。奇怪的是在街上走，他一定要摸一下路过他身边的每一个人，或从两个并行的人中间硬挤过去，有时莫名其妙地踢别人一脚，因此常惹出一些麻烦。

患儿自幼语言发育迟缓，1岁半才偶尔叫妈妈。3岁以后，会说的词汇渐多，能讲整句话，但说不清较复杂的句子，表达能力很差。5岁后，常自言自语，但内容破碎，现在很少用语言和别人交谈，也不会用眼神、表情、手势等肢体语言与人交流。在别人要他干什么，他不愿干或听不懂时，就发脾气，又跳又叫。

患儿足月顺产，第一胎，出生时轻度窒息。4个多月会抬头，1岁半会行走。4岁能自控大小便，5岁可自己穿衣服，6岁能洗碗筷，自己叠被子。能数1～10，但仍不能做简单的加减法；能分清大小、多少、上下、前后、白天和晚上，但分不清左右、年月日及小时。

患儿从小对疼痛刺激不敏感，如打针、输液、从静脉抽血化验从不怕也不哭，不小心碰伤了皮肤也不哭叫，也不找妈妈寻求安慰。从小饮食不正常，常不肯吃饭，视力、听力正常，无外伤、癫痫史。

父母非近亲结婚，母孕时身体健康，父母均是机关干部，否认精神病家族史。

体检：发育营养好，心肺正常，腹软，肝脾未触及；神经系统未见异常。

精神状态：衣着整洁，外表无异常，入诊室后，呆坐在角落里，有时自言自语，有时低头摆弄衣襟，对外界不关心，医生问话也不理睬，不用眼睛看医生或周围的人。智力无法测得。

诊断：儿童孤独症

三、注意缺陷障碍

（一）概述

注意缺陷障碍又称儿童多动症，指发生于儿童时期，表现为与其同龄儿童相比，具有明显的注意力不能集中、注意持续时间短暂、活动过度、冲动、学习困难为主要特征的一组行为障碍。多动症患病率一般报道为3%～5%，男女比例为2～9∶1。

本病病因可能与遗传及脑损伤有关，神经生理学通过脑电图观察，发现多动症患儿脑电图异常率高，提示存在中枢神经系统成熟延迟或大脑皮质的觉醒不足的特点。也有研究表明，多动症可能与中枢神经递质代谢障碍有关，包括多巴胺和去甲肾上腺素功能低下，全血5-羟色胺水平降低等。此外，社会心理因素也有一定作用，不良的社会环境、家庭环境，如经济过于贫穷，父母感情破裂，教育方式不当，父母酗酒、吸毒等均可增加儿童患多动症的危险性。

（二）临床表现

1. 注意障碍　是主要症状之一。多动症儿童注意力集中时间短暂，注意力不集中，不能专心听课，做作业也心不在焉。轻者对某些感兴趣的活动，能集中注意，重者对任何活动都表现注意涣散。

2. 过度活动　多动症儿童与其同年龄、同性别儿童相比，不论在家或在学校都显得格外兴奋多动。不能安静听课，小动作明显增多，坐不住，不遵守课堂纪律。下课后难以安静，好招惹人，好干扰他人活动。

3. 情绪不稳、任性冲动　多动症儿童缺乏控制力，做事常常不考虑后果，无视社会规范，在行事鲁莽中会给他人造成伤害；行为幼稚或伴发其他不良行为，如强行打断或插入别人的活动，抢先回答别人未说完的问题；情绪不稳，会因一点小事而不耐烦、发脾气或哭闹。

4. *认知障碍*　少数多动症儿童可能存在空间知觉、视听转换缺陷，可伴有阅读障碍，动作技巧方面笨拙、不协调。大多数多动症儿童智力正常或接近正常，由于注意力不集中和活动过度而影响学习，造成学业不良。

5. *行为问题*　部分多动症儿童表现为不听父母和老师的管教，存在说谎、逃学、对抗、好斗、打架等行为问题。

（三）治疗与预后

1. *药物治疗*　中枢兴奋剂是治疗多动症的首选药，其有效率为70%～80%。服药后可以增强注意力、减轻多动、改善行为。常用的药物为匹莫林及哌甲酯。此外，可对症给予抗抑郁剂及可乐定等。

2. *非药物治疗*　主要是教育引导和行为疗法。为了使多动症儿童学业水平与其智力能保持一致，大约有20%多动症儿童需给予特殊教育，15%的儿童需提供行为矫正治疗和认知治疗。如可安排1～2年特殊教育，帮助解决在学校较易发生的沮丧和缺少学习动机问题。可让患儿加入某些运动队，因为躯体训练可帮助患儿控制冲动和攻击行为，使其听从指导，增强自尊和自信心。

多种形式的联合治疗预后较好，大多数患儿随着年龄增长，症状可逐渐减轻或消失，但也有少数患儿持续到成年阶段，或出现某种性格或行为偏见。

案例4

李××，男性，9岁，因活动多，多话，易与同学发生冲突，上课注意力不集中而来门诊咨询。

患儿自幼活泼好动，7岁上学，学习成绩中等，现为小学三年级学生。入学后就表现注意力不集中，上课东张西望，易受外界因素的影响。由于学习成绩差，经常违犯学校纪律，未被接纳为少先队员。近一年来，患儿症状加重，表现为上课静坐困难，一会儿玩铅笔、抠橡皮、摆弄课本，一会找同桌说话，一会回头说话，严重影响课堂纪律。常遭到老师的批评，但收效甚微。不能按时完成课堂作业和家庭作业，作业本及课本上画得乱七八糟。课余时间常与同学追赶打闹，踩椅子、上桌子，常常摔伤。情绪不稳，易冲动，常因一点小事大发脾气甚至打骂同学，好插话，经常打断别人的谈话，所以易与同学发生争执和冲突。为此班主任老师和家长非常苦恼，故来门诊进行咨询。

患儿系第一胎，足月顺产，母乳喂养，生长发育良好，1岁会走并开始学说话，语言构思好，口齿清晰。3岁入幼儿园时就表现活动较多，但未引起家长的重视。性格外向、任性，稍不如意就发脾气。

身体健康，无重大疾病史。父母非近亲结婚，父母均为知识分子，对孩子期望较高，要求严格，对患儿的多动表现感到焦虑和不安，并经常打骂患儿。

体检：生长发育良好，无躯体功能障碍及畸形，精细协调动作笨拙，如翻掌、指鼻尖运动不灵活，对指运动不灵，系鞋带、纽扣较慢。未发现神经系统的阳性体征。

精神状态：意识清晰、仪表整洁，接触交谈好，能及时回答医生提出的问题，多动不宁，不时翻动桌上的物品，如听诊器、叩诊锤、眼镜及其他物品。注意力不集中，与医生谈话时易受外界因素的干扰，有一点响动立即进行探索、搜寻。小动作多，难以静坐，在座位上不时地扭动。情绪不稳，易激惹、冲动，对父母的行为稍不如意时，就极不高兴或冲出门外。好插话，当医生与别的患者交谈时，多次插话，家长给予制止，则收效甚微。智力正常，有治疗要求，自述爱急躁，易与同学发生冲突，事后知道不对，但不能自控，要求医生能把他的病治好，以便好好学习。

诊断：注意缺陷障碍（儿童多动症）

第三节 儿童青少年精神障碍患儿的护理

【护理评估】

儿童一直被认为是社会中最需要保护的人群，护理人员应充分考虑到他们处于生长发育的阶段，照顾他们在生理、心理、情绪和发展上的需求，结合疾病的临床特点，找到护理评估的侧重点，做出正确的护理诊断及制定适当的护理措施。评估内容包括患者自身情况、家庭情况、生活环境及疾病的特征。评估方法可采用与患者及家属交谈、观察、体检、阅读病历及检查报告等。

（一）精神发育迟滞

（1）语言功能　有无语言障碍，能否运用语言进行一般交流，以及是否能用语言表达自己的感受和意愿。

（2）智力水平　简单的测定可检查患儿的计算能力、理解能力、记忆能力、常识等。最为可靠的是通过智力测定得出智商，了解患儿精神发育迟滞情况（轻度：IQ 在 50～69 分之间；中度：IQ 在 35～49 分之间，重度：IQ 在 20～34 分之间，极重度：IQ 在 20 分以下）。

（3）生活技能和生活自理能力　能否独立进食、穿衣、盥洗、入厕，能否独立外出及利用公共设施等。

（4）情绪方面变化　如有无烦躁、发脾气、哭闹，冲动伤人等行为。

（5）评估患儿有无先天愚型的外表，了解实验室检查结果、用过何种药物及其他的治疗。

（6）观察患儿有无贪食、食欲减退、便秘、睡眠障碍等。

（7）评估家属受教育的程度，以及对精神发育迟滞知识的了解，了解家属对精神发育迟滞患儿的照顾与教育训练情况。

（二）儿童孤独症

由于患儿语言及社会交往能力障碍，收集资料主要靠客观观察、父母等提供资料。

1. 社会交往能力　观察患儿有无回避与父母及他人目光接触、对人情感淡漠，能否调整自己和他人的关系而适应环境，是否缺乏与其他孩童玩耍的兴趣，是否喜欢独处。

2. 语言与非语言交流能力　观察患儿有无言语发育迟滞的表现，如少语或不语、不能使用恰当的语言进行交流、不会使用代词等；有无见人不打招呼，不会点头、摆手等。

3. 活动的内容　评估有无兴趣及行为的异常，如只食用某几种食物或饮料，穿衣认准一件衣服、出门认准一条路线、玩同一种玩具和游戏，家里的物品摆放固定。评估患儿对某种物品、玩具或情景等产生依恋。

4. 生活自理能力　是否能像同龄孩子一样料理自己的生活，如洗漱、进食、穿衣服、入厕等。

5. 特殊能力的评估　有的孤独症患儿在普通智力障碍的同时，存在着特殊能力，如音乐、棋类，记忆数字、日期、地名等，被人们称为“白痴学者”，其机制到目前还不清楚。

6. 评估既往健康状况，有无精神病家族史、患病史、用药过敏史，有无癫痫；评估家庭及社会支持系统，有无幼年时长期与父母分离，以及家庭成员对患儿关心程度不足等情况。

（三）注意缺陷障碍（儿童多动症）

1. 注意力　有无注意力不集中的表现，如：容易受外界刺激而分散注意力，不能专注做完一件事；上课时不能专心听讲、不能专心写作业、经常丢三落四等，致使学习困难。

2. 活动情况 患儿有无主诉控制不住自己，表现活动过多，如手脚在座位上不停扭动，不能安静坐在一处，难以安静下来玩耍。有无经常打断或干扰别人的活动，如干扰其他儿童的游戏。

3. 情绪状态 有无情绪不稳、易激惹、冲动伤人或破坏物品，缺乏克制力。

4. 评估家庭状况 父母是否酗酒、吸毒，是否单亲家庭，有无家庭对患儿的态度以及父母的教育方法不当。

5. 评估有无接受过其他治疗。

【护理诊断】

护理诊断常见的有以下几个方面。

1. 生活自理缺陷，不能正常穿衣和入厕 与精神障碍有关。

2. 营养失调，低于机体需要量 与偏食不能摄入足够营养有关。

3. 语言沟通障碍，难以用言语表达思想 与精神障碍有关。

4. 社交障碍，与缺乏社交方面技能知识 与社会适应能力缺陷有关。

5. 社交孤立，不合群 与患儿有群体不能接受的行为有关。

6. 有暴力行为的危险，对自己或他人 与患儿情绪不稳、易冲动有关。

7. 思维过程改变，注意力分散 与认知障碍有关。

8. 保持健康能力改变，缺乏健康行为 与认知受损、缺乏沟通技巧、个人应对无效有关。

9. 有暴力行为的危险，对自己和他人 与不能用语言表达自己意愿或有情绪障碍如烦躁、发脾气有关。

10. 知识缺乏，认知不良 与智力下降学习困难和父母缺乏疾病知识有关。

【护理目标】

(一) 精神发育迟滞

(1) 轻度和中度精神发育迟滞的患儿能够学会生活自理的基本技能，能用语言与人交往与交流；学会一种职业技能，使患儿达到自食其力。

(2) 重度、极重度精神发育迟滞的患儿学会一些必需的生活技能，如洗脸、洗手、入厕、穿衣、吃饭等。

(3) 患儿父母了解有关精神发育迟滞疾病的知识及护理方法，学会训练孩子的基本技能。

(二) 儿童孤独症

(1) 患儿学会生活料理，掌握一些基本生活技能，如穿衣、进食、入厕、洗漱等；学会肢体语言、语言及代词的使用，能与人进行沟通与交流。

(2) 患儿父母了解儿童孤独症有关的疾病知识及护理方法，学会训练孩子的基本技能。

(三) 注意缺陷障碍

(1) 患儿的不良行为有所减少，患儿的语言交谈、人际交往、社会适应能力恢复。

(2) 患儿父母了解儿童多动症有关的疾病知识，学会矫正孩子不良行为的基本方法。

【护理措施】

(一) 精神发育迟滞的护理措施

针对患儿的具体情况，护理人员应向患儿家长介绍该病的临床特点，告知家长在养育患儿方面应该注意的事项，动员家长与医护人员通力合作，共同制订详细的教育训练目标和计划，并严格按照训练计划执行。

1. 对轻度精神发育迟滞的患儿　可进行多方面的训练。①教育家长早期训练患儿使用社会交往用语，培养患儿独立的交往能力，如独自外出、使用货币、购物、乘公共汽车及利用其他公共设施等。②早期对患儿进行协调运动的训练，包括爬的训练，坐、立、走的训练，长大些后做体操、跑步、跳绳等。③帮助患儿培养和发展一般人的生活能力，训练穿衣、洗漱、进食、料理大小便、洗碗、整理餐具、扫地、整理床铺等；督促其按时起床及入睡，饭前便后要洗手，养成良好的卫生习惯及生活规律，学会一般家务劳动和掌握生活技能。④有计划地训练患儿认字、阅读书报，学会写字和简单的计算。帮助患儿认识周围发生的事，多问一些“为什么”、“这是什么”，以激发他们去思考，久而久之会提高他们的认知水平。

2. 对中度精神发育迟滞的患儿　由于生活自理较困难，其抽象思维也差，因此在训练时要注意强调个别化的训练计划，以不断反馈强化为原则。主要从个人生活自理训练着手，如洗脸、穿鞋袜、吃饭、料理大小便、收拾餐具、扫地、按时起床和入睡等。训练患儿能说出对人的一般称呼、与人见面能打招呼等。由于患儿只会使用简单词句，不会使用长句来表达自己的意愿而满足自己的需要，有时会出现一些情绪上烦躁而发脾气、哭闹等，此时应理智地劝说患儿，转移和分散注意力，如带患儿出去走一走、看儿童卡通片、做游戏等，尽快使患儿情绪平静下来。

3. 对重度、极重度精神发育迟滞的患儿　由于智力、认知能力、生活自理能力严重受到损害，这样的患儿不但要有个体化训练的计划，而且要有专人看护。应注重反复训练患儿生活中一些必需的技能，如洗脸、洗手、入厕、穿衣、吃饭等。患儿有时可出现不明原因的攻击和冲动行为，要注意防止伤害自己和他人，必要时限制其活动，待情绪稳定后，给予讲解与指导。

4. 保证患儿居住环境的安全　房间摆设简单、整洁，不能有任何危险物品或可造成危险的物品，如开水、药品、棍棒、锐器、火柴等，对患儿的危险活动也要及时制止。要较早地对智力迟滞的儿童进行自身保护及防御能力的训练，学会保护自己免遭欺辱，如女性患儿免受性骚扰等。

5. 对苯丙酮尿症的患儿要早期进行合理饮食治疗　给患儿服用特制的去苯丙氨酸乳制品，同时配制一定量的普通乳制品，以保证其他氨基酸的必要摄入。限制富含苯丙氨酸饮食的摄入(如小麦、蛋类、肉、鱼、虾、乳品等)，促进生长发育，减轻病理变化的延续。饮食治疗应持续到4～6岁或更长一些，但要注意不能过度限制苯丙氨酸的摄入，由此引发的并发症同样可影响患儿智力和体格发育。一般每日苯丙氨酸摄入量为70～90 mg/kg。

(二) 儿童孤独症的护理措施

1. 患儿家长的教育　教育患儿家长摆正心态，不要隐瞒孩子有病的事实而把孩子与外界隔绝，为孩子创造较好的家庭环境和更多接触社会生活的机会；对患儿的父母进行亲情教育，经常拥抱和亲吻孩子，每天安排时间与孩子共同活动、做游戏，给孩子提供一个亲密的、和睦的、舒适安全的家庭环境，使孩子有一种心理安全感。

2. 训练患儿独立生活及社会交往能力

(1) 基本生活技能训练　①训练患儿的动手能力，要求训练者耐心手把手地教患儿自理技能操作，动作单元由简到繁、循序渐进地使患儿掌握每一个动作。其中包括穿衣、脱衣、吃饭、洗手洗脸、刷牙、整理被褥、入厕等训练。②他们对待危险不知深浅，因此在训练过程中，随时强化患儿的安全概念，经常告诉他什么是安全的，什么是不安全的，如强化过马路等安全知识。

(2) 语言能力训练　孤独症患儿语言能力很差，近半数没有语言能力，影响患儿的与人交往。①语言训练从口型发音→单词→句子→复述和对答→朗读课文→表达意思→语言理解→文字书写，由简到繁、循序渐进地训练患儿。②尽管患儿没有反馈性语言，但应选择适当的项目把语言融入进去，如训练患儿穿衣时，不断地告诉他“穿左胳膊，伸右腿”等，并使患儿做什么就练着说什么。③训练患儿说出常规的事和身边的人，如“早晨喝牛奶吃面包”、“晚上9点上床睡觉”、“爸爸早8点上班”、“哥哥放学后跟我玩”等，帮助患儿把生活中的人和事与语言联系起来。④教患儿学会肢体语言动作，并反复强化其意思，如点头“是”、摇头“不”、微笑“满意”、鞠躬“谢谢”、亲吻和拥抱表示“关怀和喜爱”等。⑤积极创造学习语言的环境，如可利用看电视、听歌曲、讲简单的故事等让患儿感受语言，经常带患儿到公共场所，如到游乐场、动物园、儿童活动中心去感知事物，增强患儿对语言的理解，对患儿能与他人交流有促进作用。

(3) 加强感知活动，同时兼顾语言训练。孤独症患儿有别于其他儿童，他们的感知速度和视觉感受性较好，而感知的发展又可影响其记忆和思维过程的发展。所以应进行积木、拼图玩具、串珠，以及颜色鲜明的书写、绘画等手眼协调性训练，入厕时按照贴的图形标记，告诉患儿什么图形代表男厕、什么图形代表女厕等，并在此过程中配合进行言语训练，使第一、第二信号系统协调发展。

(4) 加强与患儿的情感交流　①采取认可亲密做法，如“拥抱”、“亲吻”、“做游戏”，当患儿对某件玩具专注时就和他一起玩，这样可使患儿注意你。以后逐步扩大患儿交往范围，如帮患儿找小伙伴一起做游戏，并指导他们建立亲密关系，使其逐步适应集体环境。②应用激励机制不断对患儿给予鼓励，如当患儿模仿做事做得好时，或能独立完成一件事时，要给他一个满意的微笑，或亲吻，或拥抱，或奖励一件他喜爱的玩具等，使患儿感到自己的成功和感到你喜爱他。③得到同龄人的支持，并能与同龄人建立感情，可使患儿从同龄人那里学到一些技能，如做游戏、外出购物、生活料理等，往往能帮助患儿与集体融合，学会与人交往。

(5) 孤独症患儿多依赖于某种食物，由于长期依赖某种食物，可造成营养素摄入不足，因此在配餐上注意营养素的搭配；遇有患儿不想吃饭或拒食时，加一些刺激味觉的调料，或是鼓励患儿吃，然后奖励一些患儿爱吃的零食等，总之要保证患儿的基本营养。

(6) 矫正行为　孤独症的患儿爱发脾气、尖叫，其目的是要人满足他的要求。当患儿表现这种行为时，不要一味满足患儿，可以不予理睬，在他安静时给予奖励和表扬。有少数患儿有自伤行为和攻击行为，这些行为大多是情绪体验的表达方式。有些自伤行为令儿童愉快，但并不对其造成什么伤害，如持续使劲鼓掌等，可不必过分纠正，以免加重情绪躁动不安。对某些自我伤害或伤害他人的行为，要给予制止，待患儿平静后，告诉他这样做是有害于自己和他人。

(三) 多动症患儿的护理措施

1. *家长教育*　向家长讲解多动症的相关知识，消除家长对多动症的误解和疑虑，使家长认识到：①多动症不是儿童的天性和故意行为，而是一种无法自控的病态。②多动症是一种长期的病态过程，需要家人、老师和医护人员在治疗和矫正行为过程中花费较多的时间和精力。③多动症患儿不容易自愈，但通过用药和其他形式的联合治疗预后较好，大多数患儿随着年龄增长，症状可逐渐减轻或消失。

2. *正确引导并注意培养患儿的注意力*　从每一件小事培养患儿专心的习惯，如吃饭时不要一边吃一边玩等，也可通过做手工、画画等活动培养患儿注意力。

3. *对活动过度的患儿安排一些需要精力的活动*　如登山、跑步、打球等，以消耗多余的精力。通过活动还可训练其听从指挥，矫正冲动和攻击的不良行为，增强自我控制能力及扩大社会交往。

4. *为患儿创造一个安静宽松的生活环境*　当患儿情绪急躁或不愉快时，会因一点小事而不高兴、发脾气或哭闹，这时要有耐心，尽可能地满足患儿的合理要求，不要激怒患儿。又如患儿在做一件手工时，表现出不耐烦，眼睛和心思不在物件上，而是东张西望坐不住，此时可让其做他感兴趣的事，以缓解不稳定的情绪。

5. 安排特殊学习环境　多动症患儿存在着学习困难，对这些患儿可安排特殊学习环境，在用药和行为疗法的同时，耐心教育引导，避免对患儿歧视、惩罚或其他不当的教育方法。可以恰当运用以表扬、鼓励为主的方法，使患儿增强学习的自觉性，充分发掘自己的学习潜能而提高学习成绩，克服注意涣散和多动。

6. 其他　规定合理的作息时间，培养生活规律，保证充分睡眠。督促患儿按时服药，观察疗效和副反应。

【护理评价】

(一) 精神发育迟滞

(1) 轻度和中度精神发育迟滞的患儿是否能够独立料理基本生活，并用语言进行交往与交流；是否学会一种职业技能，达到自食其力。

(2) 重度、极重度精神发育迟滞的患儿是否学会一些必需的生活技能，如洗脸、洗手、入厕、穿衣、吃饭等。

(3) 患儿父母是否学会训练孩子的技能和掌握精神发育迟滞的有关疾病知识。

(二) 儿童孤独症

(1) 患儿是否能够用语言与别人进行沟通交往。

(2) 患儿是否学会生活料理，并独立掌握一些基本生活技能，例如穿衣、入厕、洗漱等，并能学会代词的使用。

(3) 是否确保患儿营养的均衡。

(三) 注意缺陷障碍

(1) 多动症患儿的不良行为是否有所减少。

(2) 患儿的语言交谈、人际交往、社会适应能力恢复的程度。

第十三章

精神障碍患者的家庭护理及社区防治

教学要求

精神障碍大多病程较长，部分患者有残留症状，他们大多在家庭、社区进行康复治疗。因此精神障碍患者的家庭护理及社区防治是精神科护理学的重要内容。主要护理对象包括返回家庭社区的精神障碍的患者及正处于危机状况的患者。目的是继续为患者提供整体护理，帮助患者巩固治疗效果，防止疾病复发，恢复社会功能。

本章主要讨论精神障碍患者的家庭和社区治疗与护理。社区精神卫生工作的重点是社区整体的心理健康，强调精神疾病的预防、治疗及康复。

读完本章后你将能够掌握以下几个方面。

1. 学习精神障碍患者家庭护理的内容和措施。
2. 在教师的指导下，讨论社区心理卫生的三级预防工作内容。
3. 了解精神障碍患者的康复护理。
4. 在社区精神卫生工作中初步运用护理程序。

第一节　精神障碍患者的家庭护理

一、概述

精神障碍患者只有在急性发作期才需住院治疗，急性期控制后主要是在社区和家庭中接受巩固治疗，因此患者的家庭护理显得尤为重要。精神障碍患者的家庭护理是精神科护理学的一个重要部分，护理对象是从医院返回家庭的精神病患者或精神正处于危机状况的患者；目的是通过院外的治疗和护理，控制患者精神症状的进展和巩固患者的治疗效果，防止疾病复发，减少残障发生，恢复社会功能。社区精神卫生护理人员需做好关于精神疾病防治的宣传与指导工作。协助精神病患者的家属了解精神病防治的知识，明确家庭护理的具体内容，掌握家庭护理的技巧，熟悉康复训练的方法以及怎样关心和支持患者，从而降低患者再住院率，恢复其生活和劳动能力，使其尽快回归社会。

二、精神障碍患者的家庭护理

（一）护理评估

1. 评估患者　精神症状的轻重，躯体疾病的状况（有无急性或慢性疾病），住院用药情况以及出院后的治疗情况，药物的不良反应，一般身体状况（饮食、睡眠、卫生及生命体征等），生活技能和就业技能，应对压力的能力和人际交往的能力等。

2. 评估家庭　家庭的结构和氛围，家庭文化背景和经济能力，家属对精神疾病的了解和接纳患者的程度，家庭成员自身精神健康水平等。

（二）家庭护理的内容和措施

1. 维持用药　是指使用抗精神病药的维持量，长期服用，以达到巩固疗效和预防疾病复发的目的。疾病复发的原因很多，但主要与是否维持用药有很大的关系。不少患者及家属认为精神症状缓解出院了，病就好了，而擅自停药；有的患者因药物的不良反应影响到生活与工作，而不坚持用药；有的患者无自知力，拒绝用药治疗；有的患者因经济困难而中断药物治疗，等等。结果疾病复发，患者反复住院，所以坚持治疗是非常重要的。

社区精神卫生护理人员要帮助患者及家属认识精神疾病的性质、特点、规律，真正懂得维持用药的重要性，遵照医嘱坚持用药。家属要学会药品保管方法、药物治疗效果和不良反应的观察，监督和说服患者按时按量服用药物，切不可擅自减量、随意更改药物、间断用药、停药，治疗方案的改变须在医生指导下进行。要定期到医院复诊。

2. 心理护理　目前社会上对精神病患者还存在着偏见和歧视，甚至污辱、愚弄和殴打患者等不良现象，有的患者也认为患精神病是一种耻辱、见不得人、看不起自己，有的认为会给工作、婚姻、家庭等造成很大不良影响，因此对生活失去信心，不配合治疗，甚至产生自杀的念头。临床实践证明，家庭环境、家庭成员的关系、经济条件等与精神病患者的康复有着密切的关系。如和睦的家庭、良好经济条件、稳定的婚姻、融洽的关系等，可减少患者疾病复发，其社会功能恢复理想。

家属要正确认识精神疾病，从心理上真正接纳患者，尊重患者的人格，关心和爱护患者，不歧视患者。同时争取亲朋好友、邻居、单位同事的同情及理解和支持，理解精神疾病与其他躯体疾病一样是客观存在的，应同情和关心患者，给予心理上的支持和帮助。

鼓励患者多参加各种娱乐、文体活动，把自己融入到正常人群中去，与环境保持密切的联系。鼓励患者树立战胜疾病的信心和意志，以积极乐观的态度面对生活中遇到的困难，学会自我解脱，减轻压力，这样可起到药物治疗所不能起到的作用。安排好患者的日常生活，帮助患者解决生活、工作、学习中遇到的实际问题，积极争取社会、单位等多方面的支持，以减轻患者的压力，增强自信心，促进疾病的康复。

3. 生活照顾　主要从卫生、饮食、睡眠方面给予帮助和照顾。

（1）个人卫生　对有自理能力的患者，需要家属督促和协助患者搞好个人卫生。对不能自理的患者，需要家属给予卫生料理，如洗澡、理发、更衣、进食、大小便、经期卫生料理等，当病情有好转时要加强生活技能的训练，使其逐步获得生活自理的能力，而不是全部依赖家人。

（2）饮食方面　提高饮食质量，保证热量和营养素的供给。食物荤素搭配合理，且清淡易消化；一日三餐有规律，进食环境安静舒适，并注意饮食卫生和饮食过程的安全，以免发生意外。对拒食者要耐心劝说，或自己先吃，再让患者吃；对暴饮暴食者要加以限量。

（3）睡眠方面　患者的睡眠与病情有着密切的关系，睡眠好坏预示着病情好转、波动与加剧。为了保证患者的睡眠，应创造一个良好的睡眠环境，使患者养成按时睡眠的习惯，如白天尽可能干一些家务活和简单劳动，不可终日卧床；睡前不喝兴奋饮料、不做剧烈活动、不看恐怖的电影和电视；睡眠较差时，可按医嘱服用镇静催眠药。

4. 紧急情况的处理

（1）冲动行为　精神病患者可在精神症状的支配下，产生暴力伤人的冲动行为，作为家属应有心理准备，接纳患者的病态行为，计划好安全防范措施，避免出现不适宜的行为。如对于躁狂患者，转移其注意力，防止众人的围观与挑逗，同时减少环境中的不良刺激。对有幻觉和妄想的患者，家属应了解幻觉及妄想的内容，尽量避免触及病态体验，防止突发的冲动行为。家属要努力帮助患者减轻或摆脱精神症状的干扰，消除其紧张不安的心理，增强患者控制行为的能力。必要时可采取暂时性的身体约束，并与专科医院取得联系，及时处理。

（2）自杀、自伤行为　自杀、自伤是精神病患者常见的危险行为。家属须密切观察病情变化，注意患者的语言和异常行为，派专人看管监护，加强心理上的支持，提供帮助，给予关爱，增强自信心。同时加强防范意识，采取必要的安全措施，患者居住的房间应安全简单，不要放置危险物品，如剧毒药品、利器、绳索等，更不可让患者随身携带；家居高楼的，窗口与阳台应安装护栏等，以防精神病患者自伤、自杀。同时加强治疗，改善患者的睡眠和情绪，也是防自杀的有效措施。

第二节　精神障碍患者的社区防治

一、社区精神卫生服务的概念

社区是指一定的地理区域，如城市的街道居委会、农村的乡镇、以及城郊相邻地段等，是一个基层行政单位，有一定的地域界限，是该区域居民政治、经济、文化活动的中心。社区精神卫生服务主要是以社区为服务单位，针对社区居民的特点、需求而发展出一系列有组织有系统的且适合社区的精神卫生服务，利用精神病学、护理学、心理学、社会学及公共卫生学等多方面的知识，为社区居民提供人性化的精神卫生专业服务，包括教育、预防、治疗、康复及宣传等，以增进社区居民的心理健康，预防精神疾病的发生，维护社区的和谐与安宁。

二、社区精神卫生服务的特点

社区精神卫生服务不同于临床精神病学，其重点不在于个别患者的治疗与康复，而是整个社区居民的心理卫生保健与精神疾病的防治及康复，其特点如下。

1. 社区精神卫生工作的实施　是结合社区内所有可利用的资源，包括有组织、有系统的心理卫生机构（如医院、卫生所等）与非心理卫生机构（如民政、残联、财政等）共同形成一个医疗服务网，为居民提供完整的服务。实施的措施应能被社区居民接受，并能得到社区的支持。

2. 服务对象是以社区居民为主　服务内容包括门诊、住院、会诊、转诊、咨询、入院前评定及出院后随访等，以及解决儿童、老年、药物滥用和酒精中毒等各种心理问题。此外，还应对各类精神疾病患者及家属进行心理健康教育、指导和帮助。

3. 采取主动积极的医疗服务　精神病患者常否认自己有病，所以就医意愿低，需要社区护理人员积极主动地提供方便的医疗服务，如咨询、会诊、转诊、入院前评定等，使患者获得早期有效的治疗，缩短住院天数，减轻因住院所引起的经济负担、情绪问题，增加患者与家人相处和社区正常生活的机会；对那些接受短期住院治疗的患者，回到社区和家庭后仍需不断地接受巩固治疗，所以要提供持续的医疗护理服务，使其病情稳定。

4. 社区精神卫生工作包括心理卫生的三级预防工作　初级预防工作是为社区居民提供

心理卫生教育，以减少人们对精神病患者的偏见、歧视，强化心理卫生概念及改善生活方式，发挥个人的潜能，达到预防精神疾病的目的；二级预防工作主要是对精神疾病患者早期诊断及早期治疗，减轻疾病症状和残障发生；三级预防工作则在于提供康复训练与辅导、长期照顾计划，以协助患者早日回归社会。

5. 不断评估及研究　结合本社区的实际，在工作上应该有详尽的评估方法，对各种问题的解决加以研究，才能改进社区精神卫生的服务。

三、社区精神卫生护理的特点

社区中的患者以轻型精神障碍和慢性精神障碍患者为多见，卫生护理工作有如下特点。

(1) 巩固治疗和康复护理将贯穿于整个护理过程中，并且是系统的、整体的、持续的及全方位的护理服务。

(2) 是患者家庭、社区基层医疗卫生机构、社会团体共同参与的护理服务，并且是预防、治疗与健康教育相结合的护理服务。

四、社区精神卫生护理服务的范围和要求

社区精神卫生工作的重点是社区整体的心理健康，强调精神疾病的防治和康复，其主要工作是精神疾病的三级预防。

1. 一级预防　为病因学预防。主要是预防危险因素，在发病前采取措施，减少精神疾病的发生。护理服务对象为精神健康及心理危害发生前的人群，护理的目标是预防或减少精神障碍、心理障碍或精神疾病的发生。社区护理人员的主要工作包括如下。

(1) 精神健康保健工作　重点是大力宣传人的精神健康及保持情绪稳定的重要意义。注意几个方面的工作：①服务对象自我精神保健。②开展社会、心理及环境精神卫生工作。③创造良好的学习、工作条件。④注意饮食的营养及科学的生活方式等。达到强化人们的心理卫生意识，改善生活方式，从而降低或改变可能引起精神障碍的因素，以预防或减少社区精神疾病的发生率。

(2) 健康教育及心理咨询　注意从青春期到老年期的心理教育，加强各个生理阶段的精神卫生指导，培养个体的应变及适应能力。如出现“第二性征”的青少年、面临高考的考生、产前产后的妇女、退休前后的中老年人、刚丧偶的老人等，都是应该特别注意的护理对象。主要工作的项目包括：①提供人的生理、心理正常发育与成长的有关知识，以及不同年龄阶段的心理健康指导。②提供有关为人父母及促进儿童健康的知识与技巧。③教育如何抵制有关药物滥用及酒依赖对身心、社会的影响。④改善生活环境，提供压力管理的技巧。⑤开展疾病监测，预防精神障碍的发生。⑥提供社区高危人群的支持与咨询。

做好一级预防工作，可减少由于心理因素引起的各种疾病，保护高危人群，提高个体及家庭成员的适应能力。

2. 二级预防　为发病前期及临床期预防。服务对象为精神健康危害发生前及发病期患者，或需紧急照顾的急性期和危重患者。做到早期发现、早期诊断、早期治疗，尽早控制疾病的发展。主要工作包括如下。

(1) 推广精神疾病的知识，减少居民对精神疾病的负向态度，使其有病主动求医，尽早接受精神科的有效治疗；定期对社区居民进行精神健康方面的调查，确认引起精神健康的危险因素和相关因素。

(2) 对患有精神障碍的人群，要指导其及时就诊，明确诊断，接受治疗。对患者要定期进行家庭访视，指导其合理用药，坚持治疗，并提供相应的护理干预。教会家庭成员观察病情、防

止暴力行为和意外事件发生的方法。

(3) 通过与医生的协作，给予患者及时的治疗与护理，缩短住院时间，使其早日返回家庭及社区。

3. 三级预防　为预防病情恶化、降低残障。服务对象为精神健康危害发生后期者、慢性或康复期精神患者。主要工作包括如下。

(1) 防止疾病恶化　为使患者在家庭、社会生活中能继续治疗，对患有慢性精神障碍或老年患者，要定期进行家庭访视，训练患者日常生活技能及给予心理支持。帮助患者创造良好的治疗、生活环境，使患者情绪稳定，配合治疗、坚持治疗。

(2) 预防精神残疾　护理过程中应采取有力措施，尽可能防止或减轻精神残疾的发生，使患者最大限度地恢复正常的心理和社会功能，预防疾病复发，减少后遗症及合并症。

(3) 康复护理　作好康复护理从以下几个方面入手，①增设健康教育、精神康复、疾病咨询等。②建立各种工娱治疗、作业站、娱乐站，并对患者进行康复训练，使患者像正常人一样生活。

(4) 调整环境　指导并协助家庭调整出院后患者的生活环境，制定生活和康复计划。

(5) 做好管理工作　包括康复之家、患者公寓、寄养家庭、环境布置、患者医疗护理文件管理等。同时应用专业知识，结合工作中所获得的信息，分析社区服务对象的精神健康问题，制定出比较完善的社区护理常规，使患者在家中、在社区得到有效的护理服务。帮助患者最大限度地恢复社会功能，早日回归社会及适应正常人的生活。

五、社区精神卫生护理

(一) 护理评估

1. 评估患者　评估患者的精神症状、一般健康状况、过去的疾病史、生活习惯、基本生活及人际交往的能力，处理压力的方法和应对能力；也要评估患者的文化背景、经济能力、工作情况，以及对自己所患疾病的认识能力和接纳程度等。

2. 评估家庭　评估家庭功能、家庭结构及家庭的社会支持系统；家庭的经济状况、文化背景；家庭成员对于精神疾病认识和了解的程度、预测病态行为的能力，以及对病情的观察和判断的能力；评估家庭成员自身精神健康水平状况。

3. 评估社区　评估社区的人口学资料、社会经济状况、政府决策方针、社会文化发展背景、当地特殊风俗民情、居民生活方式及常面临的压力和问题；社区内的精神医疗护理机构、提供的服务项目和资源运作方式及可利用性；社区内一般居民对精神病患者的态度与接纳情况，社区本身的功能，以及患者与社区的团体、组织互动状况等。

(二) 护理措施

1. 一般护理

(1) 护理人员要与患者的家庭成员有充分的沟通，做到耐心、准确地回答和讲解他们所提出的问题和想法，以减轻家庭成员在患者康复护理方面的焦虑情绪和心理压力。

(2) 与家庭成员及患者共同讨论患者的病情和所需的康复护理计划，提供场所并组织有关康复技能的活动，增进患者间的相互联系。

(3) 进行康复技能训练、行为改善训练及应对压力训练等。

2. 健康教育

(1) 为患者及家庭成员举办定期专题讲座或系统培训，帮助学习心理卫生知识，增强对精神疾病的治疗方法和注意事项的认识和了解。

(2) 定期举办患者及家庭成员在一起的座谈会，鼓励患者及家属谈感受和交流思想；也可安排护理讨论会，共同商讨家庭有效应对措施及经验交流。

(3) 使患者及家属明白家庭内部的沟通是非常重要的，只有不断的交流，才能促进患者健康水平和人际交往能力的提高。

(4) 具体切实地帮助家庭成员掌握和做好与患者的真正沟通，应耐心、和蔼、尊重、信任，使患者有家庭亲密感和安全感，从而减轻患者的心理压力。

(5) 为患者和家庭成员提供应激情况下可利用的资源，如社区服务、热线电话、自助小组、心理咨询门诊等，以及提供生理、心理健康等咨询书刊和健康教育手册。

六、精神障碍患者的康复治疗

精神残疾是因为患者长期患病后遗留下来的不同程度和不同性质的功能缺陷，多有社会功能缺损或衰退，如人际交往受损、生活不能自理，或孤僻、退缩等人格改变，使其在社会中生活困难。康复治疗就是应用医学和社会学等方面的知识对患者进行生活、学习及就业技能的反复训练，尽可能减少残疾，促进患者的康复而回归社会。

1. *生活行为技能的训练* 目的是让慢性精神病患者逐步掌握生活的基本技能，增强生活自理的能力。首先进行日常生活活动的训练，如个人卫生、饮食、衣着、排便等行为的训练，坚持每天反复地手把手地督促指导，并给予鼓励与表扬，树立信心，一般几周后即显出效果，但必须坚持，一旦放松就会回到原样。其次鼓励患者参加各种社交娱乐活动，进行社交技能方面的训练，促进身心健康，增强社会适应能力。

2. *学习行为技能的训练* 目的是训练处理和应对各种实际问题的能力。①文化知识教育，如时事的教育、卫生常识的教育、文化科技知识的教育等，同时传授简单的文化知识、绘画技巧、劳作技能等，以提高其常识水平及培养学习新生事物和新知识的能力。学习应循序渐进，不要要求过高，操之过急，以免加重患者的压力。②一般技能的训练，如交通设施的使用、购物、烹饪技术、社交礼节、家庭布置等，对改善其家庭职能、家庭关系很有帮助。

3. *就业行为的技能训练* 目的是使患者具有一定的工作技能，为重新回归社会及就业做准备。根据患者的具体情况开展不同的职业技能训练，如简单作业训练、工艺制作训练、职业性的劳动训练等，帮助患者掌握一定的就业技能，康复后可以重新走上工作岗位。

七、护理人员在社区精神卫生防治中应具备的能力

社区精神卫生护理人员需除了应具备精神科护理学的基本知识与技能外，还需具备下列角色与功能。

1. *熟悉社区资源与福利* 由于慢性精神疾病的病程较长及患者的多种功能的降低，常导致精神疾病患者无法正常工作而影响经济来源。社区精神卫生护理人员应熟悉社区组织和福利制度，有效地应用社区资源，为患者提供庇护性工作及争取生活保障工作，满足患者最基本的生活需求。

2. *指导患者应对能力* 慢性精神病患者普遍缺乏解决问题能力及日常生活基本的知识与技能，如工作无法持久，难以建立良好的人际关系等。因此，社区精神卫生护理人员应指导患者提高基本生活及社交技能，以改善患者的适应能力。如指导患者使用公共设施、购物、居家环境的维护及如何与人相处和自我意见的表达等。

3. *改善患者的精神症状* 因为严重的精神症状会干扰患者的生活，威胁患者的自尊和社会角色功能，导致患者再度住院，甚至影响家人对患者的接纳。通过与家属和患者共同制定控制精神症状的具体计划，并认真实施，为患者提供支持及发展社会支援网络，会增强患者的应

对能力及自尊,可改善患者的病情。

4. *建立患者社会支持网络* 有研究显示社会支持就如同压力的缓冲器,会影响个人面对压力的反应。社区精神卫生护理人员应具备以下能力:①具备精神科护理的基本知识和基本技能。②对当地社区特殊风俗民情、居民的生活形态、问题等有所了解,并能与患者及家属维持良好护患关系。③熟悉各种心理护理的技巧,具有精神卫生咨询的能力。④应评估患者精神症状及行为。⑤熟悉药物治疗及其他身体治疗效果与副反应。⑥熟悉精神科特殊状况下的救护方法:如对自杀、攻击行为等救护。⑦具有对社区资源进行组织、计划及研究的能力。⑧具有组织教学的能力。

附录

《中国精神疾病分类》(CCMD-3)

0 器质性精神病障碍[F00—F09 表示,ICD-10 编码,以下均与此相同]

00 阿尔茨海默(Alzheimer)病[F00 阿尔茨海默病痴呆]

00.1 阿尔茨海默病,老年前期型[F00.0 阿尔茨海默病痴呆,老年前期型]

00.2 阿尔茨海默病,老年型[F00.1 阿尔茨海默病痴呆,老年型]

00.3 阿尔茨海默病,非典型或混合型[F00.2 阿尔茨海默病痴呆,非典型或混合型]

00.9 其他或待分类的阿尔茨海默病,[F00.9 待分类阿尔茨海默病痴呆]

01 脑血管病所致精神障碍[F01 血管性痴呆]

01.1 急性脑血管病所致精神障碍[F01.0 急性血管性痴呆]

01.2 皮层性血管病所致精神障碍[F01.1 多发梗死(脑皮质为主)血管性痴呆]

01.3 皮层下血管病所致精神障碍[F01.2 脑皮质和皮质下血管性痴呆]

01.4 皮层和皮层下血管病所致精神障碍[F01.3 皮质和皮质下血管性痴呆]

01.9 其他或待分类血管病所致精神障碍[F01.8 其他;F01.9 待分类血管性痴呆]

02 其他脑部疾病所致精神障碍[F02 在它处分类的其他疾病所致痴呆]

02.1 脑变性病所致精神障碍[F02 在它处分类的其他疾病所致痴呆]

02.11 匹克(Pick)病所致精神障碍[F02.0 匹克病痴呆]

02.12 亨廷顿(Huntington)病所致精神障碍[F02.2 亨廷顿病痴呆]

02.13 帕金森(Parkinson)病所致精神障碍[F02.3 帕金森病痴呆]

02.14 肝豆状核变性(Wilson 病)所致精神障碍[F02.8 在它处分类的其他特定疾病所致痴呆]

02.2 颅内感染所致精神障碍[F02.8 在它处分类的其他特定疾病所致痴呆]

02.21 急性病毒性脑炎所致精神障碍[F02.8 在它处分类的其他特定疾病所致痴呆]

02.22 克-雅(Creutzfeldt-Jacob)病所致精神障碍[F02.1 克-雅病痴呆]

02.23 脑炎后综合征[F07.1]

02.3 脱髓鞘脑病所致精神障碍[F02.8 在它处分类的其他特定疾病所致痴呆]

02.31 急性播散性脑脊髓炎和急性出血性白质脑炎所致精神障碍[F02.8 在它处分类的其他特定疾病所致痴呆]

02.32 多发性硬化所致精神障碍[F02.8 在它处分类的其他特定疾病所致痴呆]

02.4 脑外伤所致精神障碍[F07 脑疾病、损害和功能紊乱所致的人格和行为障碍]

02.41 脑震荡后综合征[F07.2]

02.42 脑挫裂伤后综合征[F07.8 其他器质性人格和行为障碍]

02.5 脑瘤所致精神障碍[F02.8 在它处分类的其他特定疾病所致痴呆]

02.6 癫痫所致精神障碍[F02.8 在它处分类的其他特定疾病所致痴呆]

02.9 以上未分类的其他脑部疾病所致精神障碍[F02.8 在它处分类的其他特定疾病所致痴呆]

03 躯体疾病所致精神障碍[F02.8 在它处分类的其他特定疾病所致痴呆]

03.1 躯体感染所致精神障碍[F02.8 在它处分类的其他特定疾病所致痴呆]

03.11 人类免疫缺陷病毒所致精神障碍[F02.4 人类免疫缺陷病毒性痴呆]

03.2 内脏器官疾病所致精神障碍[F02.8 在它处分类的其他特定疾病所致痴呆]

03.3 内分泌疾病所致精神障碍[F02.8 在它处分类的其他特定疾病所致痴呆]

03.4 营养代谢疾病所致精神障碍[F02.8 在它处分类的其他特定疾病所致痴呆]

03.5 结缔组织疾病所致精神障碍[F02.8 在它处分类的其他特定疾病所致痴呆]

03.51 系统性红斑狼疮所致精神障碍[F02.8 在它处分类的其他特定疾病所致痴呆]

03.6 染色体异常所致精神障碍[F02.8 在它处分类的其他特定疾病所致痴呆]

03.7 物理因素所致精神障碍[F02.8 在它处分类的其他特定疾病所致痴呆]

03.9 以上未分类的其他躯体疾病所致精神障碍[F02.8 在它处分类的其他特定疾病所致痴呆]

03.91 围生期精神障碍[F53 其他待分类的围生期精神和行为障碍]

09 其他或待分类器质性精神障碍[F06.8 其他;F06.9 待分类的其他脑损害、功能紊乱、躯体疾病所致精神障碍;F09 待分类器质性痴呆]

1 精神活性物质或非成瘾物质所致精神障碍[F10—F19; F55]

10 精神活性物质所致精神障碍[F10—F19 精神活性物质所致精神障碍和行为障碍]

10.1 酒精所致精神障碍[F10 酒精所致精神障碍和行为障碍]

10.2 阿片类物质所致精神障碍[F11 阿片类物质所致精神障碍和行为障碍]

10.3 大麻类物质所致精神障碍[F12 大麻类物质所致精神障碍和行为障碍]

10.4 镇静催眠药或抗焦虑药所致精神障碍[F13 镇静催眠药所致精神障碍和行为障碍]

10.5 兴奋剂所致精神障碍[F14 可卡因;F15 其他兴奋剂所致精神障碍和行为障碍]

10.6 致幻剂所致精神障碍[F16 致幻剂所致精神障碍和行为障碍]

10.7 烟草所致精神障碍[F17 烟草所致精神障碍和行为障碍]

10.8 挥发性溶剂所致精神障碍[F18 挥发性溶剂所致精神障碍和行为障碍]

10.9 其他或待分类的精神活性物质所致精神障碍[F19 多种药物和其他精神活性物质所致精神障碍和行为障碍]

10.x1 急性中毒[F1x.0]

10.x2 有害使用[F1x.1]

10.x3 依赖综合征(成瘾综合征)[F1x.2 依赖综合征]

10.x4 戒断综合征[F1x.3]

10.x5 精神病性障碍[F1x.5]

10.x6 智能损害(痴呆) [F1x.73 痴呆](参阅 0x.xx1)

10.x7 遗忘综合征[F1x.6](参阅 0x.xx2)

10. x8 残留性或迟发性精神障碍[F1x. 7 残留性或迟发性精神病性障碍]

10. xx1 意识障碍(如谵妄、昏迷)[F1x. 03 急性中毒并谵妄;F1x. 05 急性中毒并昏迷]

10. xx2 幻觉症[F1x. 52 幻觉为主]

10. xx4 抑郁综合征[F1x. 54 抑郁为主]

10. xx5 躁狂综合征[F1x. 55 躁狂为主]

10. xx6 病理性中毒[F1x. 07]

10. xx7 病理性重现(闪回)[F1x. 70]

11 非成瘾物质所致精神障碍[F55 不产生依赖的物质滥用]

11. 1 非成瘾药物所致精神障碍[F55. 8 不产生依赖的其他物质滥用]

11. 2 一氧化碳所致精神障碍[F55. 8 不产生依赖的其他物质滥用]

11. 3 有机化合物所致精神障碍[F55. 8 不产生依赖的其他物质滥用]

11. 4 重金属所致精神障碍[F55. 8 不产生依赖的其他物质滥用]

11. 5 食物所致精神障碍[F55. 8 不产生依赖的其他物质滥用]

11. 9 其他或待分类的非成瘾物质所致精神障碍[F55. 8 不产生依赖的其他物质滥用;F55. 9 待分类的不产生依赖的其他物质滥用]

2 精神分裂症(分裂症)和其他精神病性障碍[F20—F29]

20 精神分裂症(分裂症)[F20]

20. 1 偏执型分裂症[F20. 0]

20. 2 青春型分裂症[F20. 1]

20. 3 紧张型分裂症[F20. 2]

20. 4 单纯型分裂症[F20. 6]

20. 5 未定型分裂症[F20. 3]

20. 9 其他型或待分类的分裂症[F20. 8; F20. 9]

20. x1 分裂症后抑郁[F20. 4]

20. x2 分裂症缓解期[F20. x5 分裂症缓解型]

20. x3 分裂症残留期[F20. x4 分裂症残留型]

20. x4 慢性[F20. x8 其他病程类型]

20. x5 分裂症衰退期[F20. x8 其他病程类型]

21 偏执性精神障碍[F22 持久的妄想性精神障碍]

22 急性短暂性精神病[F23 急性短暂精神病性障碍]

22. 1 分裂样精神病[F23. 2]

22. 2 旅途性精神病[F23. 9 待分类的急性短暂精神病性障碍]

22. 3 妄想阵发(急性妄想发作)[F23. 3]

22. 9 其他或待分类的急性短暂性精神病[F23. 8 其他;F23. 9 待分类的急性短暂精神病性障碍]

23 感应性精神病[F24 感应性妄想性障碍]

24 分裂情感性精神病[F25 分裂情感性精神障碍]

24. 1 分裂情感性精神病,躁狂型[F25. 0]

24. 2 分裂情感性精神病,抑郁型[F25. 1]

24. 3 分裂情感性精神病,混合型[F25. 2]

29 其他或待分类的精神病性障碍[F28；F29]

29.1 周期性精神病[F28 其他非器质性精神病性障碍]

3 心境障碍(情感性精神障碍)[F30—F39]

30 躁狂发作[F30]

30.1 轻性躁狂症(轻躁狂)[F30.0]

30.2 无精神病性症状的躁狂症[F30.1]

30.3 有精神病性症状的躁狂症[F30.2]

30.4 复发性躁狂症[F30.8 其他躁狂发作]

30.41 复发性躁狂症,目前为轻躁狂[F30.8 其他躁狂发作]

30.42 复发性躁狂症,目前为无精神病性症状的躁狂[F30.8 其他躁狂发作]

30.43 复发性躁狂症,目前为有精神病性症状的躁狂[F30.8 其他躁狂发作]

30.9 其他或待分类的躁狂[F30.8；F30.9]

31 双相障碍[F31]

31.1 双相障碍,目前为轻躁狂[F31.0]

31.2 双相障碍,目前为无精神病性症状的躁狂[F31.1]

31.3 双相障碍,目前为有精神病性症状的躁狂[F31.2]

31.4 双相障碍,目前为轻抑郁[F31.3]

31.5 双相障碍,目前为无精神病性症状的抑郁[F31.4]

31.6 双相障碍,目前为有精神病性症状的抑郁[F31.5]

31.7 双相障碍,目前为混合性发作[F31.6]

31.9 其他或待分类的双相障碍[F31.8；F31.9]

31.91 双相障碍,目前为快速循环发作[F31.8]

32 抑郁发作[F32]

32.1 轻性抑郁症(轻抑郁)[F32.0]

32.2 无精神病性症状的抑郁症[F32.1]

32.3 有精神病性症状的抑郁症[F32.2]

32.4 复发性抑郁症[F33]

32.41 复发性抑郁症,目前为轻抑郁[F33.0]

32.42 复发性抑郁症,目前为无精神病性症状的抑郁[F33.2]

32.43 复发性抑郁症,目前为有精神病性症状的抑郁[F33.3]

32.9 其他或待分类的抑郁症[F32.8；F32.9；F33.8；F33.9]

33 持续性心境障碍[F34]

33.1 环性心境障碍[F34.0]

33.2 恶劣心境[F34.1]

33.9 其他或待分类的持续性心境障碍[F34.8；F34.9]

39 其他或待分类的心境障碍[F38；F39]

3x.xx1 意识障碍(如谵妄)[F38]

3x.xx2 伴躯体症状[F38]

3x.xx3 慢性[F38]

3x.xx4 缓解期[F38]

4 癔症、应激相关障碍、神经症[F44，F43，F40—F49]

40 癔症[F44 解离(转换)障碍]

40.1 癔症性精神障碍[F44.8 其他解离(转换)障碍]

40.11 癔症性遗忘[F44.0 解离性遗忘]

40.12 癔症性漫游[F44.1 解离性漫游]

40.13 癔症性身份识别障碍[F44.81 多种人格障碍]

40.14 癔症性精神病[F28 其他非器质性精神性障碍]

40.141 癔症性附体障碍[F44.3 癔症性出神和附体障碍]

40.1411 与文化相关的癔症性附体障碍(与文化相关的癔症性附体障碍)[F44.9 待分类的解离(转换)障碍]

40.142 癔症性木僵[F44.2 解离性木僵]

40.2 癔症性躯体障碍[F44.8 其他解离(转换)障碍]

40.21 癔症性运动障碍[F44.4 解离(转换)运动障碍]

40.22 癔症性抽搐发作[F44.5 解离(转换)抽搐发作]

40.23 癔症性感觉障碍[F44.6 癔症性感觉麻木和感觉丧失]

40.3 混合性癔症躯体-精神障碍[F44.7 混合性解离(转换)障碍]

40.9 其他或待分类癔症[F44.8 其他;F44.9 混合性解离(转换)性障碍]

40.91 Ganser 综合征[F44.80 Ganser 综合征]

40.92 见于童年和青少年的短暂的癔症性障碍[F44.82 见于童年和青少年的短暂的解离(转换)性障碍]

41 应激相关障碍[F43]

41.1 急性应激障碍[F43.0 急性应激反应]

41.11 急性应激性精神病(急性反应性精神病)[F23.8 其他急性应激性短暂精神病]

41.2 创伤后应激障碍[F43.1]

41.3 适应障碍[F43.2]

41.31 短期抑郁反应[F43.20 短暂抑郁反应]

41.32 中期抑郁反应[F43.21 长期抑郁反应]

41.33 长期抑郁反应[F43.21]

41.34 其他恶劣情绪为主的适应障碍[F43.23 以其他恶劣情绪为主]

41.35 混合性焦虑抑郁反应[F43.22]

41.36 品行障碍为主的适应障碍[F43.24 品行障碍为主]

41.37 心境和品行混合性障碍为主的适应障碍[F43.25 心境和品行的混合性障碍为主]

41.9 其他或待分类的应激相关障碍[F43.8；F43.9]

42 与文化相关的精神障碍[F43.8 其他严重应激反应和适应障碍]

42.1 气功所致精神障碍[F43.8 其他严重应激反应和适应障碍]

42.2 巫术所致精神障碍[F43.8 其他严重应激反应和适应障碍]

42.3 恐缩症(Koro)[F43.8 其他严重应激反应和适应障碍]

42.9 其他或待分类的与文化相关的精神障碍[F43.8；F43.9]

43 神经症[F40—F49]

43.1 恐惧症(恐怖症)[F40 恐惧焦虑障碍]

43.11 场所恐惧症[F40.0]
43.12 社交恐惧症(社会焦虑恐惧症)[F40.1]
43.13 特定的恐惧症[F40.2 特定的(单项)恐惧障碍]
43.2 焦虑症[F41 其他焦虑症]
43.21 惊恐障碍[F41.0]
43.22 广泛性焦虑[F41.1]
43.3 强迫症[F42 强迫性障碍]
43.4 躯体形式障碍[F45]
43.41 躯体化障碍[F45.0]
43.42 未分化躯体形式障碍[F45.1]
43.43 疑病症[F45.2 疑病障碍]
43.44 躯体形式自主神经紊乱[F45.3]
43.441 心血管系统功能紊乱[F45.30]
43.442 高位胃肠道功能紊乱[F45.31]
43.443 低位胃肠道功能紊乱[F45.32]
43.444 呼吸系统功能紊乱[F45.33]
43.445 泌尿生殖系统功能紊乱[F45.34]
43.45 持续性躯体形式疼痛障碍[F45.4]
43.49 其他或待分类躯体形式障碍[F45.8；F45.9]
43.5 神经衰弱[F48.0]
43.9 其他或待分类的神经症[F48 其他神经症性障碍]

5 心理因素相关生理障碍[F50—F59]

50 进食障碍[F50]

50.1 神经性厌食[F50.0]
50.2 神经性贪食[F50.2]
50.3 神经性呕吐[F50.5]
50.9 其他或待分类非器质性进食障碍[F50.8 其他；F50.9 待分类非器质性进食障碍]

51 非器质性睡眠障碍[F51]

51.1 失眠症[F51.0 非器质性失眠症]
51.2 嗜睡症[F51.1 非器质性嗜睡症]
51.3 睡眠-觉醒节律障碍[F51.2 非器质性睡眠-觉醒节律障碍]
51.4 睡行症[F51.3]
51.5 夜惊[F51.4]
51.6 梦魇[F51.5]
51.9 其他或待分类非器质性睡眠障碍[F51.8；F51.9]

52 非器质性性功能障碍[F52]

52.1 性欲减退[F52.0]
52.2 阳痿[F52.2 非器质性生殖器反应不良]
52.3 冷阴[F52.2 非器质性生殖器反应不良]
52.4 性乐高潮障碍[F52.3]

52.5 早泄[F52.4]

52.6 阴道痉挛[F52.5 非器质性阴道痉挛]

52.7 性交疼痛[F52.6 非器质性性交疼痛]

52.9 其他或待分类性功能障碍[F52.8；F52.9]

6 人格障碍、习惯与冲动控制障碍和性心理障碍[F60—F69]

60 人格障碍[F60 特定的人格障碍]

60.1 偏执性人格障碍[F60.0]

60.2 分裂样人格障碍[F60.1]

60.3 反社会性人格障碍[F60.2]

60.4 冲动性人格障碍(攻击性人格障碍)[F60.30]

60.5 表演性(癔症性)人格障碍[F60.4]

60.6 强迫性人格障碍[F60.5]

60.7 焦虑性人格障碍[F60.6]

60.8 依赖性人格障碍[F60.7]

60.9 其他或待分类的人格障碍[F60.8；F60.9]

61 习惯与冲动控制障碍[F63]

61.1 病理性赌博[F63.0]

61.2 病理性纵火[F63.1]

61.3 病理性偷窃[F63.2]

61.4 拔毛症(病理性拔毛发)[F63.3]

61.9 其他或未特定的习惯和冲动控制障碍[F63.8；F63.9]

62 性心理障碍(性变态)[F64 性身份障碍；F65 性偏好障碍；F66 与性发育和性指向有关的心理和行为障碍]

62.1 性身份障碍[F64]

62.11 易性症[F64.0 性别改变症]

62.19 其他或待分类的性身份障碍[F64.8；F64.9]

62.2 性偏好障碍[F65]

62.21 恋物癖[F65.0]

62.211 异装症[F65.1 恋物性异装症]

62.22 露阴症[F65.2]

62.23 窥阴症[F65.3]

62.24 摩擦症[F65.8 其他性偏好障碍]

62.25 性施虐与性受虐症[F65.5]

62.26 混合型性偏好障碍[F65.6 性偏好多相障碍]

62.29 其他或待分类的性偏好障碍[F65.8；F65.9]

62.3 性指向障碍[F66 与性发育和性指向有关的心理和行为障碍]

62.31 同性恋[F66.x1]

62.32 双性恋[F66.x2]

62.39 其他或待分类的性指向障碍[F66.8 其他；F66.9 待分类的与性发育和性指向有关的心理和行为障碍]

7 精神发育迟滞与童年和少年期心理发育障碍[F70—F79；F80—F89]

70 精神发育迟滞[F70—79]

70.1 轻度精神发育迟滞[F70]

70.2 中度精神发育迟滞[F71]

70.3 重度精神发育迟滞[F72]

70.4 极重度精神发育迟滞[F73]

70.9 其他或待分类的精神发育迟滞[F78；F79]

71 言语和语言发育障碍[F80 言语和语言技能特定性发育障碍]

71.1 特定言语构音障碍[F80.0]

71.2 表达性语言障碍[F80.1]

71.3 感受性语言障碍[F80.2]

71.4 伴发癫痫的获得性失语(Landau-Kleffner 综合征)[F80.3]

71.9 其他或待分类的言语和语言发育障碍[F80.8；F80.9]

72 特定学校技能发育障碍[F81]

72.1 特定阅读障碍[F81.0]

72.2 特定拼写障碍[F81.1]

72.3 特定计算技能障碍[F81.2]

72.4 混合性学校技能障碍[F81.3]

72.9 其他或待分类的学校技能发育障碍[F81.8；F81.9]

73 特定运动技能发育障碍[F82]

74 混合性特定发育障碍[F83]

75 广泛性发育障碍[F84]

75.1 儿童孤独症[F84.0]

75.2 不典型孤独症[F84.1]

75.3 Rett 综合征[F84.2]

75.4 童年瓦解性精神障碍(Heller 综合征)[F84.3 其他童年瓦解性精神障碍]

75.5 Asperger 综合征[F84.5]

75.9 其他或待分类的广泛发育障碍[F84.8；F84.9]

8 童年和少年期的多动障碍、品行障碍和情绪障碍[F90—F98]

80 多动障碍[F90]

80.1 注意缺陷与多动障碍(儿童多动症)[F90.0]

80.2 多动症合并品行障碍[F90.1]

80.9 其他或待分类的多动障碍[F90.8；F90.9]

81 品行障碍[F91]

81.1 反社会性品行障碍[F91.0 局限于家庭内的品行障碍；F91.1 反社会规范的品行障碍；F91.2 对社会规范的局限性品行障碍]

81.2 对立违抗性障碍[F91.3]

81.9 其他或待分类的品行障碍[F91.8；F91.9]

82 品行与情绪混合障碍[F92]

83 特发于童年的情绪障碍[F93]

83.1 儿童分离性焦虑症[F93.0 儿童分离性焦虑障碍]

83.2 儿童恐惧症(儿童恐怖症)[F93.1]

83.3 儿童社交恐惧症[F93.2 儿童社交性焦虑障碍]

83.9 其他或待分类的童年情绪障碍[F93.8；F93.9]

83.91 儿童广泛焦虑症[F93.8 其他儿童情绪障碍]

84 儿童社会功能障碍[F94]

84.1 选择性缄默症[F94.0]

84.2 儿童反应性依恋障碍[F94.1]

84.9 其他或待分类的儿童社会功能障碍[F94.8；F94.9]

85 抽动障碍[F95]

85.1 短暂性抽动障碍(抽动症)[F95.0]

85.2 慢性运动或发声抽动障碍[F95.0]

85.3 Tourette 综合征(发声与多种运动联合抽动障碍)[F95.2]

85.9 其他或待分类的抽动障碍[F95.8；F95.9]

86 其他童年和少年期行为障碍[F98]

86.1 非器质性遗尿症[F98.0]

86.2 非器质性遗粪症[F98.1]

86.3 婴幼儿和童年喂食障碍[F98.2]

86.4 婴幼儿和童年异食癖[F98.3]

86.5 刻板性运动障碍[F98.4]

86.6 口吃[F98.5]

89 其他或待分类的童年和少年期精神障碍[F98.8；F98.9]

9 其他精神障碍和心理卫生情况

90 待分类的精神病性障碍[F29；F99]

91 待分类的非精神病性精神障碍[F99]

92 其他心理卫生情况[F99]

92.1 无精神病

92.2 诈病

92.3 自杀

92.31 自杀死亡

92.32 自杀未遂

92.33 准自杀

92.34 自杀观念

92.4 自伤

92.5 病理性激情[F23.9 待分类的急性短暂性精神病性障碍]

92.6 病理性半醒状态[F51.8 其他非器质性睡眠障碍]

92.9 其他或待分类的心理卫生情况[F99]

99 待分类的其他精神障碍[F99]